Werner Kollath

Zur Einheit der Heilkunde

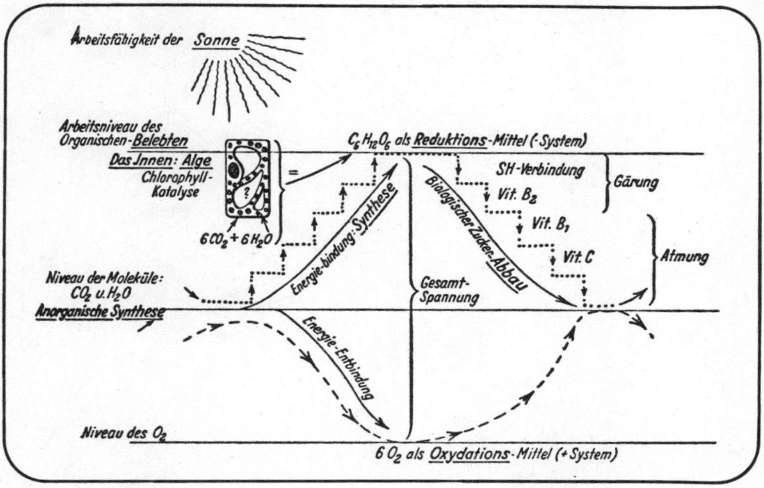

Faksimile-Ausgabe einer wissenschaftlichen Autobiographie Werner Kollaths, Rostock, 1942

- Jugend, Ausbildung, Habilitation
- Hygiene, Lichtforschung, Zellgeschehen
- Vitaminforschung und neue Ernährungslehre
- Medizinische Physik, Krankheit und Heilkunde
- Boden und Ökologie, Natur- und Lebensgesetze

Verlag Natürlich und Gesund

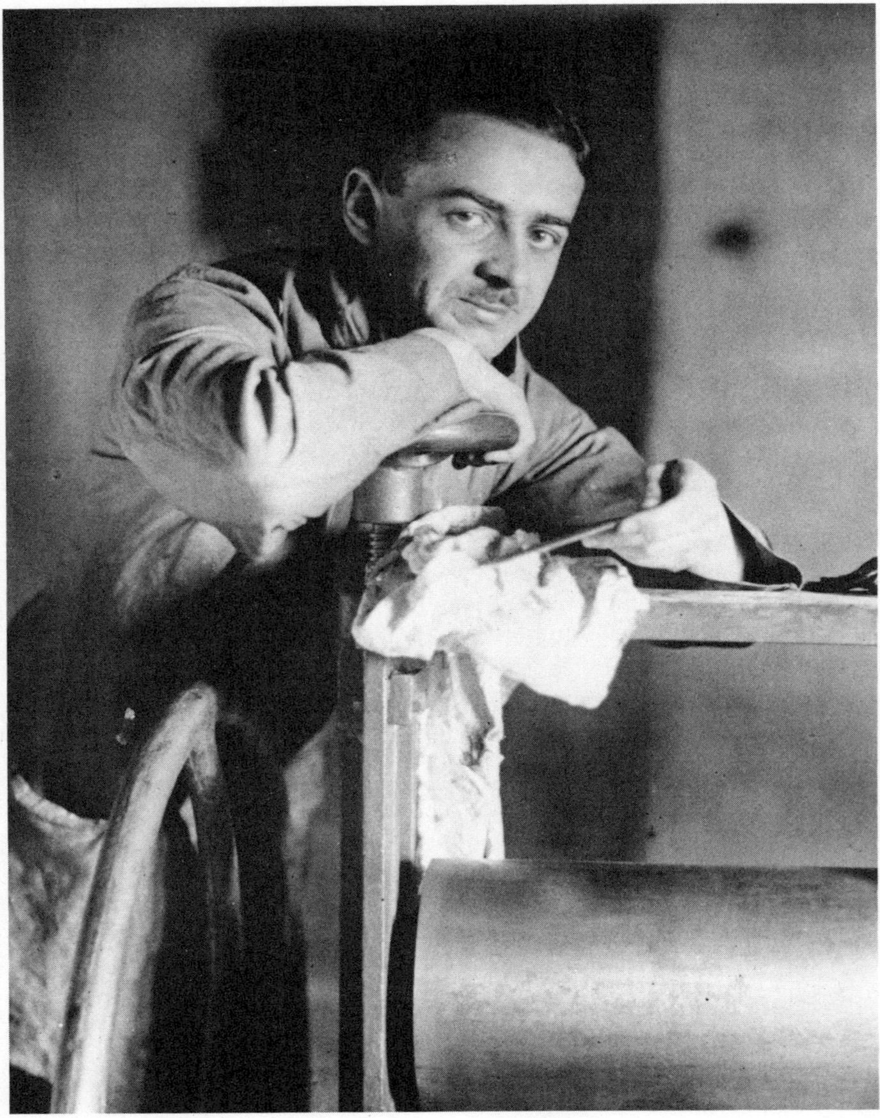

Werner Kollath an seiner Druckpresse (das Foto entstand während seiner Assistentenzeit in Marburg/Lahn 1922).

Vorwort

zur 2. Auflage des Buches »Zur Einheit der Heilkunde«

Für mich ist es eine große Freude, dieses wichtige und so sehr nutzbringende Buch Werner Kollaths nach 46 Jahren wieder auflegen zu lassen.

Der Titel des Buches bringt klar zum Ausdruck, woran dem Autor gelegen ist: zwischen den widerstrebenden Richtungen der Schulmedizin und der Naturheilkunde eine Einheit zu schaffen, sie zu einem Ganzen zu verschmelzen. Das Problem dieser Spaltung harrt auch heute noch der Lösung.

Auf ausdrücklichen Wunsch des Verlages sollte das Buch neben der Darstellung der wissenschaftlichen Arbeiten auch das Werden dieser Arbeiten aufgrund des eigenen Lebens darstellen. Kollath folgt dieser Anregung, und mit seiner großen Erzählerkunst schildert er aufs Anschaulichste seine Jugendzeit und seinen Werdegang. Diese Mischung von Heiterkeit und Ernst gibt dem Buch seinen ganz besonderen Reiz.

In meditativer Selbstbetrachtung läßt Werner Kollath sein Leben wie einen Film ablaufen. Er kombiniert seinen wissenschaftlichen mit seinem persönlichen Werdegang und gibt damit dem Nachwuchsleser zur eigenen Anregung und Weiterbildung eine Vorstellung vom Schicksal eines Forschers.

Das Buch erweitert die in seinem ersten Buch »Grundlagen, Methoden und Ziele der Hygiene« entwickelten Gedankengänge. Im dritten Kapitel »Lichtbiologische Forschung« berichtet Werner Kollath, wie er durch die »Vitalfärbung« mit alkalischem Methylenblau im Prozeß der Entfärbung zum »Strahlenantagonismus« und der Polarität der Zelle kommt: »Die Zelle selbst zeigte in sich einen Antagonismus, eine Polarität, und der Zusammenhang mit Abbau und Aufbau war hier aufgedeckt.«

Dem Leser wird dieses Buch reichliche Frucht bringen, dessen bin ich mir sicher. An Aktualität haben die Erkenntnisse Werner Kollaths nichts eingebüßt.

Ich danke dem Verlag »Natürlich und Gesund«, Herrn Eberhard Cölle aus Stuttgart, daß er sich dem Werk bzw. den wissenschaftlichen Arbeiten meines Mannes in so lebendiger und begeisterter Form annimmt.

Elisabeth Kollath,
Heidelberg 1988

Zum Geleit

Zwischenbemerkung zur 2. Auflage

Wer sich mit Vollwertkost, Gesundheit und Umwelt beschäftigt und kritisch über die Ursachen unserer »Krankheitswelle« nachdenkt, wird immer wieder auf den Namen Werner Kollath stoßen.

Es war Werner Kollath, der den Begriff der »Vollwertnahrung« schuf, der ein Ordnungsprinzip in unsere Ernährungsweise brachte und darauf aufmerksam machte, daß eine vitalstoffarme Kost unweigerlich zur Krankheit führen muß.

Als ich vor einigen Monaten den Kontakt mit Elisabeth Kollath, der aufrechten und mutigen Lebensgefährtin Werner Kollaths, aufnahm, legte sie mir ein Buch in die Hand, ich möge es begutachten und für einen Nachdruck durchsehen. Welch ein »Zufall«? Da ich nicht an »Zufälle« glaube, sondern eher an Zu-Fälle, also an schicksalhafte Fügungen, nahm ich dieses Buch mit großer Aufmerksamkeit an. Es erschien in dem Jahr während des 2. Weltkrieges, in dem ich geboren wurde (1942). Ist es nicht ein Wink des Schicksals, daß es einer nächsten Generation vorbehalten bleibt, diese so sehr wichtigen Erkenntnisse Werner Kollaths wieder aufzulegen, sie fruchtbringend in unsere bewegte Zeit zu übertragen?

Eines charakterisiert Werner Kollath: Er war unbequem, weil Wahrheit für Andersdenkende stets ungern akzeptiert wird. Seine bahnbrechenden Erkenntnisse über das Zellgeschehen, über Vitalstoffe in der Nahrung und philosophische Erörterungen der Entropie wurden von führenden Wissenschaftlern seiner Zeit durchaus erkannt. Er war in den Vortragssälen stets ein mitreißender Redner, der seine Forschungsergebnisse einer breiten Zuhörerschaft mitzuteilen verstand und in der Ernährungsfrage so zahlreiche Anregungen gab, daß sie bis heute nicht alle aufgearbeitet werden konnten . . .

. . . weil es auch wirtschaftliche Interessen der Gegner Kollaths gab. Daran hat sich bis heute nichts geändert. Die Welt ist zwar 46 Jahre älter geworden, doch die alten Strukturen dauern an.

Die Gegner der Kollathschen Erkenntnisse sind im Grund die Außenseiter von heute, denn sie verkennen die meist unbequeme Wahrheit.

Doch kommen wir zu diesem Buch, zur »Einheit der Heilkunde«. Hier möchte ich mit einer Empfehlung aufwarten: Lesen Sie zunächst das Inhaltsverzeichnis auf den Seiten 5 bis 8. Schon die darin ausgebreitete Themenwahl ist beredter Hinweis auf das Genie Kollath. Viele Themen haben eine geradezu atemberaubende Aktualität, wie folgende Stichworte zeigen:

Entropie, Mesotrophie, Ernährung und Frischkost, Verdauungsleukozytose, Ordnung unserer Nahrung und Unterteilung in Lebens- und Nahrungsmittel, Einheit von Seele und Körper, Naturheilkunde – mit bahnbrechenden Erkenntnissen über das Zellgeschehen und die Krebsursache –, Ökologie – Aufbau des Bodens und Düngung –, Genußgifte, Gesundheitsärzte, Natur- und Lebensgesetze . . .

. . . der Leser dieses Buches kann damit zum kleinen Forscher werden, wenn er die vielen Anregungen aufgreift und ganz nach eigenen Möglichkeiten aufarbeitet. Es wäre im ganzheitlichen Sinne Werner Kollaths.

Was kann uns die »Einheit der Heilkunde« sagen, welche Gedanken liegen diesem Buche zugrunde?

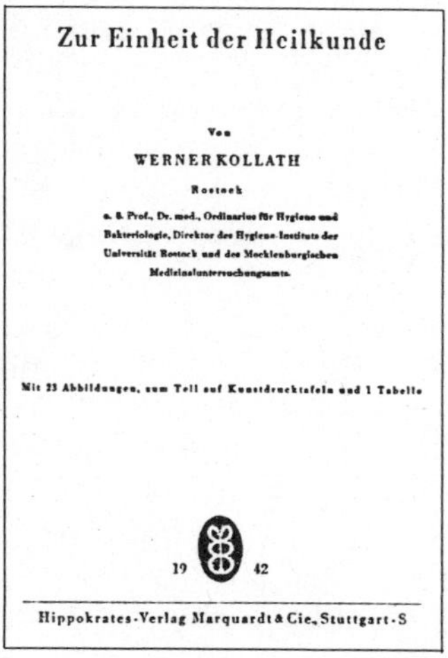
Zur Einheit der Heilkunde

Von

WERNER KOLLATH

Rostock

o. ö. Prof., Dr. med., Ordinarius für Hygiene und Bakteriologie, Direktor des Hygiene-Instituts der Universität Rostock und des Mecklenburgischen Medizinaluntersuchungsamts.

Mit 23 Abbildungen, zum Teil auf Kunstdrucktafeln und 1 Tabelle

19 42

Hippokrates-Verlag Marquardt & Cie., Stuttgart-S

Zunächst zum Titel: Kollath wollte keinen Gegensatz zwischen Naturheilkunde und Schulmedizin haben, denn beide brauchen und ergänzen sich. Die Hochschulmedizin sollte auch sog. »unspezifische Heilweisen« in Diagnostik und Therapie einbauen. Es ist die Natur, die dem Kranken hilft (Medicus curat, natura aegroti sanat!; siehe Seite 158).

Gesundheitsvorsorge ist an das Geschehen, an das »Werdeprinzip« der Natur gebunden, muß also unspezifisch sein. Wahre Gesundheit in Harmonie mit den Lebens- und Naturgesetzen fordert ganzheitliche Aspekte; ganzheitliche Therapie wiederum ermöglicht die echte Heilung und verdeckt nicht eine symptomatische Linderung der Krankheit – sie stärkt vielmehr die Selbstheilungskräfte des Menschen.

Diese zugegebenermaßen unbequemen Erkenntnisse machten Werner Kollath quasi zum »Außenseiter«. Doch wirklich nur in dem Sinne, daß er die unbequeme Wahrheit konsequent verkündigte und dabei auch noch Mensch blieb (welch ein Wagnis!). Seine Erkenntnisse, wie sie in diesem Buch dargelegt werden, sind in der Tat so aktuell, daß es verwundern muß, weshalb sie nicht schon längst erneut einer breiteren Öffentlichkeit zugänglich wurden.

Heute herrscht die Kalorienlehre: Eiweiß, Fett, Kohlenhydrate in dieser und jener Menge, und der Mensch ist »versorgt«. Mitnichten! Zitat Werner Kollath, Seite 47 oben: »Kalorientabellen sind oft nur Ausreden für unzureichende Kost.« Kollath kritisiert die einseitige Sicht der Quantität. Wenn nur das rein körperhafte Geschehen einbezogen wird, bleibt das »Geistige« als die höchste biologische Leistung unerklärt (s. Seite 48 oben). Kollaths Forderung daher: Eine Neue Ernährungslehre muß her, die den Lebendigkeitsgrad der Nahrung als Kriterium heranzieht.

Welche fachliche Kompetenz Kollath hatte, kann aus dem Wort »Vitamine« entnommen werden. Bei »Vit-Aminen« handelt es sich nämlich keinesfalls um Amine (z. B. Aminosäuren), also um basische Eiweißabbaustoffe der »Amin«-Gruppe, wie fälschlicherweise in den 40er Jahren behauptet wurde; Kollaths Kritik möchte die weitere Forschung motivieren, etwas exakter zu arbeiten. Er schlägt anstelle des Wortes Vitamine den Begriff »organische Spurenstoffe« vor (s. Seite 50) und spricht sich für eine Ganzheitsbetrachtung in der Vitaminforschung aus (Seite 51).

Kollaths Thesen über Reduktion und Oxydation haben an Bedeutung bis heute nichts eingebüßt. Stoffe, die sich in der Phase der Oxydation befinden, bauen sich ab; Wärmeenergie wird frei. Stoffe in der Reduktionsphase bauen sich hingegen auf, an sie wird Wärmeenergie gebunden (lesenswert das Kapitel über das chemische Geschehen, sowie Kollaths Forschungen über die Redox-Potentiale, Seite 86 ff.).

Der Autor zeigt mit diesem Buch einen umfassenden Forschungsdrang; seine damaligen Fütterungsversuche zur Mesothrophielehre sind bahnbrechend gewesen. Wir werden in der »Einheit der Heilkunde« Seite für Seite über die Zusammenhänge zur Neuen Ernährungslehre informiert, die an Aussagekraft nichts eingebüßt haben: Vitamine als organische Spurenstoffe wirken bioenergetisch. Sie sollten nicht durch synthetische Substanzen ersetzt werden, denn aus dem natürlichen Verbund herausgelöst, verlieren sie ihre lebenserhaltenden Funktionen und werden »teilwertig«.

Auch der Frage des Wachstums und Zellersatzes sollte heute genauso intensiv nachgegangen werden, wie es weiland Werner Kollath tat – leider spricht die Ernährungswissenschaft heute mehr vom Abbaustoffwechsel der Zellen und nimmt nicht gebührend genug zur Kenntnis, daß »lebendige Substanzen« für Aufbau und Zellerneuerung von außen zugeführt werden müssen. Die Vitalstoff-Forschung sollte unter allen Umständen weiter vorangetrieben werden. Es geht um die wachstumssteigernden (= anregenden) Stoffe der Zellen und um die Frage, ob es auch wachstumsbedingende Wirkstoffe gibt. Vor allem sollten wir ganzheitlich denken: Chemie und Physik einerseits, sowie Biologie und Medizin andererseits sollten eingebettet werden in Geisteswissenschaft – nicht (nur) in Naturwissenschaft. Denn Naturwissenschaft mißt und wiegt viel zuviel und vernachlässigt die Komponente des Lebendigen. Immer noch ist das Ganze mehr als die Summe seiner Einzelteile!

Wertvoll und anregend sind Kollaths Betrachtungen der »Überfremdung« und Herrschaft des Unbelebten, die heute aktueller denn je sind. Auch hier erweist sich Kollath als ein Prophet der allerersten Stunde. Sein Hinweis auf Ökologie und Biologie (= Einheit des Lebens) geht in diese zukunftsweisende Richtung, und das bereits aus seiner Sicht des Jahres 1942 . . .

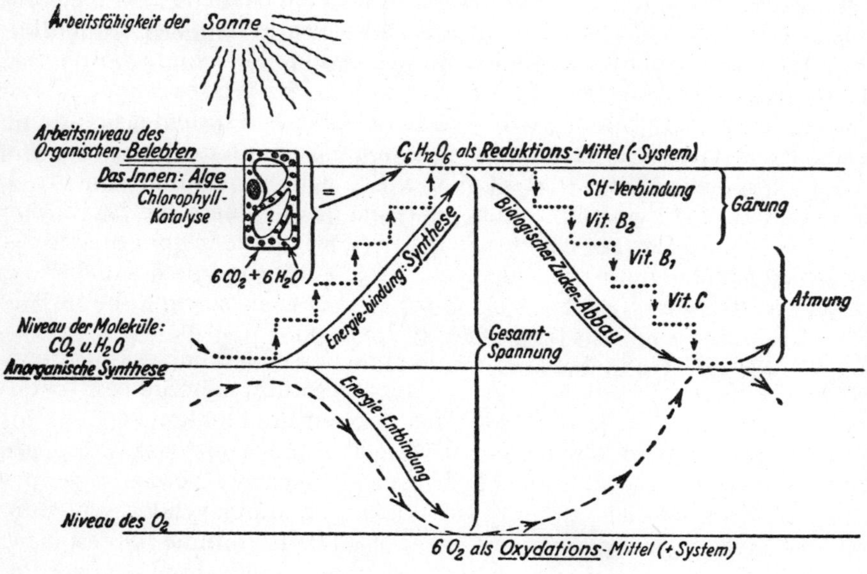

Dieses Buch offeriert sowohl dem Wissenschaftler als auch dem interessierten Laien eine große Anzahl von Lesefrüchten, die nur »abgepflückt« zu werden brauchen – wenn man es will! Kollath spricht in einer Schlußbetrachtung vom Fehlen der Gesundheitsärzte und fordert eine umfassende Gesundheitserziehung. Dieses Thema ist hochaktuell, siehe Kostendämpfung im Gesundheitswesen und die geforderte Mitbeteiligung des Versicherten an seiner »Krankheit« oder Gesundheit.

A propos Gesundheitserziehung: Wer weiß denn schon, weswegen wir vor jeder Nahrungsaufnahme HUNGER haben sollten? Kollath gibt die Antwort: Jede lebende Zelle strebt danach, in der Hungerphase Wärmeenergie aufzubauen, also einem Reduktionszustand zuzustreben (lt. Redox-Potentiale aufbauend; s. Seite 90).

Aufmerksam lesen sollten wir Kollaths Erkenntnisse über die »organischen Spannungen« beim Entstehen von lebendigen Substanzen: Sonnenlicht speichert sich über Chlorophyll in den Pflanzen – wie die Titelbildzeichnung dieses Buches aufzeigt – im übrigen eine Originalzeichnung des Autors Werner Kollath! Immer wieder spricht Kollath über das Wesen des Lebendigen, es wird zur Leitlinie seines ebenso »lebendigen« Lebens!

Ich möchte den Besitzer dieses Buches ermuntern, ebenso begeistert weiterzulesen. Abschließend eine Meldung, die ich als interessierter Laie vor genau 7 Jahren in einer biologisch orientierten Fachzeitschrift lesen konnte: Wissenschaftler hätten in den heißen Quellen isländischer Geysire eine »dritte Form« des Lebens gefunden, weder Amöben (= Einzeller) noch Bakterien, die Sauerstoff zum Stoffwechsel benötigen, sondern Zellgebilde, die ohne Sauerstoff existieren und gegen die hohen Temperaturen resistent sind.

»Prophet Kollath« vermutete diese ursächliche Lebensform bereits im Jahre 1942, als die »Einheit der Heilkunde« erschien – nachzulesen auf Seite 95. Das Wesen des Lebendigen besteht in seiner unverletzten Ganzheit und Natürlichkeit. Werner Kollaths »Einheit der Heilkunde« informiert uns darüber.

Werner Kollath starb im Jahre 1970. Wir verneigen uns in Ehrfurcht und Dankbarkeit vor diesem Menschen, der Forscher, Arzt und Künstler zugleich war. Er wird in uns fortleben.

Eberhard Cölle,
Stuttgart 1988

Aufstellung der wichtigsten Bücher Werner Kollaths

Katalogisierung © Verlag »NundG«, Eberhard Cölle, Stuttgart 1988

Lfd. Nr. Titel/Erscheinungsjahr	Schwerpunkt	Preis DM
1) Grundlagen, Methoden und Ziele der Hygiene; 508 S., Hirzel/Leipzig 1937 – vergriffen; Forts. s. (2)	Ernährung als naturwissenschaftliche Grundlage; Ganzheitlichkeit Biologie/Chemie/Physik	–,–
2) Lehrbuch der Hygiene (Band I+II); 258 + 502 S., Hirzel, Stuttgart 1949 – vergriffen –	Umgearbeitete und erweiterte Ernährungslehre; unspezifische Heilweisen; Redox-Potentiale	–,–
3) Wachstumsproblem und Zellersatz in der Vitaminforschung; 18 Mitteilungen 1932–1944, Universität Breslau und Rostock – vergriffen –	Lebendigkeit und Zellernährung; Forschungen zur Mesotrophie; Grundlage der Neuen Ernährungslehre	–,–
4) Zur Einheit der Heilkunde; 196 S., Stuttgart 1942; Faksimile 1988 mit Vorwort Elisabeth Kollath u. Eberh. Cölle	Ordnung und Vollwert der Nahrung; Ganzheitliche Gesundheitsbetrachtung; Zusammenfassung der Erkenntnisse (Autobiographie).	16,80
5) Der Vollwert der Nahrung und seine Bedeutung für Wachstum und Zellersatz	»Laßt unsere Nahrung so natürlich wie möglich«; biologische Gesetze; Zusammengefaßte Erkenntnisse der 18 Mitteilungen (zu 3); Zellernährung und Stoffwechselgeschehen	
5a) Band 1 300 S. Stuttgart 1950		–,–
5b) Band 2 134 S. Stuttgart 1960		–,–
5c) Zusammengefaßt 435 S., Heidelberg 1983 ff.		40,–
6) Leben, Wachstum und Gesundheit; 104 S., Heidelberg 1971 ff.	Vielfalt des Lebens; Zusammenwirken der Naturkräfte Schwerkraft & Wachstum	24,–
7) Regulatoren des Lebens – vom Wesen der Redox-Systeme; 97 S., Heidelberg 1968 ff.	Reduktion = Aufbau/Energiebindung; Oxidation = Abbau/Energieverlust. Zellversorgung mit Lebendigkeit	18,–
8) Getreide und Mensch – eine Lebensgemeinschaft; 157 S., Bad Homburg 1964 (5. Aufl. 1987).	Harmonie der Natur; Korn & Mensch; Vorteil des pflanzlichen Eiweiß; Inhalt und Vitamine des Frischkorns	29,80
9) Die Ernährung als Naturwissenschaft; 112 S., Heidelberg 1967 (3. Aufl. 1981)	Natives und denaturiertes Eiweiß; Nahrungsaufnahme und Stoffwechsel	16,–
10) Zivilisationsbedingte Krankheiten und Todesursachen; ein medizinisches und politisches Problem; 323 S., Ulm 1958, Heidelberg 1985	Natur und Lebendigkeit; Statistiken; Sterbefälle; Gebißverfall; Sozialhygiene; Entwertung der Nahrung; Beeinflussung der Industrie; schizoide Zivilisation	28,–
11) Der Mensch oder das Atom?; 130 S., Freiburg 1959 (2. Aufl. 1986)	Prophetische Bestandsaufnahme und Warnung ungelöster Entsorgung; Solarenergie	9,80
12) Die Ordnung unserer Nahrung; Grundlagen einer dauerhaften Ernährungslehre;	Einteilung der Kost in 3 Gruppen Lebensmittel (naturbelassen, mechanisch und fermentativ verändert) und 3 Gruppen Nahrungsmittel (erhitzt, konserviert, präpariert).	
12a) 1. Aufl. Stuttgart 1942 zu 88 S. mit Klapptafel (Zeichnung Kollaths);		–,–
12b) 6.–14. Aufl. 312 S., Heidelberg 1977 ff.	Kriterium = Lebendigkeitsgrad der Kost	35,–

Bücher über Werner Kollath; weitere Titel und Manuskripte

13) Werner Kollath: Italia Eterna – Ewiges Italien; ein Reisebericht aus der »heilen Welt« 1925–1968; 160 S., 72 Abb., davon 38 farbig; herausgegeben von seiner Frau Elisabeth zu seinem 90. Geburtstag 1982, Heidelberg 1982.		38,–
14) Elisabeth Kollath: Forscher, Arzt und Künstler; Biographie und Werk des Ernährungsforschers Werner Kollath; 86 Abb., 8 Farbtafeln; ganzheitliche Palette über das Leben dieses Genies, Humoristen und . . . Menschen, der er auch war! 384 S., 3. Aufl. Stuttgart 1988.		24,–
15) Elisabeth Kollath: Vom Wesen des Lebendigen; Biographie Werner Kollaths: Leben, Werk und Vermächtnis des »unspezifischen Ganzheitsmediziners«, 320 S., Stuttgart 1988.		29,80

Weitere Auskünfte und Informationen über den »Freundeskreis Werner Kollath«, c/o Verlag Eberhard Cölle, Postfach 70 01 18, 7000 Stuttgart 70, Tel. (07 11) 76 29 09

Zur Einheit der Heilkunde

Von

WERNER KOLLATH

Rostock

o. ö. Prof., Dr. med., Ordinarius für Hygiene und Bakteriologie, Direktor des Hygiene-Instituts der Universität Rostock und des Mecklenburgischen Medizinaluntersuchungsamts.

Mit 23 Abbildungen, zum Teil auf Kunstdrucktafeln und 1 Tabelle

19 42

Hippokrates-Verlag Marquardt & Cie., Stuttgart-S

Kollath, Prof. Dr. med. Werner (1892–1970)
„Zur Einheit der Heilkunde“
2. durchgesehene Auflage 1988
mit einem Vorwort von Elisabeth Kollath

ISBN 3-924877-06-8
2. Auflage Stuttgart 1.–5. Tsd.

Eberhard Cölle, Postfach 70 01 18
7000 Stuttgart 70, ☎ (07 11) 76 29 09

Satz, Reprographie und Bindung:
Druckerei F. W. Wesel, Baden-Baden

Inhaltsverzeichnis

Zur Einführung

Dies Buch verdankt einer Aufforderung des Hippokrates-Verlages seine Entstehung: ich sollte in einer geplanten Buchreihe „Deutsche Kliniker" über den Stand der Hygiene, namentlich über die neue Ernährungslehre berichten. Der Verlag wünschte ausdrücklich, daß nicht nur eigene wissenschaftliche Arbeiten geschildert werden sollten, sondern das Werden dieser Arbeiten auf Grund meines Lebens.

Als das Manuskript vorlag, entschloß sich der Verlag, das Buch als Sonderwerk herauszugeben, da es den geplanten Rahmen der Sammlung überschritt. Die Kritik der Vergangenheit, das für alle Zukunft aufgestellte Programm vermögen vielleicht auch einen größeren Kreis zu interessieren.

Die Frage, ob die Hygiene heute in der gesamten Heilkunde wirklich jene Stellung einnimmt, die ihr zukommen sollte, muß leider verneint werden. Zu sehr wurde sie „angewandte Bakteriologie". Ich versuche, ihr eine größere Grundlage zu geben, indem ich ihre Aufgaben schildere, die sie z. B. bezüglich der Erforschung und Anwendung „natürlicher" Heilmittel nach meiner Meinung zu lösen hat. Das führt zu einer Erörterung der gegensätzlichen Stellung zur Heilkunde.

Den noch unbeendeten Streit zwischen einer „sog. Schulmedizin" und einer „sog. Naturheilkunde" muß man beachten. Nach meiner Ansicht liegt ihm eine doppelte Ursache zu Grunde: 1. die Nichtbeachtung der Tatsache, daß die Schulmedizin eigentlich das Ergebnis des Strebens nach genau wirkenden *„spezifischen"* Heilmitteln ist, während in der „Naturheilkunde" das *„unspezifische"* überwiegt. Mit jedem Forschungsergebnis nimmt die spezifische Medizin zu, ohne daß damit das Gebiet der unspezifischen Heilkunde verkleinert wird. Ewig wird diese die natürliche Grundlage für die Behandlung aller beginnenden Krankheiten bleiben, oft ist sie auch jetzt das einzig wirksame Mittel. 2. Die wunderbare Wirksamkeit verdankt das

Unspezifische der Einschaltung der Selbstheilungstendenzen des Körpers, letzten Endes dem Gesundheitsstreben gesunder *Erbanlagen*. Diese Erkenntnis der Mitwirkung des Kranken am Krank- bzw. Gesundwerden ist das *Bindeglied* zwischen den verschiedenen Methoden der „Schulmedizin" und der „Naturheilkunde".

Da die vorbeugende *Gesundheitswahrung* sich nun in erster Linie mit „dem Gesunden" zu beschäftigen hat, muß sie vor allem dem Studium des Unspezifischen dienen. Auch hier sind zwei große Gebiete zu trennen: 1. Das Studium der *Umwelt*, deren Gestaltung in ausschlaggebender Weise die individuellen Reaktionen zu beeinflussen vermag; 2. das Studium jener *willkürlichen* Maßnahmen, die der Einzelne bei der Mitarbeit an Gesundbleiben und -werden zu leisten hat. Denn in vielen Fällen können wir zwar die Entstehung vieler Krankheitsgruppen unmöglich machen, aber in zahlreicheren Fällen kann der Arzt nur helfen, wenn der Kranke mitarbeitet. Das *Erziehungsproblem* zum Werden eines *Gesundheitsgewissens aus* Instinkt heraus muß demnach besprochen werden, neben den allgemeinen Maßnahmen.

Um das Ziel kann es kaum einen Streit geben, wohl aber um die Methoden und die Deutungen der Ergebnisse. Streit um beide gehört zur Wissenschaft wie der Kampf zum Leben. Also ...

Dem Verlag und seinem Leiter, Herrn *Marquardt*, habe ich für die Aufforderung und die Ausstattung des Buches meinen Dank auszusprechen; insbesondere gilt das der Aufnahme der zahlreichen Abbildungen.

Das Buch wurde begonnen am 1. 9. 1939, als der erste Tag des Polenfeldzuges angebrochen war. Alte Kriegserinnerungen wirkten ein, als die bekannten Schlachtfelder genannt wurden. Diesmal war ich nicht draußen. Ein Wort *Jean Pauls* möge darum als Geleit mitgegeben werden: „Alles, was ich tue, wenn ich von Kriegs- und anderer Not lese, der ich nicht abhelfen kann, ist, nicht zu fluchen oder zu jammern oder untätig zu sein, sondern recht tätig: nämlich — da alles dieses Elend nur aus der Immoralität mehrerer Individuen entsprungen — recht zu verwünschen und zu vermeiden die kleinste Immoralität in mir, da jede sich in fremden Wunden endigt."

Rostock, den 10. 2. 1941 *Werner Kollath*

Nicht Vorreden, sondern Vorleben,
eine Hauptregel der Eltern.

1. Kapitel

Jugendzeit und Ausbildungsjahre

Familie, Jugendzeit

Die Vorfahren meines Vaters stammen aus der Uckermark; sie waren um 1750 Hirten und Bauern. Mein Großvater war Apotheker. Der Vater meiner Mutter war Oberlehrer für „beschreibende Naturwissenschaften und Chemie". Er stammte aus einer kleinen Beamtenfamilie bei Magdeburg, war als 7. Kind der Familie Patenkind Friedrich Wilhelms III. Früh verlor er die Eltern, und im Programm seiner Schule in Frankfurt a. d. Oder wird ausdrücklich vermerkt, daß er alles eigener Arbeit verdankte, immer Autodidakt war. Ein Kriegskamerad, der sein Schüler gewesen war, erzählte mir von ihm. Ich soll ihm sehr ähnlich sein, vor allem beim Vortragen.

Wesentliche Bedeutung für uns hatte meine Großmutter mütterlicherseits. Sie stammte aus einem Danziger Handelshaus, das durch einen Zweig mit dem deutsch-ungarischen Geschlecht v. Stolterfoth verbunden war. In der Familie meiner Mutter trat künstlerische Begabung stark hervor. Wir besitzen die Skizzenbücher meines Urgroßvaters, die schönen Porträtzeichnungen meiner Großmutter, die mit der rheinischen Dichterin *Adelheid v. Stolterfoth* noch in Verbindung stand. Meine Großmutter verlor ihren Vater früh, bildete sich allein aus und wurde eine der ersten preußischen Lehrerinnen; sie gründete später die Höhere Töchterschule in Bromberg. Für ihre künstlerische Tätigkeit lernte sie Anatomie. In den frühen Morgenstunden zwischen 5 und 7 Uhr schriftstellerte sie, erhielt auch einen Preis für eine philosophische Arbeit. Nach 7 Uhr mußte sie sich um die zahlreiche Familie kümmern.

In mein erstes Lebensjahr fällt die erste indirekte Berührung mit meinem späteren Lehrer, *Richard Pfeiffer*, als er in Gollnow, wo mein Vater Arzt war, die Choleraepidemie 1892 untersuchte. Mein Vater erzählte mir später davon.

Meine eigene Erinnerung beginnt mit einer Spielecke: hinter der Malstaffelei, wo meine Mutter stand und malte, saßen mein Bruder und ich, spielten, und unsere Mutter wußte uns gut aufgehoben. Wir konnten nicht irgendwelch Unheil anrichten. Meine eigene früheste „künstlerische Betätigung“ reicht in mein 3. oder 4. Lebensjahr zurück: Meine Eltern waren an den Rhein gefahren und schickten uns eine Karte vom Mäuseturm bei Bingen. Die Geschichte vom Mäusebischof machte auf mich solchen Eindruck, daß ich diese Karte abzeichnete und sie meinen Eltern schickte, damit sie wußten, wo sie waren. Meine Mutter hat diese Zeichnung aufbewahrt.

Meine Mutter verstand es in wunderbarer Weise, aus unserm Spiel Gelegenheit zum Lernen zu machen. So sammelte sie das ganze Jahr alle irgendwie geäußerten Wünsche. Und zu Weihnachten lagen sie dann, zum Gegenstand geworden, unerwartet auf dem Gabentisch. So wurde alles, was wir bekamen, zu einer erwünschten Bereicherung. Mit 6 Jahren bekam ich eine kleine Zeichenschule, im gleichen Jahr auch von einem Bruder meiner Mutter eine kleine photographische Kamera. Im 12. Jahr folgte ein kleines Mikroskop. Etwa vom 7. Jahr ab begann Musikunterricht: Klavier, dann Geige. Ich wandte mich aber später ausschließlich zur Bratsche. Solange ich zurückdenken kann, wurde jeden Abend bei uns musiziert. Mein Vater spielte Cello, meine Mutter Klavier, mein älterer Bruder Geige. Nur meine 8 Jahr jüngere Schwester konnte vor dem Kriege nicht mitmachen. Sie holte es später nach.

Wurde mein Vater mir früh das Wunschbild späteren Berufes, so erwuchs aus den Erzählungen vom Leben der Großmutter der oft stärkere Wunsch, Künstler zu werden, als Maler fremde Länder zu bereisen.

Wir hatten eine schöne Kindheit, wie sie wohl nur eine Kleinstadt bieten kann. Sobald wir größer waren, gab es viel geselligen Verkehr, Besuche auf den umliegenden Gütern, Ferienaufenthalt an der See und gelegentlich Reisen zu den Großeltern nach Stettin.

Gollnow war reich durch seinen großen Waldbestand, sodaß anno dazumal keine Steuern erhoben wurden. Vielmehr bekamen die Hausbesitzer das Brennholz für den Winter geliefert, und wer ein Haus baute, erhielt das Bauholz umsonst! Ein Fluß, kleine Seen und Teiche und vor allem Wiesen ergaben für unser Spielen prächtige Jagdgründe. Fast jeder Bürger besaß einen Garten für Obst und Gemüse. Den ganzen Sommer verbrachten wir hier vom frühen Morgen an in unserem Garten; hier wurde Mittag gegessen, auf dem Rasen wurde geschlafen, im Sand wurde gespielt. Turngeräte, eine Kegelbahn usw. waren vorhanden. Viele Feste wurden dort des Abends bei Lampions gefeiert.

Schlittschuhlaufen auf den verschiedenen Stadtteichen war wundervoll, vielleicht am schönsten, weil man zu Hause dann warme Schokolade vorfand. In einem Teich waren vor langer Zeit zwei Großtanten als kleine Mädchen ertrunken; wurde es dunkel und klang es hohl aus dem Eis, dann gruselte uns. Wenn das Eis aufging, gab es Hochwasser, und auf den Eisschollen wurden Seeräuberschlachten geschlagen. Im Sommer krochen wir durch die dichten Kiefernschonungen, suchten Kaninchenbaue, spielten Räuber und Gendarm.

Mit meinem um ein Jahr älteren Bruder kam ich gleichzeitig in die Schule. In dieser „Höheren Knabenschule" war alles alt, baufällig und dunkel. Aber es herrschte Freiheit. Sport wurde durch Kampf ersetzt. In den Nachmittagsstunden fiel es nicht immer auf, wenn man fernblieb. Es kam vor, daß ich mich zu Hause am Münchhausen festlas und jeglichen Unterricht vergaß. Mit den Schülern der Stadtschule gab es im Winter Schneeballkämpfe, bei denen die ganze Bewohnerschaft des Marktes teilnehmend zusah; im Sommer spielten sich unsere Kämpfe in den Gärten und Wäldern ab. Wurden wir belagert, dann verteidigten wir uns am liebsten mit den abgefallenen, möglichst faulen Äpfeln. Unvergeßlich so ein Volltreffer im Gesicht des Gegners.

Ich sprach oben von Jugenderinnerungen, die sich bis in die späten Jahre auswirken. Einige davon will ich auch noch erwähnen.

Als ich älter wurde, begann das *Sammeln:* neben einem Herbarium wurden Käfer gesammelt. Ich schenkte die Sammlung später meiner Schule. Alle Schlupfwinkel kannte ich bald; ich lernte, wie man Totengräber anlockt, den Gelbrand fängt, und wie man den großen grünen Laufkäfern nachgeht. Beim Gerber fingen wir den Nashornkäfer in der Lohe. Nur der schönste, der Hirschkäfer, blieb mir stets versagt. Einmal fing ich einen Gelbrand und glaubte, ihn mit Äther getötet zu haben. Ich spießte ihn auf, reihte ihn stolz in meine Sammlung ein. Und als ich abends meinen Fund betrachten wollte, da zappelte er noch drohend mit einem Bein. Ich erschrak, begoß ihn nochmals mit Äther und besorgte mir am nächsten Tage bei einem Drogisten Cyankalium. Meine Abneigung gegen jegliche Tierquälerei geht auf diesen Schreck zurück.

Mein Vater nahm mich einmal in ein Dorf mit, da ich einen Mann photographieren sollte, der 99 Jahre und 10 Monate alt war. Leider konnte sein Bild zum 100. Geburtstag nicht in die Zeitung kommen, denn 4 Wochen vorher war ihm ein Schrank auf den Bauch gefallen, und das hatte er nicht vertragen. Dieser Mann war bis zu seinem 96. Lebensjahr zweimal wöchentlich 7 km hin und zurück in die Stadt gegangen und hatte sich an Schnaps betrunken. Er hatte somit für *sein* Leben den Beweis der „Unschädlichkeit des Schnapses“ geführt. Indes fügte mein Vater hinzu: Der *Sohn* starb mit 70, der *Enkel* mit 40 Jahren im Delirium! Soviel über den *Alkohol.*

Und der *Tabak?* Erstrebter Genuß des heranwachsenden Jungen, besonders, weil immer verboten. Man ist erwachsen, wenn man zum ersten Mal raucht. Als wir eingesegnet wurden, sagte uns mein Vater: „Hier stehen Zigarren und Zigaretten, raucht, wenn Ihr wollt, aber beklagt Euch nicht, wenn Euch schlecht wird“. Das Ergebnis: die erlaubte Frucht wurde nicht erstrebt. Soviel über den Tabak und richtige Erziehung.

Und nun noch ein Wort über „Frauen“. Dieses Thema gab es zu Hause nicht. Unsere Mutter gab das Beispiel; nie wurde abfällig über Frauen gesprochen. Achtung und Ehrfurcht entstanden von selbst, ebenso die Haltung diesen Fragen gegenüber, die für die heranwachsende Jugend so oft verheerende Wirkungen hat. Erziehung muß durch stummes Beispiel erfolgen, nicht durch Worte; gar zu leicht widerspricht das Handeln den Worten.

Ein letztes Beispiel: In der ersten Vorschulklasse sollte das Imperfektum gebildet werden von dem Satz: „*Der Mensch denkt, Gott lenkt*“. Ein Mitschüler schuf den Satz: „*Der Mensch dachte und Gott lachte*“. Ich habe diese witzige Weisheit nie vergessen können, und leider finde ich mich im Kolleg manchmal veranlaßt, gelegentlich mancher Theorien der Wissenschaft den Studenten dieses Menetekel zu erzählen.

Schule

Unsere Schule in Gollnow reichte nur bis Obertertia, sodaß wir zum Besuch des Gymnasiums in *Stettin* unsere Heimat verlassen mußten und nur noch in den Ferien zu Hause waren. So kam es, daß ich vom 13. Lebensjahr an „aus Koffern“ gelebt habe, bis zum 43. Jahr. Zwar versuchten unsere Eltern uns dadurch das Elternhaus zu ersetzen, daß wir bei „den Tanten“, 4 unverheirateten Schwestern meines Vaters, in Pension gegeben wurden. Aber so gemütlich dies Biedermeier-Dasein in den alten Räumen und Möbeln auch oft war, es war eben doch kein Zu-Hause. Das ist durch nichts zu ersetzen.

Wir besuchten das Marienstiftsgymnasium, eine Schule mit 300jähriger Tradition, damals noch in dem schönen, von *Schinkel* aufgeführten Bau. Dies Gymnasium besaß eine naturkundliche Sammlung, die vor etwa 100 Jahren angelegt war. Sie sollte einst Grundstock eines Provinzialmuseums werden. Die Leitung hatte ein ehemaliger Elementarlehrer, der für seine wissenschaftlichen Leistungen — er hatte eine Flora Pommerns geschrieben — zum Oberlehrer ernannt war. Dieser Oberlehrer *Müller* wurde für mich Schicksal. Auf Grund einer alten Stiftung konnten von Untersekunda ab alle Schüler, die später Medizin oder Naturwissenschaften studieren wollten, einen besonderen naturwissenschaftlichen Unterricht genießen. Oberlehrer *Müller* war ein Verehrer des Physiologen *Johannes Müller,* er stand unter dem Einfluß *Darwins, Weißmanns* und *Haeckels* und verstand es, deren Gedankengänge eindrucksvoll zu vermitteln. In vier Jahren lernten wir in zwei Nachmittagsstunden die ganze Biologie, einschließlich der Vererbungslehre. Das Natürliche des Geschlechtslebens wurde in wissenschaftlicher Form gelehrt und des gefährlichen Schleiers entkleidet. Eine eingehende Schilderung fand die Entwicklungsgeschichte. Dieser Unterricht war wirklich einzigartig in jener Zeit und hat meine ganze Denkrichtung entscheidend beeinflußt. Die Freiwilligkeit, die hier dem Unterricht den Stempel gab, führte gleichzeitig zu einer gewissen Selbsterziehung und verband die aus den 4 Oberklassen gemeinsam Unterrichteten zu einer besonderen Einheit. Und der Umgang mit älteren Schulkameraden war wieder vorteilhaft.

Das zweite Fach, dem meine Neigung gehörte, war das *Zeichnen,* aber nicht der Zeichenunterricht. Ich wollte ohne Vorlagen zeichnen. Leider wurde das ungünstig aufgenommen, weil ich nun meine Lehrer zu karikieren pflegte. Als ich neben einer Karikatur einmal in einer Bierzeitung einem besonders pedantischen Lehrer den Vorschlag zu klassischer Namensänderung in „P. Dante" machte, führte das zu einer unliebsamen Erörterung vor dem Lehrerkollegium*). Und schließlich ereilte mich das Verhängnis: Bei den Zulassungsarbeiten zum Abiturientenexamen erwischte mich der aufsichtsführende Theologe, wie

---

*) Ich habe diese Karikaturen und die schönsten Aussprüche aus der Schulzeit in einem kleinen Büchlein zusammengefaßt. Dies Buch trägt als Motto den unvergeßlichen Ausspruch eines Lehrers: „Ja, immer den Lehrer ärgern und sich freuen und lachen über seine törichten Scherze!"

ich eine „unerlaubte Nachhilfe" benutzte, und veranlaßte meine Zurückstellung vom Examen „wegen sittlicher Unreife". Ich war tief geknickt und beschämt. Außerdem verlor ich dadurch ein halbes Jahr, und dies halbe Jahr hat mir in meinem ganzen späteren Leben immer wieder bei den sonderbarsten Gelegenheiten gefehlt. Einige Beispiele: Im Weltkrieg hatte ich zuerst ein Semester zu wenig, um sofort Unterarzt werden zu können, sodann fehlte es mir, damit ich zum Studium abkommandiert werden konnte. Es fehlte mir bei der Ernennung zum Professor, sodaß ich 6 statt 3 Jahre dazu brauchte usw. Immer wieder trat es auf, mahnte mich und war nie zu tilgen. Ich habe mich immer noch nicht mit ihm abgefunden; ich habe stets den Eindruck, daß ich immer in meinem Leben etwas zu spät komme, während die andern das Gegenteil behaupten. Das ist Tragik. Oft war ich schon neugierig, wo es sich wieder bemerkbar machen würde. Mein ganzes Leben wäre sicher anders verlaufen, wenn dies nicht gewesen wäre. War das nun mein Fehler, war es Engherzigkeit der Lehrer oder unvorhergesehenes Schicksal: wie die Dinge auch liegen mögen, diese Erfahrung beweist, daß man einem jungen Menschen nicht ohne wirklich zwingenden Grund ein Stück seines Lebens fortnehmen soll. Denn Jugendjahre kann man nie wieder ersetzen; sie sind unwiederbringlich dahin.

Neben der vorzüglichen naturwissenschaftlichen Ausbildung, in der nur Chemie und Physik einen noch heute schmerzlich empfundenen Mangel darstellten, war unser Gymnasium der Typus der klassischen Unterrichtsmethode. Vor allem lernten wir eines: Arbeiten. Durch die Erziehung zur eigenen Arbeit werden die Schäden, die unvermeidlich durch schlechte Lehrkräfte im Schulunterricht entstehen können, immer ausgeglichen; denn anders ist es nicht zu erklären, daß es früher doch merkwürdigste „Originale" unter den Lehrern gab, und daß doch die Gesamtleistungen der Schulen hoch waren. So wurde es auch möglich, Lücken in der Ausbildung später bald auszugleichen. Diese Lücken waren vor allem auffällig in den geschichtlichen Fächern: so fehlte im Unterricht die Zeit von 1815 bis 1870. Wir hörten den Krieg nur bis Sedan; dann fehlte die gesamte neuere Zeit. Kulturgeschichte fehlte völlig, ebenso Geschichte der nordischen Völker. Schlimm war der vernachlässigte Turnunterricht, ebenso der damals noch völlig fehlende Sport. Vollkommen fehlte im Schulplan alles, was als Gesundheitslehre hätte betrachtet werden können.

Durch Nachhilfestunden verdiente ich mein erstes Geld. Obwohl ich in den Ruf des größten Leichtsinns kam, kaufte ich mir drei Dinge: 1. Das Traktat der Malerei von *Leonardo,* 2. Kupferplatten und eine Radiernadel und 3. die Fauna Germanica von *Reiter* zur Bestimmung meiner Käfersammlung. *Leonardos* Sätze prägte ich mir ein, z. B.: „Lerne eher den Fleiß als die Geschwindigkeit." Nach seinen Zeichenregeln versuchte ich zu studieren. Später warf ich Radiergummi und weiche Bleistifte fort, um sicher zeichnen zu lernen mit harten Stiften und Feder. Erst dann gestattete ich mir Freiheiten.

Die Berufswahl — Arzt oder Maler — wurde durch meinen Vater entschieden: „Erst wird einmal etwas Richtiges gelernt; nach dem Staatsexamen kannst Du wählen". So wurde ich Student der Medizin. Es kamen Krieg und Inflation und ich blieb Arzt. Nach dem Abiturientenexamen fuhr uns mein Vater mit seinem kleinen Auto nach Dresden zur Hygiene-Ausstellung, wo ich zum ersten Mal die riesige Schau alles dessen sah, was ich später lernen sollte. Weniges hinterließ bleibenden Eindruck. Das eine waren die *ägyptischen Zahnprothesen,* und das andere das große Ölbild von *Matthiessen:* Schwedische Offiziere ins Meer reitend.

Das Studium vor dem Weltkrieg

Leipzig (WS. 1911/12). Der erste Eindruck des Studiums war für mich eine gewisse Enttäuschung. Zoologie, Botanik, Entwicklungsgeschichte hatte ich schon auf der Schule gehört. Das Chemiestudium, das für Chemiker und Mediziner gleichzeitig gelesen wurde, blieb fremd. Die Vorbildung dazu fehlte. Mit der Physik war es genau so. Was sollte man schon mit den Praktikumsaufgaben anfangen! Ihre Bedeutung für die Erforschung von Lebensvorgängen wurde nicht gelehrt. Auch Anatomie und Physiologie waren zwar neu, aber ohne das lebendige Beispiel des Abweichenden, des Kranken, oft schwer verständlich. Es fehlte überall die Beziehung zum späteren Beruf. Daher vergißt der Vorkliniker den größten Teil des Gelernten bald, vermag es nicht umzusetzen in die Medizin.

Einen großen Gewinn bedeutete der Besuch von Vorlesungen in anderen Fakultäten. Oft hörte ich *Lamprechts* Geschichte, oft *Wundts* Philosophie. Die berühmtesten Professoren sah man wenigstens in einigen Kollegs.

Das Studium wurde gleichmäßig, aber nicht hastig betrieben. Es blieb reichlich Zeit, Theater, Museen und Konzerte zu besuchen, — Thomas-Motette am Freitag Abend! —; die Sonntage dienten dem Aufsuchen geschichtlicher Erinnerungen. Früh habe ich es mir angewöhnt, alles Sehenswerte in einer mir bis dahin unbekannten Stadt in den ersten Wochen anzusehen, später hat man keine Zeit mehr.

Durch meinen Bruder kam ich in den Verein Deutscher Studenten, wohl die erste politisch-antisemitische Studentenvereinigung. Die politischen und wirtschaftlichen Vorträge ergänzten die Lücken der Schulzeit und gaben große Anregungen. Indes, der studentische Korporationszwang hat mir nie gelegen. Warum sollte ich mich Menschen unterwerfen, die nur den Vorrang höheren Alters und besseren Trinkens hatten? Es kam zu manchem Zusammenstoß.

Freiburg (SS. 1912): Große und herrliche Sommerzeit dieses Semesters: Schwarzwald, Vogesenwanderung, Straßburg, Kolmar mit *Grünewalds* Altar, der Kaiserstuhl, ein kurzer Besuch in Frankreich in den Pfingstferien, Wandern und abends ein schöner Wein. Ich nahm Zeichenunterricht in der Universität, zeichnete das Münster, Breisach usw. Und das Studium? *Wiedersheims* Vergleichende Anatomie wurde regelmäßig besucht, ebenso *Gaupps* Anatomie am Lebenden. Und am Ende des Semesters kamen unsere Eltern und fuhren mit uns durch die Schweiz, sodann nach Konstanz, nach Rothenburg und Nürnberg.

Berlin (WS. 1912/13). Es wurde wieder wie in Leipzig. Abends Theater, Vorträge, Konzerte und langsam beginnend auch Arbeiten zu Hause. Man hatte gewissermaßen im Studium Fuß gefaßt, konnte sich beim Lesen etwas mehr denken. Ich begann es mir zur Regel zu machen, jeden Tag eine Stunde in einem Lehrbuch zu lesen. Aber *Rubners* Physiologie war doch gar zu trocken.

Kiel und Seßhaftigkeit. Hier sollte das Physikum gemacht werden, mein Bruder arbeitete am Referendar. Wir nisteten uns behaglich auf lange Zeit ein. Unvergessen der herrliche Anblick unserer Flotte vor Düsternbrook, die Segelfahrten, das Rudern auf der Förde und das Wandern in der Schleswig-Holsteinschen Schweiz. Die Schönheiten nordischer *Bauernkunst* lernte ich hier zum ersten Mal kennen. Wir blieben drei Semester, darunter zwei Sommer. Dank sparsamen Lebens konnten wir regelmäßig zu Pfingsten kleine Reisen machen. Ohne Pässe nach Dänemark, Schweden; ein andermal nach Helgoland, Bremen, Worpswede.

In Kiel bestand ich das Physikum, leicht und schmerzlos. Damit wurde aus dem Naturwissenschaftler ein Kliniker, ein Kandidat der Medizin. Dieser Übergang ist ja immer unorganisch und plötzlich, und er traf mich unvorbereitet, obwohl ich aus einem Arzthaus stammte. Unvergeßlich ist mir die erste Vorlesung in der Inneren, in der *Lüthje* eine alte Frau mit Lungentumor demonstrierte, die *Lubarsch* bereits am nächsten Tage in der Sektion vorstellte. Irgendwo war ein kleines Grauen vor dieser allzu prompten Beweisführung in mir entstanden.

Jedoch nur wenig konnte ich in diesem Semester hören. Ich erkrankte an akutem Gelenkrheumatismus, schwitzte einige Tage im Bett und kurierte ihn dann durch Baden und Rudern auf der Förde. Ich habe nie wieder etwas von ihm gesehen. Diese Behandlung mochte er wohl nicht ertragen.

Dann kam der Tag von *Serajewo*, der Erinnerung eingeschrieben durch den englischen Flottenbesuch, den Besuch des Kaisers in Kiel und die sich überstürzenden Ereignisse; daß Krieg kommen werde, ahnten wir mit Sicherheit, Begeisterung packte uns. Vorzeitig brachen wir das Semester ab und fuhren nach Hause. Wir kamen gerade noch rechtzeitig, um uns als Kriegsfreiwillige melden zu können.

Der Weltkrieg

Nur ein klinisches Semester hatte ich, deshalb konnte ich nicht Unterarzt werden, sondern mußte erst ½ Jahr mit der Waffe in der Hand dienen. Ich wählte dazu die Feldkanone. Nach zwei Monaten kamen wir nach Frankreich und kamen zuerst ins Feuer bei Wytschaete. Beim Auffahren zwei Volltreffer in unsere Batterie. Ein Sanitäter oder Arzt fehlte, ich meldete mich und richtete mir in einem Bauernhaus hinter der Batterie mein erstes Lazarett ein. Zwei Kameraden starben in meinen Armen. Der eine erzählte mir, daß er von meinem Vater früher wegen Lungenleidens behandelt sei. Trotz der in Wirklichkeit vorhandenen Unfähigkeit zu helfen vermochte ich zu trösten, und auch das wurde als Hilfe empfunden. Im Rahmen des großen Geschehens des Krieges war dies ein winziges Ereignis. Für mein Leben und Werden als Arzt spielt es eine entscheidende Rolle. Ich war bis dahin ein junger *Mediziner* gewesen; jetzt war ich plötzlich *Arzt* geworden.

Aber meine Kanoniertätigkeit war noch nicht vorbei. Ich wurde Befehlsempfänger, Telefonist, flickte zerschossene Leitungen, zeichnete die Stellungen am Kemmelberg. Dann wurden wir abgelöst, fuhren über Lille, Sedan, durch das Moseltal, und eines Morgens wachten wir in Kalisch auf. Unsagbarer Dreck polnischer Kasernen umfing uns. Juden saßen an Samowars und verkauften Tee, stets versuchend, mit ihren Töchtern Handel zu treiben. Als der Krieg länger dauerte, wurden die geschlechtskranken teurer angeboten.

Widerlich abstoßender Eindruck ist haften geblieben. Von den zerlumpten Bauern wurde der Vers geprägt: „Doch ein Grauen faßt mich an, seh' ich diese Art von Mann". Märsche nach Lodsch, blutige Kämpfe bei Pabianice, Rückkehr und Verladen nach Norden, Erorberung von Ml'awa und Praznycz, und wieder weiter nach dem Osten, nach Lasdehnen an der Scheschuppe. Überall Spuren des Russeneinfalls, verbranntes Land, verlauste Gehöfte und Quartiere. Wir verlausten selbst, wochenlang kam ich nicht aus der Uniform. In Lasdehnen endlich konnte ich mich einmal abends waschen, zog mich aus und sah unendliches Gewimmel von Läusen an meinem Körper. Wenige Tage später erkrankte ich mit hohem Fieber. Ich kam ins Lazarett nach Tilsit, war 8 Tage ohne Bewußtsein und hatte Fleckfieber. Man kannte es nicht, sprach üblicherweise von Influenza. Nach Entfieberung setzte ein starker Beschäftigungsdrang ein, es folgte eine kurze Bronchopneumonie. Und dann kam ich nach Stolp, von dort nach Hause. Nun war das halbe Jahr um, das ich für das Werden zum Unterarzt benötigte.

Es folgen 1½ Jahre in einer *Geschlechtskrankenabteilung* in Stettin. Schrecklich die Erinnerung an manche Fehler, die ich damals machte. Ich beschaffte mir Bücher, versuchte zu lernen; zuerst arbeitete ich unter einem alten, auf diesem Gebiet völlig unwissenden Arzt, dann unter einem sehr guten Spezialisten. So lernte ich Cystoskopie, Urethroskopie und leichte Operationen. In meiner Seele bildete sich schon der Plan späterer Spezialisierung heraus. Von einem gefangenen russischen Arzt lernte ich die Anfangsgründe der Serologie.

Nach 1½ Jahren wurde ich auf 4 Wochen an eine *Geisteskrankenabteilung* kommandiert. In der großen Anstalt war nur der Chefarzt und ich. Jeden Tag Visite bei 600 Kranken, dann Versorgung des Lazaretts, in dem die tuberkulös Erkrankten zahlreich starben. Der Chefarzt zeigte mir die Sektionstechnik, dann übte ich an Hand eines Buches täglich. Nach 30 Sektionen hatte ich mehr gelernt, als im Studium sonst möglich ist. Da ich meine eigenen Patienten sezierte, konnte ich den klinischen Befund selbst kontrollieren. Rückläufig lernte ich so perkutieren und auskultieren. In einem prächtig ausgerüsteten Labor versuchte ich höchst unvollkommene Versuche zu machen. Eine Krankenschwester machte mich mit *Lahmanns „Diätetischer Blutentmischung"* bekannt. Hier traf ich das erste Mal auf meine späteren Forschungsgebiete — und vergaß sie.

Einer meiner späteren militärischen Vorgesetzten fragte mich einmal bei einem Trinkabend, ob ich mich in dieser Geisteskrankenabteilung nicht angesteckt hätte. Ich sagte ihm, daß ich das nicht gemerkt, wohl aber den Eindruck gewonnen hätte, mit Menschen umgehen zu können, die sich für normal hielten. Die Debatte über diesen Punkt war damit geschlossen.

Es folgte eine kurze Zeit auf einem *Lazarettzug*, in der Krankentransportabteilung, und längerer Etappenaufenthalt in Litauen und Kurland. Verpflegung der Soldaten, Bekämpfung von Ruhr, Typhus, Schutzimpfungen und Entlausung wurden gelernt. Mehrere Monate versorgte ich ein Fleckfieberlazarett. Dafür bekam ich mein Eisernes Kreuz. Im Sommer 1917 kam ich wieder zur kämpfenden Truppe, einem aktiven Jägerbataillon. Nun folgten die Offensiven von Riga, die große Offensive bei Flitsch und Tolmein bis zu den blutigen Endkämpfen am Monte Tomba — zum ersten Mal berührte ich Italien. Die historischen Völkerstraßen, auf denen einst Langobarden und Ostgoten zogen, betraten wir, jenes Gebiet von Friaul, das so wenige kennen. Unvergessen sind die ersten Eindrücke: die ummauerten Straßen, die Palazzi und die Rosen, die Ende November noch blühten. Damals schwor ich mir: das wird später eingehend bereist und durchwandert.

Schließlich folgten die Frühjahrs-Offensiven im Westen. Im Juli 1918, kurz vor den Kämpfen bei Château Thierry, zog ich mir einen Lungenspitzenkatarrh zu und kam in die Heimat, um noch einmal wenige Tage vor dem 9. November nach Verdun zu kommen, zu einer Gardedivision, in deren Telegraphenabteilung wir die Nachrichten der Revolution vom Eifelturm hörten.

Aus meinem damaligen Kriegstagebuch am 11. 11. 18 in Amermont: „11 Uhr 50. In fünf Minuten tritt nach Mitteilung von der Division allgemeine Waffenruhe ein. Augenblicklich fällt noch hie und da ein Schuß. Bald wird es ganz still sein und der Krieg ist zu Ende. Heute noch hoffen wir, die Bedingungen zu erfahren. Wie werden sie sein? Es ist das Schlimmste zu befürchten.“ Und dann nach der Ankunft in Berlin: „Berlin war übel. Berlin tanzt und amüsiert sich. Auf den Straßen begrüßen einen die „Proletarier aller Länder“, kindisch freuen sie sich über die roten Fetzen. Unter den Linden sperrt die republikanische Bürgerwehr ab. Soldaten bieten in zerlumpten Uniformen Zuckerwerk, Zigaretten und Spielsachen zum Verkauf an. Schilder hängen an ihnen: “Unheilbar nervenkrank,

Beide Füße abgenommen, Blind“ usw.; und Berlin tanzt“. Als ich am Palais der 6 Volksbeauftragten vorbeifuhr, wurden an einer Stange 7 Hasen hineingetragen. Das Volk aber hungerte.

Studium nach dem Weltkrieg

Marburg (1919—1922). Nach 4½ Jahren kehrten wir auf die Universität zurück, rauhe Soldaten, erfahren in vielen praktischen Methoden, gewöhnt, Geld zu haben, zu befehlen, und einsamer geworden. Die Freunde der Vorkriegszeit waren entschwunden, die meisten gefallen. Das Leben in der Heimat selbst verändert, unverständlich für den Frontsoldaten. Dabei war die frühere Enthaltsamkeit im Kriege verloren gegangen. Man hatte gelernt zu rauchen, zu trinken. Und oft kam es im Anfang vor, daß man Studenten im Kolleg sah, die sich während des Vortrages eine Zigarette ansteckten oder Zeitung lasen. Das dauerte höchstens 4 Wochen. Dann waren auch die rauhesten vom langsam wirkenden Zwang der Ordnung erfaßt. Sie wurden bald gute Hörer, und in kurzer Zeit entwickelte sich intensives Arbeitsleben. Plätze fehlten, man mußte sich tummeln, um etwas zu sehen. Damit die großen Zeitverluste aufgehoben wurden, wurden Trimester eingeführt, die bei den praktisch vorgebildeten Leuten sehr zweckmäßig waren. Das praktische Jahr kam für die Kriegsteilnehmer in Fortfall. So wurde ein wirksamer Ausgleich geschaffen.

Die wirtschaftliche Lage war überall schlecht. Ich begann, mit Zeichnungen Geld zu verdienen, stellte aus, und meine Radierungen wurden viel gekauft. So schuf ich mir eine wirtschaftliche Grundlage. Kaum eine Universität konnte besser geeignet sein als das malerische Marburg. Zum 9. November 1919 stellte ich einen Scherenschnitt in der Elwert'schen Buchhandlung aus: ein Jude im Pelz warf einem Verstümmelten einen Groschen zu. Am nächsten Tage wurde ich in der Frauenklinik zum Praktizieren aufgerufen. Der Name fiel auf, ich wurde befragt, ob ich derjenige sei, welcher. Als ich bejahte, erhielt ich eine Einladung zum Tee; daraus entstanden zahlreiche Porträtaufträge und eine freundschaftliche Beziehung zum Hause *Esch*, in dem ich später auch Wohnung fand. So gelangte ich in die Universitätslaufbahn. Am letzten Tage meines Staatsexamens bot mir der Psychiater *Wollenberg* eine etatsmäßige Assistentenstelle an. 2½ Jahre blieb ich dort Assistent.

Ich kann Marburg nicht verlassen, ohne eine kurze Schilderung dieser wunderschönen Universitätsstadt zu geben. Ihre schöne Lage (Abb. 1), die Berge, die alte Kultur und auch die aufgeschlossenen Menschen! Viel kam zusammen, um mir diese Jahre zu den schönsten meines Lebens zu machen. Verdurstet durch den Krieg sog man das Leben und die Arbeit auf wie ein Schwamm. Des Nachts wurde gemalt. Der Doppelberuf erfrischte nur. In den Professorenhäusern war der gepflegte Verkehr der alten Zeit zu spüren. Oft war ich bei Frau Geheimrat *Hitzig,* der Gattin des verstorbenen Psychiaters. Einst gab es als Seltenheit einen Gänsebraten, dazu einen so schönen Salat, daß ich nach dem Rezept fragte. „Das kann ich Ihnen nicht sagen. Mein Mann hatte ein eigenes Gewächshaus dafür anlegen lassen und er behauptete, auf die Erfindung dieses Salats stolzer zu sein als auf die Entdeckungen bei seinen Arbeiten über die Großhirnrinde." Sie las einst ein Gedicht von *Ernst Moritz Arndt* vor, auf dessen Knien sie noch gesessen hatte. Im Musikzimmer hing ihr herrliches Jugendbildnis von *Eduard Magnus.* Und in ihrem schwarzseidenen Kleid mit weißem Lockenhaar und altem Spitzenkragen war diese vornehme Frau ein herrlicher Ruhepunkt für den unruhigen Menschen.

Psychiatrische Klinik

Man kann wohl sagen, daß ich im Kriege durch Selbstunterricht Mediziner geworden war. Dieses unschulmäßige Werden bestimmte meine weitere Laufbahn. In der Klinik wurde es mir sehr schwer, nun in einen regelmäßigen Schulrhythmus zu kommen, mich an einen strengen Dienstplan und an das Anlegen von Akten zu gewöhnen. Sobald aber die Untersuchungstechnik beherrscht war, begann die Freude am Unterricht der jungen Assistenten. Eine recht ungenaue Vorstellung von der Schönheit wissenschaftlicher Arbeit ließ mich erwägen, auf die Habilitation hinzuarbeiten. Aber als ich einmal nach 2½ Jahren fragte, ob für mich eine Möglichkeit der Habilitation bestände, wurde das mit den Worten abgelehnt: „Eine Doppelbegabung gibt es nicht. Sie sind Maler!" Da kündigte ich meine Stelle, schloß einen Vertrag mit meinem Kunsthändler über 1 Jahr und wollte Kreisarzt werden.

Diese Ablehnung war verständlich, denn nur eine einzige wissenschaftliche Arbeit hatte ich geschrieben, und diese nur unter schwerer Mitarbeit des kürzlich verstorbenen Psychologen *Jaensch:* „Über das

*Purkinje*sche Phänomen". Obwohl ich keinen Grund hatte, stolz auf sie zu sein, war sie doch später einer der Gründe, die mich zur *Lichtbiologie* brachten.

Diese erste Assistentenzeit muß ich noch unter meine Studienzeit rechnen. Ich habe sie eingehender geschildert, auf die Gefahr hin, daß man mich für überheblich hält. Denn, was ich erlebte, erlebten Tausende gleichzeitig. Mir liegt nur daran zu zeigen, daß vielfältige Anregungen vom Schicksal an mich herangetragen wurden, und daß ich später nur die Erinnerung an die Jugendjahre zu erwecken brauchte, als ich beginnen durfte, wissenschaftlich zu forschen. An sich stand jeder vor der grauen Not. Wenige nur hatten ein solches Glück wie ich. Und ich habe dieses Glück, frühzeitig den Anschluß an die Universität zu finden, stets als eine Verpflichtung betrachtet, nie als Geschenk.

Rückblick auf das Studium

Oft fragte ich mich später, als ich wider Erwarten akademischer Lehrer geworden war, was ich für den eigenen Unterricht aus meiner Ausbildungszeit gelernt hatte. Sollte man lediglich Wissen vermitteln oder sollte man mehr geben, Menschliches, Persönliches? Ich mußte antworten:

Ein Kolleg, das lediglich Tatsachen vermittelt, ist schlechter als ein gedrucktes Buch; denn es verklingt. Seine Dauer liegt nur in der persönlichen Einwirkung auf die Denk- und Urteilsform des Studenten. Das Lernen der Tatsachen muß dieser selbst vollziehen. Pflastern ist nicht Sache des Universitätslehrers, auch nicht das Pauken. Ein Kolleg muß persönlicher sein als ein Lehrbuch, nicht aber einem Kompendium entsprechen. Wer sich nur auf diese letzteren verläßt, wird niemals Meister werden, begibt sich selbst zur unterlegenen Masse. Unvergessen sind mir die Kollegs meiner besten akademischen Lehrer: *Wiedersheim, Graf von Spee, Oskar Hertwig* und *G. von Bergmann.* Ihre Worte und persönlichen Formulierungen blieben in der Erinnerung haften.

Von den Kassenpraxisstudenten werden diese „schweren" Kollegs gehaßt; sie verlangen leichtere Ware. Ein Kolleg soll aber stets für die besten Hörer sein; die weniger guten verstehen doch nur, was sie verstehen können, auch beim zweitbesten Unterricht. Sie ergeben

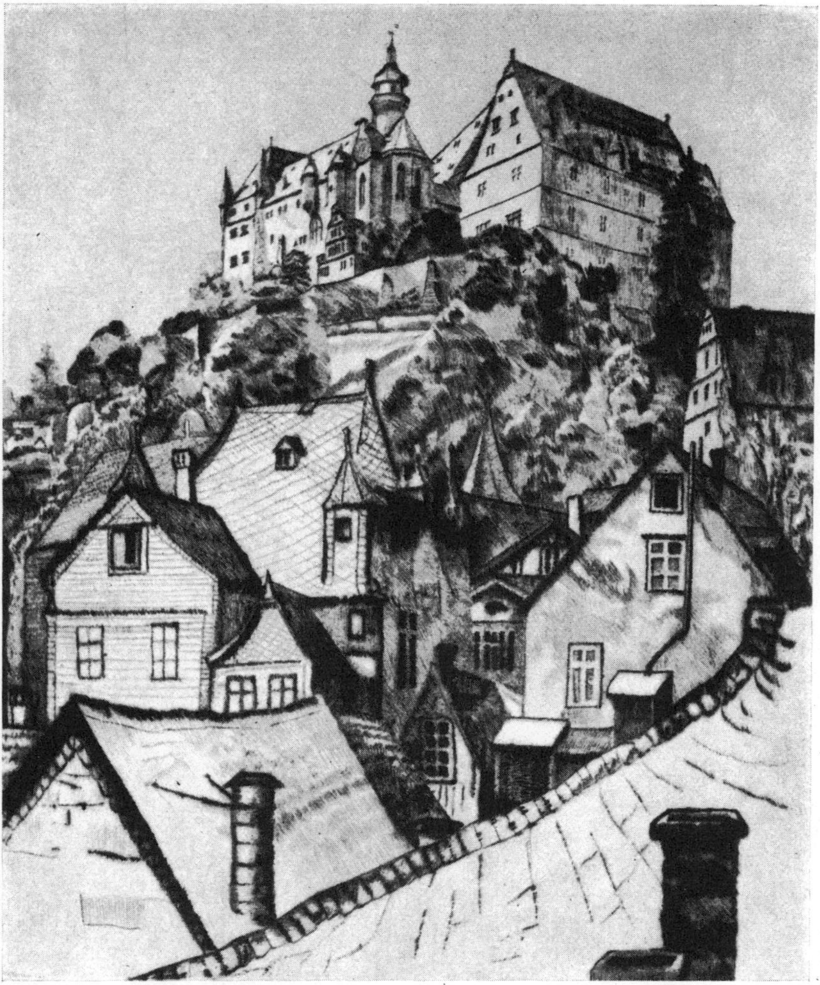

Abb. 1. Marburg, das Schloß.
(Kaltnadelradierung des Verfassers.)
– siehe Seite 23 –

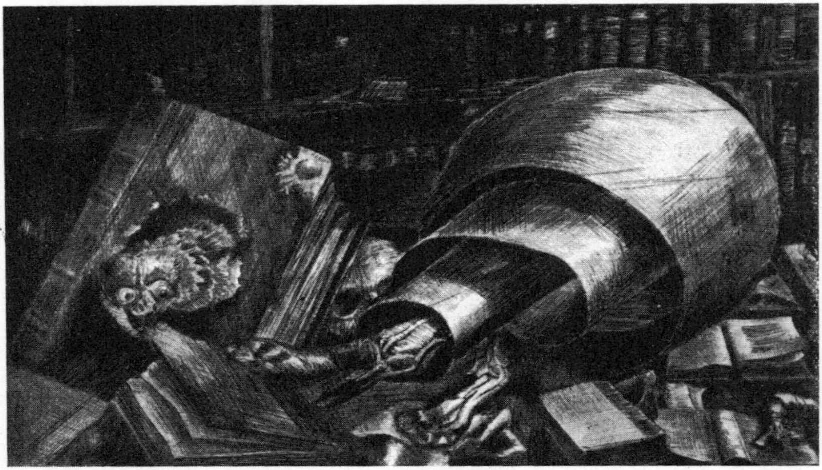

Abb. 2. Die Bücherwürmer.
(Kaltnadelradierung des Verfassers.)
– siehe Seite 33 –

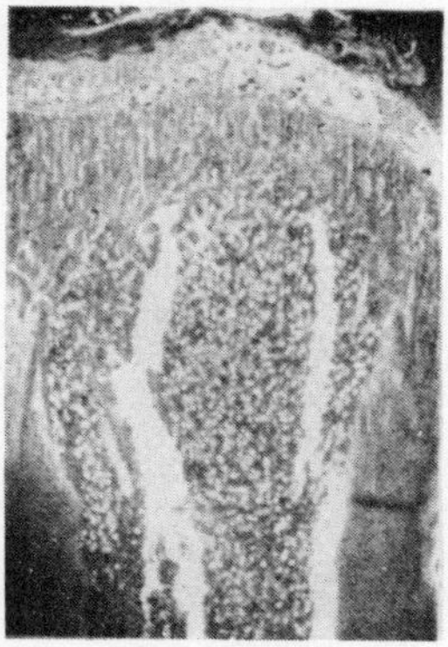

Abb. 6

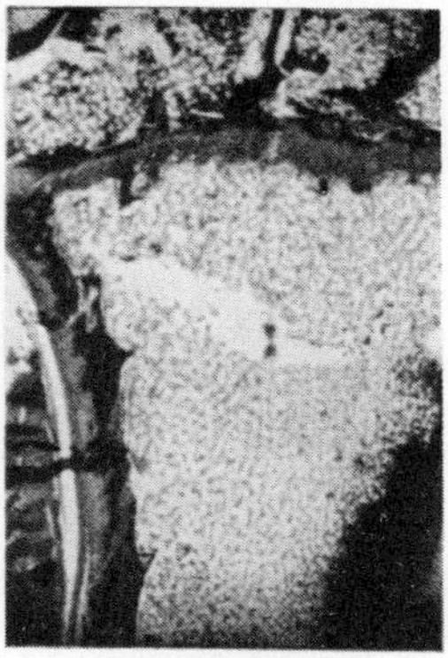

Abb. 7

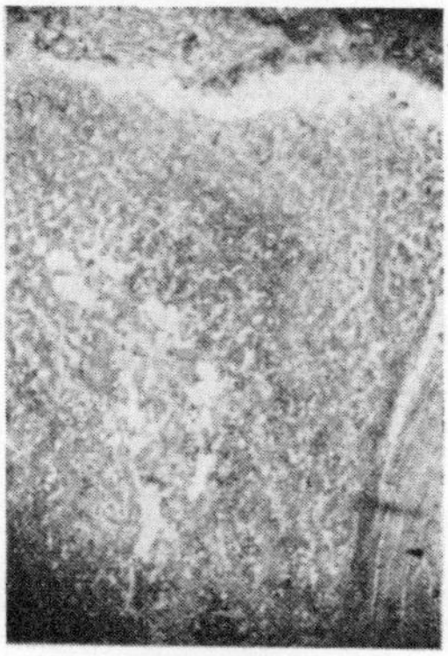

Abb. 8

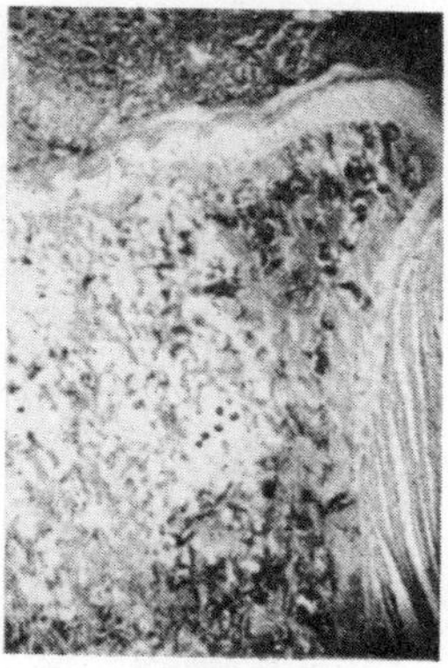

Abb. 9

– siehe auch Seiten 64/65

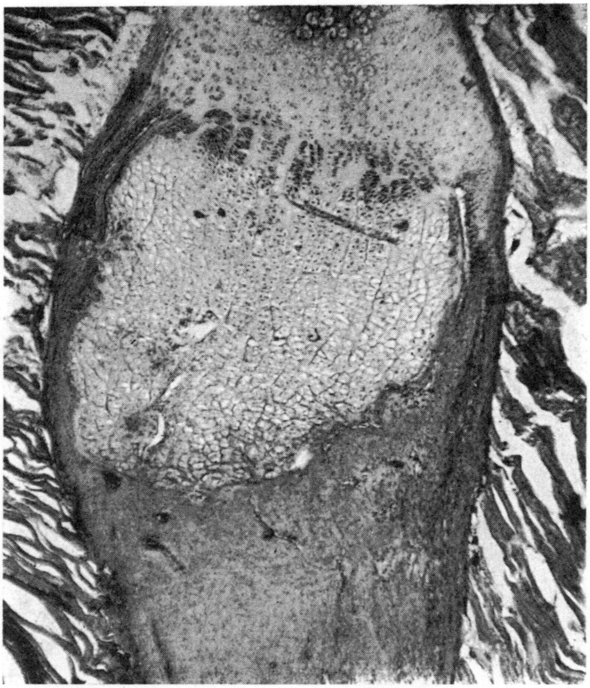

Abb. 10. Osteoide Malazie (Phosphormangel bei Kalkreichtum).
– siehe Seite 66 –

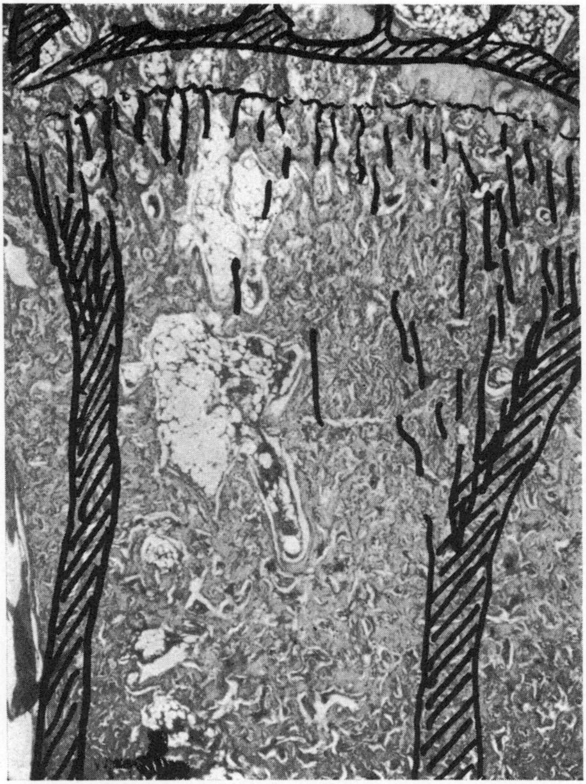

Abb. 11. Fibroide Malazie (Phosphorreichtum bei Kalkmangel).
(Die eingezeichnete Struktur des normalen Knochens läßt die starke Verdickung des erkrankten Knochens erkennen.)
– siehe Seite 66 –

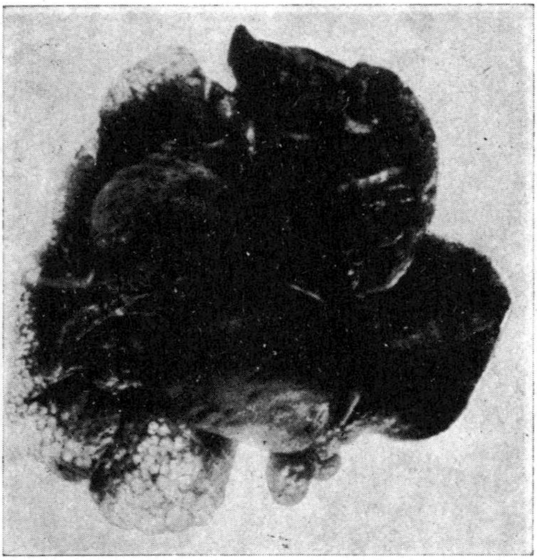

Abb. 17. Lungenblähung bei Mesotrophie.
(Vergrößerung etwa 3 : 1.)
– siehe Seite 110 –

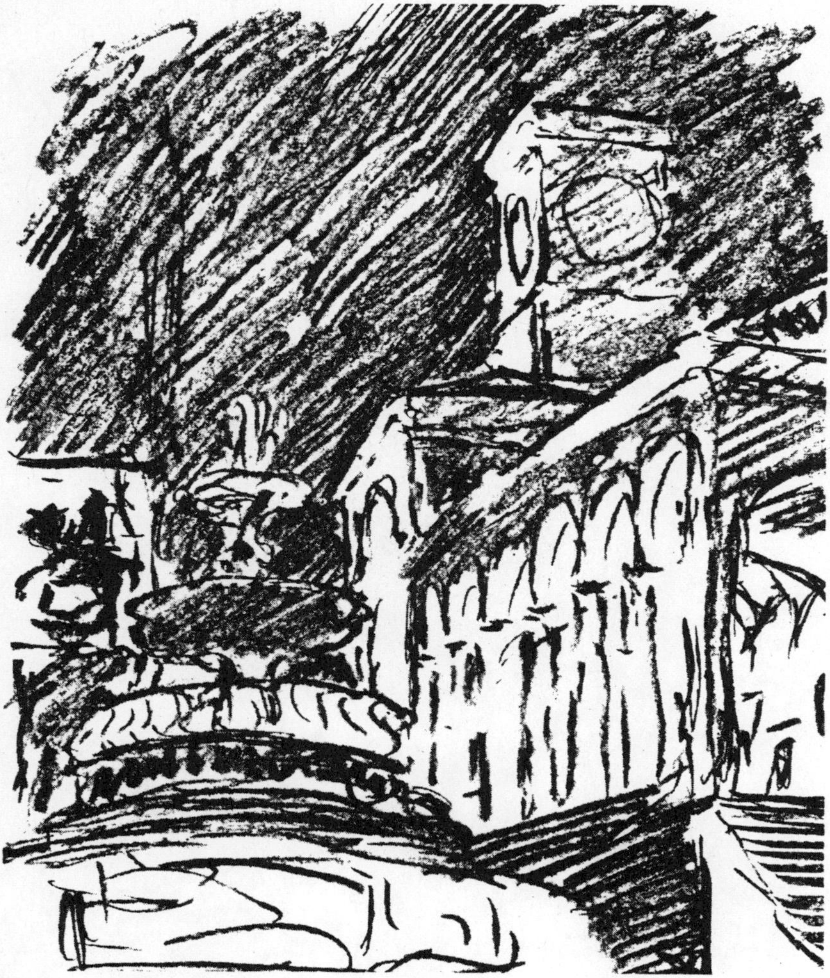

Abb. 22 a. Piazza Vittorio Emanuele – Udine
(Schwarze Kreide, Fahrt nach Rom 1931.)
– siehe Seite 163 ff. –

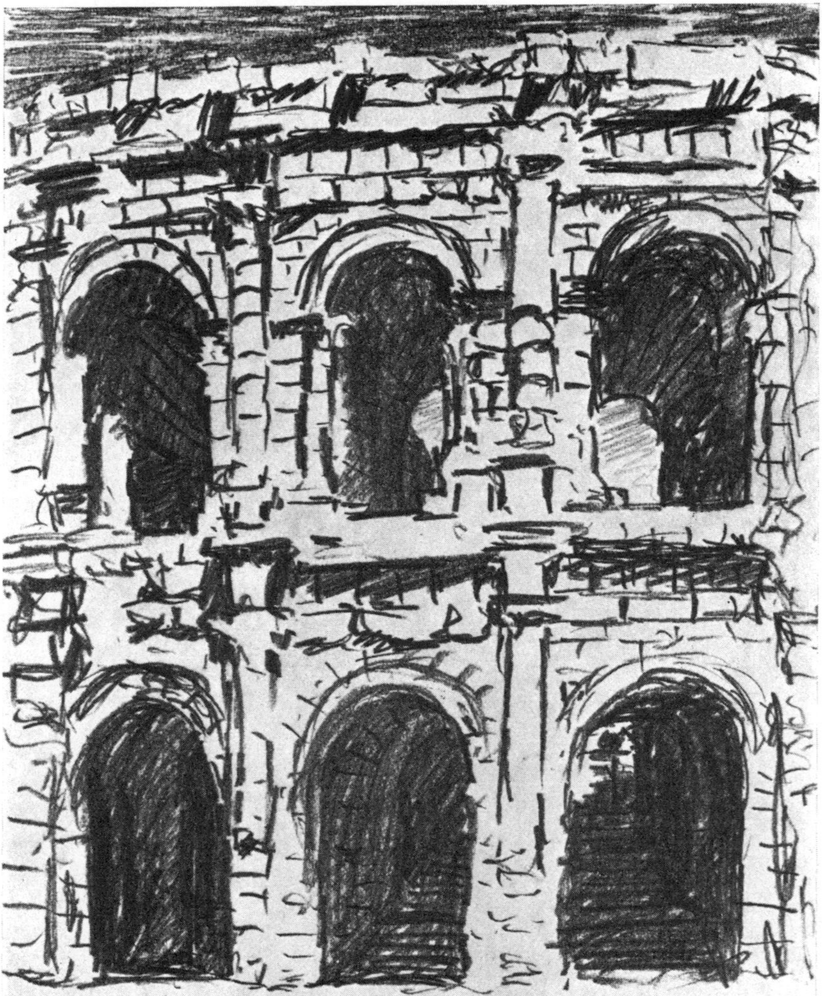

Abb. 22 b. Die römische Arena in Nîmes/Provence.)
(Bleistiftzeichnung des Verfassers, Ende Juli 1929.)
– siehe Seite 167 –

von selbst den Bedarf an akademischem Durchschnitt. Aus den besten aber erwächst der Nachwuchs und die Elite.

In der Schule lehrt man Tatsachen, in der Universität lehrt man, wie man Tatsachen findet und sie bewertet. Es ist falsch, in den Kollegs lediglich das „wissenschaftlich Gesicherte“ vorzutragen und Streitfragen als „nichtgeeignet für Studenten“ zu bezeichnen. Der Student muß die Behandlung der Probleme kennen lernen, muß den Reiz des Forschens erleben. Deshalb muß der Lehrer selbst Forscher sein. Sonst kann aus der Jugend niemals der Nachwuchs für die Forschung kommen. Sonst ist nicht nur der Lehrende überholt, sondern auch die Studenten erhalten ein überaltertes Wissen, bevor sie ausgebildet sind.

Mir scheint, es ist ein gewisser Mangel an Mut, der viele Lehrer vor der Behandlung gefährlicher Probleme zurückschrecken läßt. Sie könnten vielleicht unrecht haben, infolgedessen an ihrem Ansehen verlieren. Diesen erzähle ich folgende Geschichte: Ein Schüler kam einst zu solchem Lehrer mit einem Käfer und fragte nach dessen Namen. Der Lehrer weiß es nicht, fragt: „Wo hast du den Käfer gefunden?“ „Der wollte grade durch einen Zaun kriechen.“ Antwort: „Hast du Glück, das ist der gemeine Zaunschlüpfer.“

In der Wissenschaft sind es nicht unbekannte Käfer, sondern andere unbekannte Dinge, sog. Probleme, ihnen gilt das Leben des Forschers. Und in ihrer Behandlung liegt dem Studenten gegenüber die Kunst des Lehrers. Es hat sich hier eine unerfreuliche Methode der Behandlung eingeschlichen, etwa seit 1885. Einst begnügte man sich, die ungeklärten Dinge als solche zu kennzeichnen, die Möglichkeiten der Aufklärung zu erwägen. Dann aber fing man an, sie mit Schlagworten und „Fachausdrücken“ zu bemänteln, ein Wissen vortäuschend, das erst erworben werden sollte. Wie oft benannte man „Vorgänge“ mit „Substanznamen“, den Eindruck erweckend, als wisse man von dem Vorgang wirklich etwas. Ich erwähne das große Gebiet der Immunitätslehre. Oft habe ich den Eindruck, als ob dieses Taufbedürfnis eine Auswirkung jener war, die seit etwa 1885 in die Wissenschaft eindrangen, selbst ein lebhaftes Taufbedürfnis empfindend.

Hat schon der Fachmann es schwer, in diesen Bezeichnungen das Wesentliche und Verschleierte zu erkennen, so ist das für die Studenten eine besondere Gefahr. Sie erwarten zu viel, sind enttäuscht und wenden sich anderen Dingen zu. Mir erscheint kaum etwas gefährlicher als ein Unterricht, der nur zeigt, wie herrlich weit wir es gebracht haben. Wo soll dann die Jugend noch den Mut nehmen, selbst zu forschen. Wer keine Aufgaben sieht, lernt auch nicht. Deshalb müssen wir anschließen an die Forschergeneration vor 1880, die die deutschen Universitäten zur Ausbildungsstätte der ganzen Welt machte.

Der Lehrer muß in erster Linie Forscher sein. Langsam genug ist der Fortschritt des Wissens, seine Ausbreitung auf die Menge. Zwischen Forschung und Lehre scheint mir ein etwa 30jähriger Turnus zu bestehen. Denn so lange währt es ungefähr, bis ein junger Forscher ein erfahrener Lehrer wird und seine eigenen Anschauungen mitteilen kann. Durch dies Nachhinken kann ich mir erklären, daß stets ein großer Unterschied zwischen Forschung und Lehre besteht. Erst viel später habe ich gelernt, was es alles „zu meiner Zeit“ schon an Problemen gab. Man muß als Wissenschaftler ein viertes Mal anfangen zu lernen, nachdem man Schule, Vorklinik und Klinik in sprunghaften Etappen zurückgelegt hat. Erst dann studiert man das zum Forschen Notwendige. Nein, man soll den Studenten erzählen, wie geforscht wird, welche Probleme ungelöst sind. „Ein Werdender wird immer dankbar sein!“

Hohe und selbstverständliche Ansprüche des Lehrers an sich selbst zwingen die Studenten am besten zur Mitarbeit. Schlimm ist es, wenn die Hörer hinterher nicht debattieren, nicht streiten. Wie hoch schlugen oft bei uns die Wogen; oft gingen wir zu unsern Lehrern fragend, wie etwas gemeint sei.

Freilich, der arbeitende Student fiel in den Universitäten nicht auf, sondern der trinkende, der als unerfreuliche Witzblattfigur für viele den Typus des Studenten darstellte. Dabei teilt der echte Akademiker dies Schicksal mit dem preußischen Offizier und dem Kasernenhof. Ein perfide ausgedachtes System steckte dahinter, Wehrkraft und geistige Kraft in den Augen des Volkes herabzusetzen. Wer lachte, wer sich dies Urteil der Karikaturen zu eigen machte, war dem zersetzenden Presseeinfluß verfallen, unbewußt.

Gewiß, der junge Student soll sich ausleben, soll seine Freiheit genießen. Er sollte wandern, sollte in den ersten Semestern die Universitäten wechseln, bis er jenen Lehrer findet, der ihm entspricht. Früh genug schlägt die Stunde des Berufsernstes. Und unendlich segensreich ist die Erinnerung an eine glückliche Jugendzeit.

Schrifttum

1. *Kollath:* Über das Purkinjé'sche Phänomen. Vortr. a. d. Kongreß f. Psychologie, Marburg 1921.

Ertrinkende werden nicht durch Kommissionen gerettet.

2. Kapitel

Mein Weg zur Hygiene

Sozialhygienische Akademie in Charlottenburg

Als ich Marburg verließ, verließ ich eine zweite Heimat. Viele Pläne hatte ich gehabt. Möglichst bald wollte ich das Kreisarztexamen machen, heiraten und dann verstärkt künstlerisch tätig sein. Das folgende Jahr der Inflation vernichtete alles. Auch die geplante Kreisarztlaufbahn, die ein aus der Not geborener Ausweg sein sollte, konnte nicht eingeschlagen werden. Ein völlig neues Leben und 13 Jahre Unsicherheit lagen vor mir, als ich die Sozialhygienische Akademie in Charlottenburg besuchte.

Die Akademien waren seit 1918 vorgeschrieben für die Laufbahn des beamteten Arztes. In dem allgemeinen Zusammenbruch wurde diese sichere Lebensstellung erstrebenswerter als sonst. Und deshalb nahm der Besuch reißend zu. Oben täuschte man sich allerdings wohl stark, wenn man für Interesse hielt, was Ausfluß einfacher Not war. Es waren sehr wenige, die diesen revolutionären Gründungen und ihren Tendenzen zustimmten. Wir ließen drei Monate Vorlesungen über uns ergehen, deren Inhalt deutlich in zwei verschiedene Gruppen zu teilen war: Dinge, die man wissen mußte, und die Dinge, die man glauben mußte. Das wirklich Notwendige hätte in 3—4 Wochen gelehrt werden können.

In der Medizinischen Statistik wurde der unwiderrufliche Niedergang des deutschen Volkes schlagend bewiesen. Die vorgeschlagenen äußerlichen Maßnahmen konnten nur eine Verlangsamung, kein Aufhalten, geschweige denn eine Umkehr herbeiführen. Wir sahen viele gewerkliche Betriebe, lernten Schutzmaßnahmen, vermißten sie aber in staatlichen Betrieben. Waren einmal freiwillig Verbesserungen hygienischer Art eingeführt, so fast immer nur, wenn sie sich wirtschaftlich günstig auswirkten. Wir besuchten Brauereien und man zeigte uns dort ihre Hygiene, d. h. Sauberkeit. Es wurde dabei viel Bier verabreicht. Und dabei liegt doch die volkshygienische Bedeutung des Alkohols an ganz anderer Stelle; äußerliche *Sauberkeit kann auch Tarnung für zerstörende Zwecke sein.* Überall hatte man den Eindruck des Äußerlichen. Äußere Maßnahmen sollten helfen; der innere Mensch wurde nicht bewertet.

Kurz vor Schluß des Kurses erfolgte die Ruhrbesetzung. Die bereits bestehende Inflation wuchs ins Riesenhafte. In wenigen Tagen war ich mittellos, konnte nicht einmal mehr zu meinen Eltern nach Eisenach fahren, wohin 1915 mein Vater seine Praxis verlegt hatte. Da nahm ich meine Radierungen unter den Arm und zog drei Tage durch Berliner Kunsthandlungen. Dann hatte ich so viel verkauft, daß ich eine Fahrkarte über Breslau lösen konnte, wo ich mich auf Vermittlung von *Bessau* im Hygienischen Institut bei *Richard Pfeiffer* vorstellte.

Deutsche Bücherei in Leipzig; Kreisarztarbeiten

Durch Verkauf meiner Graphik konnte ich mich wirtschaftlich wieder erholen und ging an die *Deutsche Bücherei* nach Leipzig, um die Kreisarztarbeiten zu machen. Zum ersten Mal mußte ich nun versuchen, völlig allein wissenschaftlich zu arbeiten. Diese Tätigkeit begann mich zu fesseln. Die erste Arbeit war über deutsches öffentliches Badewesen und den Einfluß seines Rückganges auf Hautkrankheiten im Weltkrieg. Es ließ sich aber kein Zusammenhang zwischen Seifenmangel und z. B. Bartflechte oder Krätze finden. Alle anderen Hautkrankheiten waren zahlenmäßig nicht zu erfassen. Die öffentlichen Badeanstalten spielten eine viel zu geringe Rolle für die Gesamtbevölkerung. Heute weiß ich, daß die Unterernährung des deutschen Volkes Mitursache an der Zunahme der Hautkrankheiten gewesen ist.

Lieber hätte ich eine andere Arbeit geschrieben. Mir fiel auf, daß die verschiedenen Kriegsphasen ihren Ausdruck in der ärztlichen Presse fanden. 1914 dominiert die chirurgische Tätigkeit; dann folgen die Infektionskrankheiten; nun kamen die nervösen Störungen hinzu, die anfangs als organische Krankheiten, später als hysterische Reaktionen erklärt wurden (Rentenhysteriker). Schließlich treten die Mangelkrankheiten auf und beherrschen langsam das Gebiet bis in die Inflation hinein. Darüber eine historische medizinische Studie zu schreiben, wäre für die Zeitgeschichte interessant gewesen. Damals jedoch dürfte sie kaum erwünscht gewesen sein.

Aussichten auf eine neue Assistentenstelle bestanden nach wie vor nicht. Ich erwog nun ernsthaft, Künstler zu werden, und wurde von dem Weimarer Künstlerbund durch Prof. Otto Rasch aufgenommen.

Da erhielt ich Anfang Juni 1923 im Auftrage *Richard Pfeiffers* die Anfrage, ob ich sofort für 3 Monate als außerplanmäßiger Assistent am Breslauer Hygienischen Institut antreten könne. Ich sagte zu; aus diesen drei Monaten wurde ein Jahr und es wurden drei Jahre, schließlich blieb ich dort 13 Jahre.

Um mich einzuarbeiten las ich zunächst das dreibändige Werk *Kraus-Uhlenhuth* über mikrobiologische Technik vollkommen durch, ließ mir alle Methoden von den technischen Assistentinnen zeigen, machte meine notwendigen Fehler in der Nährbodenküche, schraubte alle mir zugänglichen Apparate auseinander und wieder zusammen, und nach einem halben Jahr hatte ich die ersten Schwierigkeiten des Anfängers überwunden.

Die ersten drei Jahre am Hygienischen Institut in Breslau

Schlesien war mir bis dahin völlig unbekannt gewesen, und ich muß gestehen, daß ich die falschen Vorstellungen des Westens über den deutschen Osten damals teilte. Höchst überrascht war ich, als ich die große deutsche Kulturarbeit dort kennen lernte.

Wirtschaftlich ging es mir, wie den meisten, miserabel. In den schlimmsten Zeiten der Inflation lebte ich nur von Hafersuppe und trocknem Brot. Die Malta-Kartoffeln sparte ich für meine Versuche auf. Die Zeiten waren ja so furchtbar, daß man sie nie vergessen sollte. Ich besinne mich noch, daß ich ein Zimmer aufgab, weil ich statt 1 Pfund Butter monatlich plötzlich den Wucherpreis von zwei Pfund zahlen sollte. Dann kam die Rentenmark und nur die wenigen gesparten Dollarschatzanweisungen hatten noch Wert. 10 Anweisungen, also 42,— Mark, hatte ich mir für das Kreisarztexamen in Berlin zurückgelegt. Nun sollte ich plötzlich die Kreisarzt-Examensgebühren, für die ich bereits die Kleinigkeit von 1,5 Billionen Mark und eine Verwaltungsgebühr mit 1 744 500 000 000 Mark bezahlt hatte, in wertbeständigem Geld nochmal einzahlen, und zwar 72 Rentenmark. Damit fielen alle Pläne zusammen. Da half *Richard Pfeiffer*, indem er mir den Kurssaal für eine Ausstellung von Radierungen und Bildern vor Weihnachten zur Verfügung stellte. Das eingeladene Publikum, namentlich die Fakultät, kaufte reichlich, ich war gerettet. So wurde ich zunächst als Künstler in der Fakultät bekannt.

Richard Pfeiffer

Es war schwer für mich, festen Fuß im Institut zu fassen. *Pfeiffer* war für jeden, der nicht bereits durch eine Arbeit sein Interesse gewonnen hatte, fast unnahbar. Erst als er sah, daß ich nicht abließ, gelang eine Annäherung. Ich wollte Bakterienaufnahmen machen und die Ergebnisse entlockten ihm nur jenes leichte Lächeln, das er so oft aufsetzte und das so gefürchtet war. Schließlich aber sagte er: „Ich werde es Ihnen zeigen!" Und nun begannen drei Monate, in denen er täglich mit mir stundenlang in der Dunkelkammer war. Ich durfte den Entwickler mischen, er machte alles andere selbst. Ich fragte endlich: „Darf ich jetzt auch einmal photographieren?" „Bitte, Herr Kollege!" Es war wiederum nichts. Dann zeigte er mir seine Methode der Feineinstellung, unbeachtete kleine Handgriffe, und nun ging es. Er überließ mich nun mir selbst, aber durch diese Monate verdanke ich ihm unendlich viel. Alle meine späteren Arbeiten fußen auf der mikrophotographischen Technik. Ebenso wichtig war die ausgezeichnete Bibliothek, die *Pfeiffer* mit großer Sorgfalt vermehrte. Nachmittags oder nachts, wenn die andern schliefen, saß ich dort und las und las. War ich bis dahin ein Anhänger der Geselligkeit gewesen, so begann ich, mich mehr und mehr in das Laboratorium zurückzuziehen.

Influenzazüchtung und Beginn der Vitaminforschung

Unser Institut war so gut wie ausschließlich auf rein bakteriologische Arbeiten eingestellt. Die *Wassermann*sche Reaktion wurde auf Grund alten Übereinkommens mit *Neisser* in der Hautklinik gemacht und hygienische Untersuchungen, z. B. Wasseruntersuchungen, fanden in unserm städtischen Bereich sehr selten statt. Infolgedessen blieb die praktische Ausbildung doch etwas einseitig. Sofort nach meinem Kreisarztexamen begann ich auf *Pfeiffers* Wunsch, Fragen der *Influenzazüchtung* zu untersuchen. Es waren gerade die amerikanischen Arbeiten von *Thjötta* und *Avery* erschienen, in denen die alte Lehre *Pfeiffers*, daß diese Bakterien „hämophil" seien, widerlegt war. Statt dessen waren zwei Wachstumsfaktoren nachgewiesen, ein vitaminähnlicher sog. *V-Faktor* und ein seinem Wesen nach unbestimmter hitzestabiler *X-Faktor*. Diese Faktoren kamen auch in Pflanzen vor, in Früchten und in wässerigen Pflanzenextrakten. An das Hämoglobin waren sie also nicht gebunden.

Die Schwierigkeit der Definition lag darin, daß beide Stoffe offenbar immer zusammen vorkamen. Es gelang mir, ein Trennungsverfahren auszuarbeiten, und mit dieser Arbeit gewann ich *Pfeiffers* Interesse. Denn nun konnte versucht werden, jeden Faktor für sich zu studieren.

Das Vitaminproblem 1923

Die beiden Faktoren erwiesen sich als überall verbreitet, selbst in Bakterien. Ich nahm deshalb an, daß sie eine *allgemeine biologische Bedeutung im Zellstoffwechsel* haben müßten. *So wurde mir das Vitaminproblem sofort ein allgemeines biologisches Problem.* Denn eins war klar: *Diese Stoffe waren nicht dazu da, damit Influenzabazillen wuchsen, sondern mußten in Pflanzen, Bakterien und Tieren besondere physiologische Aufgaben zu erfüllen haben.* Diese zu suchen, machte ich mir zur Aufgabe. Diese Betrachtungsform brachte mich von Anfang an in eine Außenseiterstellung in der üblichen Vitamin- und Ernährungsforschung.

Zunächst gelang es mir, das *Wesen des X-Faktors* zu definieren. Er wurde auf verschiedene Weise gebildet: aus *anorganischen Eisen-* und *Mangan*salzen entwickelte sich bei Ultraviolettbestrahlung eine Vorstufe, kenntlich an der Benzidinreaktion. Diese für Bakterien unwirksame Vorstufe wurde durch Bakterien für Influenzabazillen zur wirksamen Form umgewandelt. Die wirksame Substanz fand sich in Bakterien, pflanzlichen und tierischen *Zellen,* nicht aber in Serum von Tieren, und auch nicht in andern blutfreien Körperflüssigkeiten. Sie war also in ihren Aufgaben offenbar zellgebunden. Wir wissen, daß diese organischen Schwermetallverbindungen als „Katalysatoren" wirken, indem sie in den oxydativen Abbaustoffwechsel eingeschaltet sind. Der Ausdruck Katalyse ist aber rein beschreibend; er besagt nur, daß ein gewisser Stoff in geringen Mengen auf andere Stoffe so einzuwirken vermag, daß bei diesen große Veränderungen eintreten. Auf welche Weise das geschieht, ist von Fall zu Fall zu untersuchen.

Die zweite „Substanz", die sog. V- (vitaminähnliche) Substanz, vermochte ich chemisch nicht zu identifizieren. Es ist auch heute noch nicht gelungen, da seitens der Chemiker dies Problem noch nicht in seiner Bedeutung erkannt ist. So lange man in diesen Stoffen lediglich Wuchsstoffe für Bakterien sieht, fehlt begreiflicherweise das Interesse an solchen Stoffen. Als ich die ersten Ergebnisse in der Schlesischen Gesellschaft für Vaterländische Kultur vortrug, lehnte ein anwesender, als Autorität geltender Vitaminforscher die Arbeit ab mit den Worten: „Bakterien brauchen keine Vitamine." Mir ist nie verständlich geworden, wie man von einer Sache, die man nicht kennt, behaupten kann, sie sei mit einer andern Sache, die man auch nicht kennt, nicht identisch.

Wenn nun die chemische Natur dieser „V-Substanz" auch heute noch unbekannt ist, so wissen wir doch manches von ihren physiologischen Aufgaben. Und das ist interessant genug, um sie genauer zu erforschen.

Aerobiose und Anaerobiose

Bei einer Nachprüfung meiner Versuche in Pécs fanden *v. Fényvessy* und *Kopp* die ungemein wichtige Tatsache, daß bei anaerober Züchtung der X-Faktor nicht mehr notwendig war, sondern daß der V-Faktor allein ausreichte. Nur bei aerober Züchtung waren beide notwendig. Damit erwies sich der V-Faktor als ein Faktor, der in den anaeroben Stoffwechsel, also in die *Gärung*, eingeschaltet sein mußte, während sich die Schwermetallkatalyse für die *Atmung* als notwendig erwiesen hatte. Der *lebenswichtigere* war also der heute noch unterschätzte V-Faktor; der X-Faktor diente der Anpassung an den Sauerstoff. Aus diesen Befunden entwickelten sich später meine Anschauungen über die *Polarität der Zelle sowie über die Entwicklung des Stoffwechsels.*

Habilitation: Vitamin-Substanz oder Vitamin-Wirkung?

In diesen Versuchen fand ich, daß der X-Faktor nicht nur aus *Eisen,* sondern auch aus *Mangan* gebildet werden konnte, d. h. chemisch verschiedene Substanzen konnten die gleiche Wirkung auf Grund bestimmter Eigenschaften haben. Daraufhin nannte ich meine Habilitationsarbeit: „*Vitamin-Substanz oder Vitamin-Wirkung?*" Heute wissen wir, daß tatsächlich mehrere verschiedene, wenn auch verwandte Stoffe die gleiche Vitaminwirkung auszuüben vermögen. Das erste Beispiel dürfte ich beim X-Faktor gefunden haben; es handelt sich nach der heutigen Nomenklatur um ein sauerstoffübertragendes „Atmungsferment".

Man muß berücksichtigen, daß diese Anschauungen im Jahre 1926 völlig aus dem Rahmen der damaligen Vitaminvorstellungen fielen, um zu verstehen, daß sie, wie viele andere der folgenden Versuche, heute so gut wie vergessen sind. Für mich wurden sie Grundlage aller weiteren Arbeiten.

Arbeitsbedingungen

Wenn ich auch später noch andere Teilgebiete der Bakteriologie bearbeitete, so blieb doch die Beschäftigung mit dem hier gekennzeichneten Aufgabenkreis bis jetzt mein Hauptarbeitsgebiet. Der

Influenzabazillus war ein „Versuchstier“ für allgemein biochemische Fragen geworden. Obwohl ich mit diesen Versuchen weit von dem eigentlichen Aufgabengebiet entfernt wurde, das *Pfeiffer* mir gestellt hatte, unterstützte er diese Erweiterungen doch in großzügigster Weise. Er ließ mir volle Freiheit bei meinen Versuchen, Institutsmittel und Arbeitszeit wurden gewährt. Dieses dauerte allerdings nur bis zu seiner Entpflichtung 1926. Ich verdanke ihm auch meine Habilitation, die er bei seinem Ausscheiden aus dem Amt seinem Nachfolger zur Pflicht machte. So schulde ich *Richard Pfeiffer* größten Dank und darf mich wohl als seinen letzten persönlichen Schüler bezeichnen. Auch in den folgenden Jahren war unser Verhältnis das beste und seine immer wache Kritik und Klarheit machte Gespräche über Teilergebnisse immer wieder fruchtbar. Entgegen der Voreingenommenheit anderer war seine Unbefangenheit den ungelösten Problemen gegenüber immer wieder erlösend. Wie oft, wenn ich das Ergebnis eines Versuches nicht glaubte abwarten zu können, beruhigte er mich: „Warten Sie ab!“ Und unvermutet erschien dann eine Veröffentlichung von anderer Seite, durch die Licht in das Dunkel kam. Oder ich fand ein altes Buch, fand vergessene Arbeiten, die mir weiter halfen. Tausende von Notizen sammelten sich in meinen Kästen. Meine Arbeit wurde es nun, dies ungeordnete Wissen zu ordnen, um nach allgemeinen Gesetzen zu suchen (Abb. 2).

So wurde ich langsam Theoretiker der Medizin. Jede künstlerische Tätigkeit war beiseite gelegt. Tag und Nacht saß ich im Labor und peinigte meine Umgebung mit Fragen und Diskussionen. Mögen sie mir manche Stunde geraubten Nachtschlafes verzeihen. Unverständlich wirkte ich auf meine Mitwelt, da ich Fragen nur sah und ahnte, ohne sie formulieren zu können. Es war nicht wunderlich, daß ich in den Ruf eines Sonderlings kam und daß man meine mir selbst noch unklaren Ziele nicht verstand. Ich wünschte mir eine Forschungsstätte, natürlich vergeblich; denn ich konnte ja meine Aufgaben nicht kennzeichnen. Unzufrieden mit mir selbst, stets in Spannung, in Gärung und Unruhe, suchte und fragte ich.

Ich hörte noch einmal ein Chemiekolleg, lernte physikalische Chemie und Kolloidchemie, um das Wesen dieser Wissenschaften verstehen zu lernen. Ich suchte nach Mitarbeitern, mit denen die bereits erkennbaren Probleme angegangen werden konnten. Den idealsten fand ich in *Rudolf Suhrmann*, der damals als junger Physikochemiker an der Technischen Hochschule war. Das Ergebnis dieser Zusammenarbeit wird im folgenden Kapitel „Lichtbiologie" geschildert.

So gelangte ich frühzeitig in ein sog. „Grenzgebiet" zwischen zwei Wissenschaften, das ohne Zusammenarbeit nicht erforscht werden kann. Oft habe ich mich gewundert, daß dies Bearbeiten von Grenzgebieten so wenig gepflegt wird. Hier gelangt man in Neuland.

Demgegenüber muß man bei vielen beobachten, daß sie das Betreten des Neulandes scheuen. Statt dessen halten sie sich genau an die von früheren, jetzt älteren Forschern angegebenen Methoden, diese so oft wiederholend, daß sie die Ergebnisse statistisch zu verwerten vermögen. Der Statistik überträgt man dann, was nur durch eigene Arbeit zu erforschen ist. Wer sich auf Statistik verläßt, gibt zu, daß ihm der zum Erfolg führende Weg noch nicht klar ist. Denn Statistik zeigt höchstens Unzulänglichkeiten, *stellt* Probleme, aber *löst* sie *nicht*. Das vermag nur der Versuch, oft sogar nur ein einziger Versuch, wenn er richtig angestellt ist!

Bevor ich mich nun den einzelnen Gebieten zuwende, will ich sie in der Gesamtheit noch kennzeichnen.

Aus der Ultraviolettwirkung auf Mangan und Eisen, sowie auf Blut, entstand meine Beschäftigung mit Lichtforschung und Physik.

Aus dem Vergleich zwischen Influenzawachstum und tierischen Mangelkrankheiten entstand meine Bearbeitung des Nahrungs- und Ernährungsproblems.

Aus dem Versuch, die Gesetzmäßigkeiten des Geschehens zu erkennen, entstanden meine Tabellen, die das Geschehen in der unbelebten und belebten Natur in Ordnungen zu fassen versuchten. So entstand auch schließlich die Überzeugung, daß alles Wirken in der Natur durch das verändert wird, worauf gewirkt wird; daß Aktivität und Passivität sich stets ergänzen zum wirklichen Geschehen und daß dieses Gesetz auch zur Grundlage einer vollkommenen Heilkunde gemacht werden muß. Zu dieser gehört selbstverständlich auch die vorbeugende Heilkunde, die Gesundheitslehre.

Schrifttum

2. *Kollath u. Lubinski:* Zur Differentialdiagnose zwischen Vibrionen und Bz.-faekalis alkaligenes. Zbl. f. Bakt. I. Orig. 91, 1924, 455.
3. *Kollath:* Vitaminähnliche Substanzen in ihrer Wirkung auf das Wachstum der Influenzabazillen. I. Mitt. Herstellung eines festen, vitaminhaltigen

Nährbodens und Verhalten der vitaminhaltigen Substanzen in diesem. Zbl. f. Bakt. I. Orig. 93, 1924, 506.

4. *Kollath:* II. Mitteilung. Die Wachstumsbeeinflussung der Influenzabazillen durch fremde Bakterien und ihre Zusammenhänge mit der Biologie des Influenzabazillus. Zbl. f. Bakt. I. Orig. 95, 1925, 158.

5. *Kollath:* III. Mitteilung. Die Rolle des sog. X-Faktors für die Biologie des Influenzabazillus. Daselbst, 95, 1925, 279.

6. *Kollath* u. *Leichtentritt:* Über eine den V-Faktor schädigende Serumsubstanz im Blut avitaminotischer Tiere, gemessen an den biologischen Veränderungen des Influenzabazillus. Daselbst, 97, 1925, 65.

7. *Kollath* u. *Leichtentritt:* Über die fragliche Bildung von Vitamin durch Bakterien. Daselbst, 97, 1925, 119.

8. *Kollath:* Bemerkungen zu dem Vorschlag E. Müllers, den Begriff der Vitamine fallen zu lassen. Arch. f. Kinderheilk. 78, 1925, 195.

9. *Kollath:* Vitamine und Bakterien. Klin. Wschr. 1926, 930.

10. *Kollath:* Beziehungen der Phosphatide und Eisensalze zum Vitaminbedarf der Bakterien. Klin. Wschr. 1927, 13.

11. *Kollath:* Vitaminsubstanz oder Vitaminwirkung? Habilitationsschrift. Zbl. f. Bakt. I. Orig. 100, 1926, 97.

12. *Kollath:* Biologische Bedeutung wasserlöslicher, pflanzlicher Phosphatide und die Beziehungen zum Vitaminproblem. Med. Klin. 1928 Nr. 20.

13. *Kollath* u. *Taubmann:* Biologische Bedeutung wasserlöslicher Phosphatide. 40. Kongr. f. Inn. Med. Wiesbaden 1928.

14. *Kollath* u. *Taubmann:* Experimentelle Untersuchungen zur Bakterienhämolyse. Zbl. f. Bakt. I. Orig. Beih. Mikrobiol. Kongr. Wien, 104, 1927, 252.

15. *Kollath* u. *Herfahrt:* Versuche über das Wesen der perkutanen Immunisierung gegen Staphylokokken bei Kaninchen. Daselbst 106, 1928, 120.

16. *Kollath* u. *Quast:* Eine vereinfachte Methode für die Anaerobenzüchtung. Daselbst, 95, 1925, 181.

17. *Jaensch* u. *Kollath:* Untersuchungen über die Virulenz des Influenzabazillus im Glaskörper. Daselbst, 97, 1926, 48.

18. *Kollath:* Zum 70. Geburtstag Richard Pfeiffers. Seuchenbekämpfg. 1928, H. 2.

19. *Jaensch* u. *Kollath:* Vakzinetherapie der Conjunctivitis als Prophylaktikum bei Bulbusoperationen. Klin. Monatsbl. f. Augenheilk. 77, 1926, 212.

63. *Kollath* u. *Rittner:* Eine einfache Methode, das Schwärmen des Proteus zu verhindern. Zbl. f. Bakt. I. Orig. 132, 1934, 181.

64. *Kollath:* Gibt es bei „maligner Diphtherie“ anaerobe Diphtheriebazillenstämme? Münch. med. Wschr. 1934, 1577.

65. *Kathe, Kollath* u. *Stadler:* Unsere Schutzmaßnahmen gegen die Pockenkrankheit. Ein Lehrfilm für Ärzte und Studierende der Medizin. I. öff. Vorführung am 13. II. 1935.

66. *Kollath:* Zinkkasten zur Tuberkelbazillenzüchtung bei maximaler Feuchtigkeit. Zbl. f. Bakt. I. Orig. 1935, Bd. 133.

Tatsachen sind haltbar, Erklärungen wechseln.

3. Kapitel

Lichtbiologische Forschung

Die Lichtforschung in der Hygiene

Seit Jahrzehnten ist die deutsche Hygiene dem Lichtproblem aus dem Wege gegangen. Man untersuchte zwar die technisch und wirtschaftlich wichtige Frage der *Helligkeit* in Schul- und Arbeitsräumen, aber die allgemein lebenswichtige Rolle des sichtbaren und unsichtbaren Lichtes blieb seitens der Hygiene fast unbeachtet. Das ist sonderbar, weil in der praktischen Heilkunde die „Strahlentherapie" einen immer größeren Umfang angenommen hat. Allerdings, auch in dieser beschäftigt man sich vorzugsweise mit den lebenszerstörenden Strahlen, der Röntgen- und Radiumstrahlung, seit *Dornos* Arbeiten auch mit dem Ultraviolett. Die aktivierende Wirkung des UV auf die Bildung des antirachitischen Schutzstoffes Vitamin D ergab eine enorme Belebung der Forschung für dieses Teilgebiet. Fälschlich nahm man an, daß UV lebenserhaltend sei, übersah die Lebensfeindlichkeit der kurzwelligen Sonnenstrahlung (s. Ende dieses Kapitels).

Demgegenüber war eine Fülle des Materials von andern Gebieten erarbeitet: Physik, Botanik, Landwirtschaft lieferten Erfahrungstatsachen. Das in zahllosen Veröffentlichungen Zerstreute mußte man sammeln. Um mich einzuarbeiten, las ich die 1927 bestehenden 24 Bände der Strahlentherapie sämtlich durch, das Wesentlichste notierend. Damit begann eigentlich mein wissenschaftliches Studium. Im Laufe der Jahre bis jetzt habe ich fast 5000 Arbeiten so studiert.

Lichtbiologie

Man wußte durch die bahnbrechenden Arbeiten von *Hausser* und *Vahle,* daß Erythem- und Pigment-bildende Strahlen ganz bestimmte Wellenlängen aufwiesen. Aber eines wußte man nicht: welche Körperbestandteile UV oder sichtbares Licht absorbieren und welche Strahlen absorbiert werden. Und dies Gesetz mußte zur Grundlage der Strahlenheilkunde gemacht werden; denn nur solche Strahlen können zur Wirkung gelangen, die absorbiert werden.

Quantitative Absorptionsmessungen

Durch die Vorschläge *Suhrmanns* wurde es möglich, diese Messungen durchzuführen. Freilich, die sachlichen Schwierigkeiten waren groß. Wir konnten nur Sonnabend und Sonntag nachts arbeiten, und auch dann erst beginnen, wenn die elektrische Bahn nicht mehr fuhr. Als Meßinstrument diente *Suhrmanns* gerade fertig gestellte lichtelektrische Rubidiumzelle. 1½ Jahre dauerte es, bis wir die fertigen Absorptionskurven vorlegen konnten.

Auf Grund dieser eindeutigen Zahlen konnte ich nun die bereits bekannten Messungen ordnen. Es entstanden die synoptischen Darstellungen in Abb. 3. Weit ins sichtbare Gebiet reicht demnach die

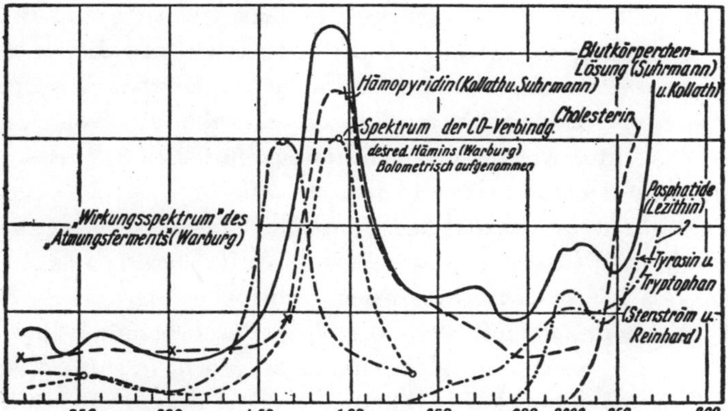

Abb. 3. Synoptische Darstellung von Absorptions- und Wirkungskurven. (Aus *Kollath*, Grundlagen, Methoden und Ziele der Hygiene. S. Hirzel, Leipzig 1937, S. 166.)

biologische Lichtwirkung; denn sie betrifft das sog. „rote Atmungsferment" *Warburgs*, dessen Wirkung die gleiche ist, wie die des im vorigen Kapitel beschriebene Wirkung des sog. „X-Faktors", also der Schwermetallkatalyse. Das UV hingegen wurde absorbiert von ungefärbten Stoffen, dem Eiweiß, den Lipoiden usw. Diese Wirkungen zu untersuchen bedurfte es der Mitarbeit des organischen Chemikers. Er fehlte uns. Wir mußten uns nach unsern Möglichkeiten beschränken.

So haben wir bei unseren Versuchen *vergleichende Messungen* bei dem Blut von gesunden Tieren und *avitaminotischen* Tieren gemacht. Wir fanden bei A-Mangel Abweichungen im Gebiet des sichtbaren Lichtes, wohl im Carotingebiet. Aber die übrigen Untersuchungen ließen so erhebliche individuelle Absorptionen hervortreten, daß mir bald klar wurde: Man muß erst völlig gleichartig reagierende Tierstämme züchten, wenn man auf diesem Wege die etwaigen krankhaften Abweichungen von den individuellen Unterschieden erkennen wollte.

Wir planten große Versuche. Ich legte eine gleichartige Rattenzucht an, um die Urenkelgeneration zu untersuchen. Aber das Geschick hatte es anders vor: dies Tiermaterial mußte ich zu anderen Versuchen benutzen (S. 70). Wir mußten unsere gemeinsamen Arbeiten abbrechen; unsere Hoffnung, zusammen an ein Forschungsinstitut zu kommen, erfüllte sich nicht. Jeder mußte an sein Fortkommen denken.

Kongresse für Lichtforschung

Bei der Gründung der Deutschen Gesellschaft für Lichtforschung (Hamburg 1927) konnte ich unsere Ergebnisse vortragen. Auf Grund der Anerkennung aus Fachkreisen erhielten wir nun die wirtschaftliche Unterstützung der Notgemeinschaft der Deutschen Wissenschaft. Sie machte uns in unsern Versuchen völlig unabhängig von den Etats unserer Institute; wir wurden selbständig. Mit diesen Mitteln baute ich dann später meine Vitaminversuche auf.

Aber auch in anderer Hinsicht wurden diese Versuche für mich bedeutungsvoll. Ich erhielt wiederholte Aufforderungen zu Vorträgen; so kam ich zur Internationalen Lichttagung nach Paris (1929), sprach in Agram, aufgefordert von dem Photochemiker *Plotnikow*. Von Paris aus besuchte ich *Bernhard* in St. Moritz in seinem wundervollen Heim, das mit den berühmten Bildern *Segantinis* geschmückt war. Er forderte mich auf, Assistent bei ihm zu werden. Doch konnte ich mich nicht mehr dazu entschließen, einen neuen Berufswechsel vorzunehmen und zur Klinik zurückzukehren.

Ich versuchte, die erworbenen Kenntnisse für die Hygiene zu verwenden. Einiges sei erwähnt:

UV-durchlässiges Glas als Täuschung

Das erste war eine Nachprüfung der ultraviolett-durchlässigen Fenstergläser. Ihre praktische Anwendung ging von falschen Voraussetzungen aus. Die *senkrecht* stehenden Scheiben bekommen ihr Licht natürlich nicht vom Zenith, sondern von den Himmelsgebieten über dem Horizont; von hier wird aber so wenig UV ausgesendet, daß mit einer namhaften biologischen Wirkung nicht gerechnet werden kann. Die *wagerecht* stehenden Scheiben verschmutzen so schnell, daß sie kein UV mehr durchlassen. Nur das Ultrarot, die Wärmestrahlung, dringt vermehrt durch. Das aber will man ja gerade vermeiden, denn Ultrarot kann UV-Wirkung aufheben. Dann bleibt man doch schon besser beim alten Fensterglas und holt sich UV im Sonnenbad oder Luftbad.

Einteilung des UV.

Das zweite war eine *Einteilung des UV* auf Grund der biologischen Absorption. Wir teilen ja auch das Tageslicht für den praktischen Gebrauch nicht in Wellenlängen ein, sondern sprechen von weiß, rot, gelb usw. *Unsere Empfindungen* machen wir zur Grundlage der Einteilung. Das gleiche versuchte ich im UV. Die endgültige Fassung erfolgte später in meinem Lehrbuch (S. 27).

Physiologische Ultraviolett-Einteilung:

Gruppe I:	2000—2500 Å:	Sterin-Absorption.
Gruppe II:	2500—3200 Å:	Absorption durch ungefärbte Zellbestandteile, Eiweiße, Zucker, Lipoide.
Gruppe III:	3200—3650 Å:	1. langwelliges Ultraviolett. Physiologische Wirkung unbekannt.
Gruppe IV:	3650—4000 Å:	2. langwelliges Ultraviolett, physiologisch dem Violett von 4180 Å nahestehend.

Å = Ångström-Einheiten = $^1/_{10\,000\,000}$ mm.

Diese physiologische Einteilung wird sich erst durchsetzen, wenn die Bedeutung des Gesetzes der bedingten Wirkung sich durchgesetzt haben wird. Denn noch denkt man in der Strahlentherapie viel zu sehr rein physikalisch. Daß der Strahl erst seine Wirkung durch die absorbierende Substanz und deren Reaktionsfähigkeiten bekommt, ist die einzige ärztliche Betrachtungsform des Problems. Das Wirkende, z. B. der Strahl, ist nur die Vorbedingung dafür, daß etwas geschehen kann; was geschehen wird, bestimmt der Stoff auf Grund seiner Eigenschaften, denen die Wirkung unterliegt.

So kann es vorkommen, daß z. B. eine lebende Zelle eine völlig gleichartige Reaktion zeigt, möge man eine bestimmte *Strahlung* auf sie einwirken lassen oder eine chemische *Substanz.* Dies, was wir als „unspezifische“ Reaktion betrachten, enthält in Wirklichkeit wesentliche Geheimnisse des lebenden Geschehens. Diese Vorgänge zu analysieren, wird grundlegend sein für das Verständnis des Krankwerdens und die Vorgänge der Heilung. Dieses Geheimnis liegt in der *Polarität des lebenden Geschehens, sowie in der darauf beruhenden Spannung*. Es gelang mir, durch eine besondere Versuchsmethodik dieses Geschehen mikrophotographisch zu demonstrieren.

Der sogenannte „Strahlenantagonismus“ deckt die Polarität der Zelle auf

Ich hatte begonnen, Mangelkrankheiten als Allgemeinkrankheiten zu betrachten, und suchte nach unspezifischen Zellveränderungen. Unter anderem benutzte ich einmal Methylenblau, das auf meinem Labortisch schon lange stand, und injizierte es normalen, hungernden und Beriberi-kranken Tauben in die Bauchhöhle, nach der bekannten Methode der *Vitalfärbung*. Ich sah, daß die normalen Tauben den Farbstoff in etwa 1 Stunde entfärbten, daß die hungernden bereits in 6—7 Minuten eine völlige Entfärbung herbeiführten, während die Beriberi-Tauben noch nach 24 Stunden bläulich verfärbt geblieben waren.

Das feinere Studium dieser Vitalfärbungen ergab so interessante mikroskopische Bilder, daß ich sie mikrophotographisch festhalten wollte. Und hierbei geschah es mir nun eines Abends, daß ich vergaß, das schützende gelbgrüne Wärmefilter zwischen elektrische Bogenlampe und Mikroskop zu schalten. Ich sah zu meinem Schrecken, daß das tiefblau gefärbte Präparat in wenigen Sekunden völlig farblos wurde. Erst dann bemerkte ich, daß ich das Filter vergessen hatte, schaltete es ein, und die Entfärbung hörte auf.

Ich machte diesen Entfärbungsvorgang zum Gegenstand eingehenderen Studiums und erhielt nahezu 100 Versager. Da jeder Versuch etwa 5—6 Stunden dauerte und ich nur nachts arbeiten konnte, kann man sich meine allmähliche Verzweiflung vorstellen. Und schließlich stellte ich fest, daß ich bei der ersten positiven Reaktion nicht gewöhnliches Methylenblau benutzt hatte, sondern das sogenannte „alkalische Methylenblau“, mit dem eine Wiederholung des ersten Befundes sofort gelang.

Nun versuchte ich mit farbigen Filtergläsern von *Schott* die wirksamen Wellenlängen festzustellen. Die *Entfärbung* wurde durch ein Zusammenwirken von Ultra-Rot und einer besonderen Absorption des Methylenblau herbeigeführt. Sie ist also wohl sicher ein Vorgang, der auf der Wirkung mehrerer Teilfunktionen beruht.

Als ich nun vor die farblos gewordenen Präparate Blauglas schaltete, färbten sich die Zellen zum Teil wieder blau, aber an *anderen* Stellen, als die ursprüngliche Anfärbung stattgefunden hatte. Welcher Stoff absorbierte hier in den farblosen Präparaten? Die Analyse ergab, daß es sich um einen Strahlenbereich handelte, der in unseren Absorptionsmessungen vom roten Blutfarbstoff maximal absorbiert wurde (Abb. 4). Ferner entsprach dieser Bereich dem „Wirkungsspektrum“

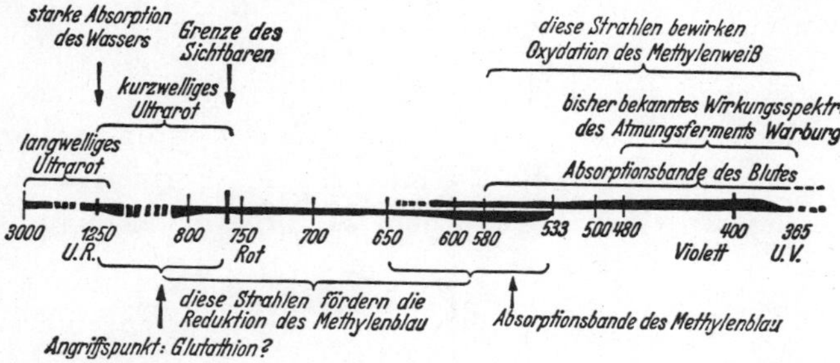

Abb. 4. Schema des sog. „Strahlenantagonismus“.
(Aus *Kollath*, Grundlagen, Methoden und Ziele der Hygiene. S. Hirzel, Leipzig 1937, S. 75.)

des sogenannten „roten Atmungsferments“ von *Warburg*. Hier ergab sich aber weiter, daß ein Oxydationsvorgang eingesetzt hatte, der das reduziert-entfärbte Methylenweiß zu dem wieder gefärbten Methylenblau oxydiert hatte. Und es lag damit offensichtlich eine Funktion vor, die bei der aeroben Züchtung der Influenzabazillen an den X-Faktor gebunden war.

Viel sprach dafür, daß die *Reduktionswirkung* in Zusammenhang mit der *V-Wirkung* zu bringen war. Heute kennen wir die Bestimmung des Vitamins C durch *Belichten* einer mit Methylenblau titrierten Lösung. Es ist der ganz ähnliche Vorgang. Eine Entfärbung durch Licht beschrieb später auch *H. v. Euler*.

Andererseits war mir bekannt, daß nach japanischen Versuchen chemische Lösungen von Pyrogallol mit bestimmten Zusätzen eine Leuchtreaktion gaben, wenn ungekochte Pflanzenextrakte dazugegeben wurden; gekochte ergaben diese Reaktion nicht mehr. Hier lag also eine gegensätzliche Reaktion, eine Lichtaussendung von einem Vorgang vor, der wieder auf den im ungekochten Extrakt erhalten bleibenden V-Faktor wies.

Andererseits konnte man auf Nährböden Leuchtbakterien, die bereits erloschen waren, durch den X-Faktor wieder zum Leuchten bringen. Gelegentlich solcher Versuche nahmen *Suhrmann* und ich das Spektrum der Leuchtbakterien auf.

Reduktion und Oxydation

Einerseits kann man diese unter Lichteinfluß eintretenden Reaktionen einfach als „photochemische“ bezeichnen. Man muß aber das Wesen der Vorgänge selbst dabei berücksichtigen. An erster Stelle steht hier die Bedeutung der beiden Ausdrücke: Bei *Oxydation* wird Wärmeenergie frei, bei *Reduktion* wird sie gebunden. Demnach muß der reduzierte Stoff mehr Energie enthalten als derselbe Stoff in oxydiertem Zustand.

Das Entfärben des Methylenblaus bedeutet nun eine Reduktion, also Energiebindung, umgekehrt die Wiederfärbung eine Oxydation, also eine Energieabgabe — Energieentbindung. Da normale Zellen also die Fähigkeit haben, Methylenblau zu reduzieren, müssen sie aus einem höheren Energieniveau heraus diese Leistung vollbringen; das wird *unterstützt* durch die Wärmestrahlung. Wärmestrahlung vermag also dieses Streben des Körpers zu fördern, einen physiologischen Vorgang besonderer Art zu steigern.

Die normale Zelle besitzt hingegen nicht die Fähigkeit, das entstandene Methylenweiß in vollem Umfange wieder in die energieärmere oxydierte Form überzuführen. Das wird aber erreicht, wenn man Blaulicht benutzt. Das ist das gleiche Licht, dessen Heilwirkung bei Hauttuberkulose bekannt ist *(Finsen)*. Zahlreiche bedeutungsvolle Fragen sind hier angeschnitten. Am wichtigsten ist wohl die von der Medizin immer noch nicht voll gewürdigte Tatsache, daß weite Gebiete des Zellinnern sauerstoffrei sind. Die alte falsche *Pflüger*sche Lehre von der Sauerstoffsättigung der lebenden Substanz spukt immer noch.

Eine weitere bedeutungsvolle Auslegung dieser Befunde siehe im 7. u. 8. Kapitel.

Diese Versuche zeigten, daß die lebende Zelle mit ihren Geheimnissen hinter diesen Reaktionen stand. Hunger und Unterernährung veränderten diese Fähigkeiten. Bei Hunger versagte die Blaulichtwirkung, bei Beriberi die Wärmewirkung. Es mußte sich um ein ganz allgemeines Problem handeln. Obwohl schon vorher einige Anwendungen dieser Red.-Ox.-Lehre auf medizinische Probleme stattgefunden hatten, dürfte es doch wohl richtig sein, wenn ich glaube, daß mit diesen Versuchen die Redox-Potentiale in die Medizin in großem Umfange bewußt eingeführt und richtig gedeutet wurden. Heute weiß man, daß die meisten wasserlöslichen Vitamine Redox-Systeme sind oder ihnen angehören. Das werden wir nun noch genauer kennen lernen. Ich erwähne, daß ich in orientierenden Versuchen Einflüsse von Narkose, unspezifischer Reiztherapie und verschiedenen Medikamenten feststellte.

Es ist nun notwendig, die Bezeichnung „Strahlenantagonismus“ richtig zu stellen. Unter diesem versteht man, wenn z. B. eine durch

UV-Wirkung eintretende Fluoreszenz eines anorganischen Salzes durch Wärmestrahlung ausgelöscht wird. Hier sind gegensätzliche Strahlen auf *eine* Substanz wirksam.

Darum handelte es sich aber bei meinen Versuchen gar nicht. Vielmehr griffen Wärmestrahlen und Blaulicht an *ganz verschiedenen Stellen* und Substanzen an. *Die Zelle selbst zeigte in sich einen Antagonismus, eine Polarität, und der Zusammenhang mit Abbau und Aufbau war hier aufgedeckt.* Das war also etwas ganz anderes, als einfacher „Strahlenantagonismus“. Nicht die Strahlen allein waren schuld an der Wirkung, sondern in der Zelle lagen die Fähigkeiten zur Funktion dank ihrer inneren erbbedingten Organisation vorgebildet.

Das tödliche Ultraviolett

UV ist für jede einzelne lebende Zelle tödlich, ebenso wie Röntgen- und Radiumstrahlen. Die Abtötung der Zellen erfolgt zwar nach der Absorption als einer Voraussetzung. Doch erfolgt der Tod nur, wenn „Steuerungszentren“ im Zellinnern getroffen werden. Dann tritt der Tod plötzlich ein. Neuerdings sind diese Beobachtungen durch die Rechnungen von *Jordan* richtig erklärt*).

Wenn ein Zellenstaat, wie der menschliche Körper, durch UV Anregungen erfährt, dann beruht das auf einer zwischengeschalteten chemischen Wirkung. Denn ohne Absterben können Zellbestandteile auch chemisch verändert werden und dann nach Resorption auf das Körperinnere wirken.

---

*) Man rechnet in der Medizin das Ultraviolett zu den lebensgünstigen Strahlen, weil das Vitamin D durch UV gebildet wird. Das Vitamin D wird aber in bezug auf Lebenswichtigkeit überschätzt, es ist nur unter bestimmten Voraussetzungen gesundheitswichtig (S. 68). Die UV-Wirkung wird infolgedessen überschätzt; es entstand eine eigene Industrie, um Lichtquellen für UV-Bestrahlung dem Publikum zugänglich zu machen, nicht nur den Ärzten. Geschickte Reklame, verbunden mit verlockenden Anpreisungen taten das ihre. Wie viele kauften sich für die Familie diese Lampen. Und dabei hat die „künstliche Höhensonne“ mit der wirklichen nichts gemein. Die wichtigste Wirkung ist nicht die antirachitische, sondern die abtötende Wirkung auf die oberflächlichsten Zellschichten. Das dabei veränderte Eiweiß wurde „artfremd” und wirkte als unspezifischer Reiz. Andere Abbauprodukte, wie Histamin, haben Fernwirkungen; manche Reaktionen wurden durch Licht angeregt und verlaufen als Dunkelreaktionen (Kettenreaktionen) im Körperinnern weiter.

Zu solchen chemischen Wirkungen gehört die Beeinflussung der Redoxpotentiale, die nicht nur bei Wärmestrahlung, sondern auch bei UV, bei Röntgen- und Radiumstrahlen „negativer" werden. Diese Negativität ist aber gleichzeitig gefährlich, wegen der tödlichen Nebenwirkung, wenn die Steuerungszentren getroffen werden, aber nicht die übrigen für das Leben nicht unbedingt wichtigen Bestandteile.

Man muß vielleicht selbst eine schwere UV-Verbrennung der Bindehaut gehabt haben, um die Lebensgefährlichkeit des UV zu begreifen. Als ich den ersten Tag meine neue Höhensonne erhielt, experimentierte ich eine Stunde mit chemischen Reaktionen ohne Augenschutz. Nach einiger Zeit trat ein wohltuendes Wärmegefühl in der Haut ein, das sich nachts zu kaum ertragbaren Schmerzen steigerte. Ich mußte völlig erblindet nachts in die Augenklinik geführt werden, wo ich schnell Linderung fand. Ich war aber ein für alle Mal gewarnt, an die Harmlosigkeit der Höhensonne zu glauben und sie dem Laien zu empfehlen. *Dorno* hat schon recht: Das UV gleicht dem Messer des Chirurgen.

Das Lebenswerk des tuberkulösen Arztes aus Thorshaven, *Niels Finsen,* der die Blaulichttherapie einführte, muß theoretisch noch erforscht werden. Welche Bedeutung hat die Oxydationsanregung bei dieser Lichtwirkung bei Tuberkulose? Und ebenso ist *Bernhardts* Höhenlicht-Therapie noch auszubauen. Das sichtbare monochromatische Licht hat sicher auch Heilwirkungen, vielleicht in Zusammenwirkung mit Farbstoffen, die man dem Körper injiziert und die dann das Licht zur Wirkung gelangen lassen: man nennt das im UV-Gebiet *sensibilisieren!* Die Wundbehandlung behält immer noch die alten Verbände, in derem feuchten Mull Bakterien brüten, obwohl die Heilung der verschmierten Wunden unter Lichteinfluß erstaunlich gut ist. Es dürfte nicht zuviel gesagt sein, wenn der Ausbau der Strahlentherapie als unvollendet betrachtet wird, und wenn weitere Fortschritte durch Vertiefung der Forschung erwartet werden. Man kann die Erfolge mit chemischen Stoffen erreichen *und* mit Strahlen. Man müßte kombinieren können und den Mut haben, Krankenhäuser mit farbig erleuchteten Zimmern einzurichten (Grundlagen, S. 171).

Nur einige wichtige medizinische Probleme wurden hier erörtert. Angesichts der Dunkelheit, die noch über diesen lebenswichtigen Lichtreaktionen liegt, dürfte eine Erforschung und eine darauf beruhende Beherrschung ungeahnte Vorteile haben. Vor allem wird man bei der Anwendung der Strahlung, jeglicher Art von Strahlung, zu beachten haben, daß das alles nur tote Umweltwirkung ist, die im lebenden Zellinnern den verborgenen Spannungsapparat in Gang setzen kann oder lähmen kann. Glaubt man, auf Grund gewisser Erfahrung, irgendeiner Therapie eine unbedingte Heilwirkung zuschreiben zu müssen, und leitet man daraus auch eine ebenso unbedingte Gesundheitswirkung ab, dann gerät man immer in Gefahr, die Maßnahme einseitig zu überschätzen. Wir wissen die schädlichen Folgen zu starker Strahlung, die in krebsartiger Entartung bestehen kann.

Angesichts dieser Gefahren ist es notwendig darauf hinzuweisen, daß nur in der Hand des wissenden Forschers und Arztes diese Strahlen segensreich sind. Der technische Fortschritt aber, der wahllos allgemein auch als biologischer Fortschritt gepriesen wird, ist unter Umständen eine Gefahr ersten Ranges. Und deshalb kann es hohe moralische Aufgabe des Arztes und Forschers sein, einer zu weitgehenden Technik mit der Macht des Wissens warnend entgegenzutreten. Alles erhält erst seinen wahren Wert, wenn man weise zu wählen versteht. Und jegliche Strahlenanwendung setzt die Kenntnis des polaren Geschehens im Zellinnern voraus. Denn dessen von Erbanlage und Ernährungszustand gesteuertes Wirken ist der biologische Faktor, der aus der absoluten toten physikalischen Strahlung die bedingte Wirkung im Leben gestaltet.

Schrifttum

20. *Kollath:* Ein neuer Hämatokrit. Münch. med. Wschr. 1929 Nr. 35, 1465.
21. *Suhrmann* u. *Kollath:* Über die Absorption des ultravioletten Lichtes durch Blut, Serum und Lipoide. Ztschr. f. wiss. Bäderkunde 1928, H. 9.
22. *Suhrmann* u. *Kollath:* Über die quantitative Absorption des ultravioletten Lichtes durch Plasma, Blut und Lipoide. Med. Klin. 1927, 23.
23. *Suhrmann* u. *Kollath:* Quantitative Messungen im sichtbaren und ultravioletten Teil des Spektrums. I. Mitt. Absorptionsspektrum des Blutes und seiner Bestandteile. Biochem. Ztschr. 184, 1927, 216.
24. *Suhrmann* u. *Kollath:* II. Mitteilung. Plasma und Serum. Strahlenther. 27, 1928, 572.
25. *Suhrmann* u. *Kollath:* III. Mitteilung. Vergleichende Messungen an den Blutkörperchen und dem Plasma verschiedener Tiere. Daselbst, 30, 1929, 389.
26. *Suhrmann, Kollath* u. *Leichtentritt:* IV. Mitteilung. Xerophthalmie und Rachitis. Daselbst, 32, 1929, 389.
27. *Kollath, Leichtentritt* u. *Suhrmann:* Das Absorptionsspektrum des Blutes bei Avitaminosen. Kongr. f. Kinderheilk. Budapest, 1927.
28. *Kollath:* Ultraspektrometrie des Blutes, eine Methode für die Vitaminforschung. Strahlenther. 28, 1928, 115.
29. *Kollath:* Probleme und Ergebnisse der Lichtbiologie. (Referat, geh. a. d. 90. Vers. d. deutschen Naturforscher und Ärzte in Hamburg 1928, Sektion Lichtforschung.) Strahlenther. 31, 1929, 226.

34. *Kollath:* Über die hygienische Bedeutung des Lichtes, insbesondere über den Verwendungsbereich ultraviolettdurchlässiger Fenstergläser in der Großstadt. Arch. f. Hyg. 102, 1929, 287.

35. *Kollath:* Vitalfärbung und Vitalspeicherung bei experimenteller Taubenberiberi. Klin. Wschr. 1929, 444.

36. *Kollath:* Gewebsatmung und strahlende Energie. Über eine Methode, an vitalangefärbten überlebenden Zellen antagonistische Wirkungen kurz- und langwelliger Strahlen auf die Oxydations-Reduktions-Potentiale der Zellen zu demonstrieren. Strahlenther. 35, 1930, 444.

37. *Suhrmann* u. *Kollath:* Bemerkungen zu der Notiz von A. C. Gibbs, J. R. Johnson und C. V. Shapiro: Das Absorptionsspektrum des Blutes und seine Beziehung zur Rachitis. Naturwiss. 1931, S. 65.

42. *Kollath:* Über den Begriff des Oxydations-Reduktions-Potentials und seine Bedeutung in der Medizin und Biologie. Schles. Ges. f. vaterl. Kultur. 1931, 43.

Kalorientabellen sind oft nur Ausreden für unzureichende Kost.

4. Kapitel

Vitaminforschung I

Die unspezifisch-allgemeinen Grundlagen der Mangelkrankheiten

Strahlende Energie und Zellbestandteile

Strahlende Energie gelangt in die lebenden Zellen, sie wirkt nach den Reaktionsmöglichkeiten der absorbierenden Substanzen. Wie gelangen diese Substanzen aber in die Zelle? Durch den *Ernährungsvorgang*. Aus den Nahrungsbestandteilen bilden sich dann die zelleigenen Stoffe nach den erb- und arteigentümlichen Gesetzen. Lichtbiologie, oder die besondere Form der Strahlentherapie sind demnach ohne das Studium der reagierenden Zellsubstanzen, ihres Ersatzes und Werdens nicht vollkommen. Und dabei liegen die Dinge doch höchst einfach: *durch eine falsch zusammengesetzte Nahrung wird man krank, durch eine vollkommene wird man aber nicht gesunder als gesund.* Unsere Praxis muß demnach darauf ausgerichtet werden, daß keine Fehler gemacht werden, sie darf nicht in den Menschen den Eindruck erwecken, daß man durch eine vollwertige Ernährung z. B. in die Lage versetzt werden könnte, andere Fehler und Schädigungen beliebig auf sich einwirken zu lassen. Ich sage das betont im Anfang dieser Erörterung gegenüber der viel verbreiteten Hoffnung auf rätselhaft-wunderbare Wirkungen der Nahrung. Alles hat seine Grenzen, und Aufgabe des Wissenschaftlers ist es zwar oft, vorwärts zu führen, aber kann es auch sein, Grenzen zu zeigen.

Leicht ist es zu zeigen, welche Bedeutung die Kalorienlehre für die Erklärung der Abbauvorgänge hat; leicht ist es auch, die Notwendigkeit der Vitamine oder Mineralien zu demonstrieren; aber gegenüber allen Nahrungswirkungen müssen wir eines festlegen: sie lassen sämtlich nur das rein körperhafte Geschehen verständlich erscheinen. Sie versagen sämtlich für die Erklärung des „Geistigen", also der höchsten biologischen Leistung. Mir scheint oft, als ob die rein mechanistisch-materialistische Auffassung des Ernährungs- und damit des Lebensvorganges mit dazu beigetragen hat, das Geistige und seine Bedeutung herabzusetzen. Denn wenn z. B. Geistesarbeit keinen vermehrten Kalorienverbrauch benötigt, woher leitet der Geistesarbeiter das Recht auf Müdigkeit, ein naturwissenschaftlich erklärbares Recht?

Als mein Vater auf dem Bauernhof meines Großonkels zum Staatsexamen arbeitete, wollte ihn der Großknecht zu irgend einer Arbeit im Stall haben. Mein Großonkel lehnte das ab: „Der Doktor muß jetzt arbeiten!" Darauf erfolgte die klassische Antwort: „Wat, de arbeet? De schriwt (schreibt) ja man blos!"

Mitarbeit des Körpers

Statt die Mitarbeit des lebenden Körpers vorzugsweise zu beachten, hat man versucht, in Tabellen und statistischen Berechnungen die vollkommene Ernährung zusammenzufassen. Die Statistik versagt aber immer gegenüber der Vielfalt des Lebens; sie hat ihre Domäne in Verwaltung und Wirtschaft. Die Verschiedenheiten der Menschen, der Konstitutionen, der Wandlungen während des Lebens kann sie nicht erklären. Dem Arzt aber, der Einzelwesen behandelt, muß es auf die Kenntnis der Gesetze ankommen, die diese beherrschen. Kalorienwerte oder andere Tabellenwerte sind aber immer statistische Mittelwerte, Menschen aber sind höchst verschiedene Realitäten. Hat nach *Jordan* „schon ein Atom verschiedene Möglichkeiten des Reagierens und kann niemals vorausgesagt werden, welche dieser Möglichkeiten im Einzelfall verwirklicht wird", so ist dies für jeden Menschen um so zutreffender. Diese „Unbestimmtheitsrelationen geben die für eine harmonische und widerspruchsfreie Ordnung der Erfahrung nötige Freiheit" *(Heisenberg)**). Wir brauchen das Leben und die Kenntnis seiner Möglichkeiten in der Ernährungslehre, nicht nur das Wissen von den Nahrungsmitteln und ihren Eigenschaften.

Erneuerung der Ernährungslehre

Obwohl einst die Ernährungslehre von der Hygiene und ihrem Begründer *Pettenkofer* ausgegangen war, spielte sie doch in ihr keine

*) Nach Buttersack, Außersinnliche Welten, S. 6. Kröner, Stuttgart 1939.

wichtige Rolle mehr. Mit der Prüfung von Konservierungsverfahren und der etwaigen Unschädlichkeit zugesetzter Desinfektionsmittel war eigentlich ihr Interesse erschöpft. Im übrigen brachte sie im Unterricht die Kalorientabellen. Der Fortschritt entstand, als man an deren ausschließlicher Bedeutung zu zweifeln begann.

Es ist hier nicht der Ort, die Entwicklung zu schildern, wie nach und nach seitens der Wissenschaft immer neue lebensnotwendige Gruppen von Nahrungsbestandteilen erkannt und experimentell nachweisbar wurden. Dabei aber beging nun die Wissenschaft und die auf ihr aufgebaute Praxis einen grundlegenden Fehler: alle neu bekannt werdenden Teile wurden für sich selbst dem Leben gegenüber überwertet. Obwohl sie doch immer nur Teilwirkungen haben konnten, die von ihrer chemischen Natur und der Reaktionsfähigkeit des Organismus abhingen, schrieb man ihnen viel umfangreichere Wirkungen zu. Aus den lebensnotwendigen *Mineralien* wurden handelsfähige „Nährsalze", insbesondere die basischen Salze waren gefragt. Daß der Körper infolge des Überschusses an Kohlensäurebildung niemals einen Alkaliüberschuß aufweisen kann, sondern nur einen Säureüberschuß, und daß ihn deshalb wohl eine „Azidose", aber keine „Alkalose" bedroht, wissen wir heute. *Brauchle* machte mich kürzlich darauf aufmerksam. Man muß aber beachten, daß es grundlegend verschieden ist, ob man eine säurebildende Kost nachher neutralisiert, oder ob man die Kost so zusammensetzt, daß nur ein Minimum von Säure gebildet werden kann. Auch die *Ballaststoffe* wurden getrennt zugesetzt. Ihre Zugehörigkeit zum ganzen Nahrungsmittel wurde unterschätzt.

Gegen diese einseitige Bewertung der Teilbefunde richtete sich die Kritik der Naturheilkundebewegung: „*Nicht die Nahrung stärke den Organismus, sondern sie sei nur das Mittel dazu, damit der Organismus sich „durch eigene Tätigkeit" stärke.* Nahrungsstoff sei, was zur Bildung lebender Substanz verwendet werden könne, nicht nur das, was Wärme gibt"*).

„Vitaminrummel"

Obwohl man von der chemischen Natur der akressorischen Stoffe anfangs nichts wußte, bekamen sie den schlagwortartigen Namen „Vit-Amine", in der unbewiesenen Annahme, es handle sich um basi-

*) Kleinschrod, Wissenschaftl. Begründung d. Naturheilkunde, S. 26. 1911. Wörishofen.

sche Eiweißabbaustoffe der „Amin"-Gruppe. Heute wissen wir, daß sich unter den chemisch erkannten nicht *ein* „Amin" befindet. Das, was bekannt ist, gehört also nicht zu den „Vit-Aminen".

Es hat sich aber dank des geschickten Schlagwortes die Vorstellung eingebürgert, als ob es sich um „Vita-mine", um „Lebensstoffe" handle. Mit diesen verbindet man unwillkürlich die Vorstellung des Geheimnisvoll-Wunderbaren, Lebenspendenden. Und die Empfänglichkeit der Menge für geschickte Schlagworte hat bewiesen, daß nicht die Wirklichkeit, sondern die Bezeichnung eine wichtige Nebenursache der großen Beachtung ist.

Daraus hat sich zweifellos der Eindruck entwickelt, als ob in der Natur ein *spontaner* Mangel an solchen „Lebensstoffen" vorkommen könne, dem nun die Forschung und die Synthese der Vitamine entgegenwirken müsse. Man tut so, als ob diese Entdeckung einen Fehler der Natur zu beseitigen vermag, ähnlich etwa den Vitaminmangel betrachtend wie die pathogenen Bakterien als „natürliche Krankheitsursachen"*).

Dieser Meinung gegenüber aber muß man folgendes aussprechen: Wir haben keinen einzigen Beweis, daß in der Natur von sich aus irgendwo ein Vitaminmangel eintreten kann, solange der Boden und die Pflanzenwelt ihre natürlichen Lebensbedingungen haben. Vielmehr sind *alle Mangelkrankheiten Folge fehlerhafter menschlicher Maßnahmen bei Gewinnung, Aufbewahrung oder Zubereitung der Nahrung. Letzten Endes also ist der Mensch und seine fehlerhafte Handlungsweise Erfinder der Mangelkrankheiten, die er jetzt entdeckt hat.*

Klinische Betrachtungsweise des Vitaminproblems

Infolge verschiedener Zufälligkeiten befaßten sich anfangs nur Kliniker mit dem Vitaminproblem. Es war logisch, daß man deshalb in den Vitaminen nur „krankheitsheilende", bzw. „-verhütende" Stoffe sah. Man übersah vollkommen, daß die pflanzlichen Vitamine in erster Linie für physiologische Aufgaben der Pflanzen selbst gebildet wurden; man bedachte nicht, daß die Tierwelt sich an den Durchschnitt des von Pflanzen gelieferten Materials gewöhnt hatte, eigene Stoffwechselleistungen anderer Art mit diesen Stoffen vollziehend. Pflan-

---

*) Man sollte die „Vitamine" und ähnliche in geringen Mengen wirksame Nahrungsbestandteile als „organische *Spurenstoffe*" bezeichnen.

zen bekommen keinen Skorbut; ihre Mangelkrankheiten beruhen auf Mineralschäden, z. B. dem Fehlen von Spurenelementen.

Eine zweite Erschwerung, einen richtigen unbefangenen Standpunkt den neu entdeckten Stoffen gegenüber einzunehmen, war deren schwierige chemische Identifizierung. Gar zu oft hat man den Eindruck, als ob die Ärzte glaubten, daß mit der chemischen Auffindung eines Vitamins auch die entsprechende Mangelerkrankung erklärt sei.

Meine eigene Einstellung diesen Stoffen gegenüber war die oben gekennzeichnete (S. 50). Von Anfang an betrachtete ich sie als physiologisch notwendige Stoffe mit zu erforschenden Teilaufgaben. Die chemisch reinen Vitamine waren Forschungsmittel zur Erreichung dieses Zieles. Hatte der Chemiker seine Aufgabe beendet, dann *begann* eigentlich erst die des Mediziners, vor allem die des Biologen. Deshalb betrachtete ich auch die Aufgabe des Bakteriologen dem Vitaminproblem gegenüber viel umfassender, wie im vorigen Kapitel auseinandergesetzt wurde.

Wie sich bereits früher aus dem Studium des Hefe- und Bakterien-Stoffwechsels wichtige Einsichten in allgemeine biologische Abbauvorgänge entwickelt hatten, erschien eine Modellforschung der Bakterienwuchsstoffe aussichtsreich. Man mußte allerdings das Leben dazu als eine Einheit, eine Ganzheit auffassen, in der bestimmte Grundregeln überall gelten.

Diese Ganzheitsbetrachtung fehlte der Vitaminforschung und fehlt ihr auch heute noch. Man sieht in jedem Vitamin nur eine krankheitsverhütende Aufgabe oder mehrere solcher Aufgaben. Aber, um einen extremen Fall anzuführen: Sollte das sog. Vitamin F, nach *Shepherd* Linolensäure (? d. Verf.), wirklich nur deswegen da sein, damit Ratten bei seinem Fehlen einen schachtelhalmartigen Schwanz bekommen? Verhütete das „Vitamin“ von der Schwanzwurzel aus diese Veränderung? Hatte es im übrigen Körper keine Aufgaben?

Man hat in der Ernährungsforschung vergessen, daß auch hier das Prinzip gilt: das gefütterte Tier bestimmt, ob es auf das Fehlen eines Stoffes reagiert oder nicht. *Schaumanns* vergessene Beobachtung sei erwähnt: bei Fütterung mit Mais bleiben Hühner gesund, Kaninchen bekommen Rachitis, Meerschweinchen Skorbut. Wenn mir auch erst nach jahrzehntelanger Arbeit dieses Prinzip als das beherrschende klar geworden ist, so war mir das Unzulängliche der rein klinischen Behandlungsweise doch von Anfang an klar. Und deshalb suchte ich andere Wege zur Lösung der Fragen.

Vergleich der chemischen und der biologischen Forschung

1. Die chemische Forschung

Sie diente dem Nachweis der Vitamine. Dazu zerstörte man entweder in einer Vollnahrung die hypothetische Substanz und gab die zu erprobenden Stoffe hinzu. Oder man machte ein synthetisches Nahrungsgemisch, dem nur das letzte, gesuchte Vitamin fehlte.

Infolge der Unsicherheit und der unbekannten Substanzen brauchte man große Reihen von Versuchstieren, deren Reaktion gegebenenfalls statistisch zu bewerten ist. Große Räume, viel Geld und Hilfskräfte sind erforderlich, alles Vorbedingungen, die diese amerikanische Arbeitsmethode kennzeichnen. Obwohl also diese Methodik nur für bestimmte Zwecke notwendig ist, gilt sie doch heute noch als die einzige maßgebende. Noch 1932 wurde von mir allen Ernstes verlangt, ich solle mindestens ½ Jahr nach Amerika gehen, um in Deutschland als Vitaminforscher anerkannt zu werden.

2. Die biologische Forschung

Schaumann hatte begonnen, die Versuchsbedingungen abzuwandeln, in jeden Versuch nur wenig Tiere zu nehmen, diese aber genau klinisch durchzuarbeiten. Dieses Prinzip verfolgte ich und bildete es aus. Dazu dienten folgende Vorarbeiten:

a) Ich schuf mir ein möglichst einheitlich reagierendes Zuchtmaterial, indem ich aus zwei Rattenpaaren Zuchten anlegte. Das erste bestand aus gewöhnlichen weißen *zahmen* Ratten, das zweite aus einem *wild* eingefangenen Männchen und einem zahmen weißen Weibchen. Innerhalb jedes Stammes wurde durch Inzucht gezüchtet. Erst die Enkel- und Urenkelgenerationen kamen in den Versuch. Sie reagierten in sich einheitlich, aber miteinander verglichen verschieden bei feinen Veränderungen. Wichtige Fortwirkungen der Erbanlagen konnten so angeschnitten werden.

b) Ich versuchte, alle bekannten Mangelkrankheiten bei Ratten hervorzurufen, auch den „Skorbut" (S. 61). Denn sonst mußte man verschiedene Tierarten miteinander vergleichen.

c) Ich veränderte die synthetischen Nahrungsgemische, sie nicht bereichernd, sondern *vereinfachend*. Dabei ergab sich oft, daß das Fortnehmen einer Substanz, z. B. eines Salzes, so wirkte, daß ein bis dahin auftretendes krankhaftes Symptom *verschwand*, nicht etwa neu auftrat, dazu mußte das Fehlende erst wieder zugelegt werden. So fand ich eine Anzahl „Mindestdiäten", von denen jede für das Hervorrufen *eines* Symptoms erforderlich war. Die Mangelkrankheiten erwiesen sich als Syndrome aus verschiedenen Teilursachen, deren Mischung man beliebig vornehmen konnte. Ihre Ordnung erfolgte danach, ob *Wachstum* eintrat oder nicht.

Insgesamt: ich trieb Einzelforschung nach klinischen Methoden. Der Kliniker ist ja auch oft darauf angewiesen, aus der genauen Analyse eines oder weniger Fälle ein Krankheitsbild zu erkennen. Wollte man seltene Krankheitsbilder wie die amyotrophische Lateralsklerose oder die tuberöse Sklerose nur dann anerkennen, wenn große Zahlen vorliegen, dann würde die Klinik versagen müssen.

Die experimentelle Vitaminrichtung war so ausschließlich von der „Krankheitsforschung" beherrscht, daß meine Einteilung der Mangelkrankheiten nach vorhandenem oder fehlendem Zellersatz als völlig abwegig erschienen. Nach 7jährigen Versuchen erhielt ich meine Manuskripte von *Ludolf v. Krehl* als ungeeignet zurück. Erst ein persönlicher Besuch änderte die Entscheidung und später hatte ich keine Schwierigkeiten mehr.

Einige Grundvorstellungen entnahm ich noch bakteriologischen Versuchen:

A. Wirkung „giftiger" Abbauprodukte

Um die etwaige Verwandtschaft des V-Faktors mit den Vitaminen zu beweisen, züchtete ich Influenzabazillen auf dem Blut von Beriberi-Tauben und Skorbut-Meerschweinchen. Auf dem ersteren wuchsen sie ausgezeichnet; aber auf Skorbutblut ergaben sich Kümmerwachstum und *schwerste Degenerationsformen.* Diese waren früher bei anderen Bakterien als „avitaminotische Wuchsformen" bezeichnet. Nun trennte ich Blutkörperchen und Serum. Jetzt ergab sich das Überraschende, daß die Influenzabazillen auf Skorbut-Blutkörperchen tadellos wuchsen, daß aber das Skorbut-*Serum* das Wachstum auf Normal-Blutkörperchen *verhinderte* und wieder zu Degenerationsformen führte. Das ließ sich nun nicht mehr als „Mangel" deuten, sondern hier mußten „*giftig*" wirkende Serumstoffe die anwesenden Wuchsstoffe gehemmt haben, oder sie mußten auf die Bakterien selbst schädigend eingewirkt haben. Ein Mangel an Wuchsstoffen lag also weder bei Beriberi noch bei Skorbut vor, wohl aber hatte sich bei letzterem eine Substanz entwickelt, die „toxisch" wirken konnte.

B. Bedeutung des Darminnern und der Darm-Anaerobiose

Die *zweite* Vergleichsreihe zwischen Bakterienwachstum und Vitaminen betraf die Verabfolgung der X-Substanz an Tiere mit Mangelkost. Ich hatte volle aerobe Wachstumswirkung mit alkalischem Hämatin erhalten. Dieses gab ich an Ratten, die eine zu Beriberi bew. Pellagra führende Grundkost bekamen *(McCollum, Chick* und *Roscoe).* Während die Tiere ohne Hämatin nicht an Beriberi erkrankten, führte die Hämatinzulage zu Beriberi. Das war höchst merkwürdig. Dabei fiel die Veränderung des Kotes auf: er wurde hellgelb. Es mußte also im Darminnern eine Wirkung stattgefunden haben.

Die Art der Wirkung ließ sich auf Grund der Anaeroben-Züchtungsversuche von *Lepper* und *Martin* erklären. Diese hatten gefunden, daß Hämatin eine verstärkte Oxydation der ungesättigten Fettsäuren (z. B. Linolensäure) hervorrief und dadurch den freien Sauerstoff binden ließ. Diese Reaktion war durch die Anwesenheit der *einfach ungesättigten Ölsäure* in dem Nahrungsgemisch anzunehmen. So wurden bei Anwesenheit oxydabler Substanzen anaerobe Verhältnisse geschaffen[1]).

Ich benutzte in Modellversuchen statt der Ölsäure die dreifach ungesättigte *Linolensäure;* ihre Wirkung wurde tatsächlich durch Hämatin aufgehoben. Aber nun fiel etwas anderes auf: wo das Hämatin fehlte, waren *ausgedehnte Blutungen* entstanden. In Zusammenhang mit dem Gewichtsverlust führte das zu dem Verdacht, es könne sich um „*Skorbut*" handeln. Darüber wird S. 61 weiteres gesagt werden.

So waren einige wichtige Tatsachen gefunden:

1. Bei „Skorbut" konnte ein Giftstoff im Serum gefunden werden.
2. Die Entstehung der Beriberi hing mit katalytischen Oxydationsvorgängen im Darmlumen zusammen.
3. Eine chemisch gut charakterisierte Substanz, die Linolensäure, führte bei einer bestimmten Mangelkost zu Blutungen.

Alles wies darauf hin, daß irgendwelche Allgemeinschädigungen bei Mangelkrankheiten vorlagen, und daß diese durch andere Ursachen hervorgerufen werden konnten als durch den spezifischen Vitaminmangel.

X- und V-Faktor, Aerobiose und Anaerobiose, Skorbut und Beriberi, Atmung und Gärung — diese Antithesen erschienen beim IB-Wachstum, in der Lichtbiologie, beim Zellgeschehen und nun auch bei den Mangelkrankheiten. Was mochte hinter diesen Dingen stecken?

So gelangte ich zu der Einsicht, daß die als „Vitamine" bezeichneten Spurenstoffe „Bindeglieder" des Lebens sind und daß durch sie alles Leben zu einer Einheit verbunden wird.

Langsam wurde mir klar, daß man folgendermaßen vorzugehen hatte:

---

[1]) Diese Befunde wurden später wichtig bei den Versuchen über die pathogene Bedeutung der Darmbakterien (s. S. 129).

1. Man mußte die *physiologische Aufgabe jedes Spurenstoffes* im Stoffwechsel der Zellen erforschen.

2. Man mußte dazu nach Möglichkeit reine Stoffe nehmen.

3. Man mußte endlich dazu gelangen, *das Krankhafte aus dem Physiologischen zu erklären.*

Ich möchte noch erwähnen, daß ich sämtliche Versuche völlig allein durchführte, ohne Hilfskräfte. Nur so ist man in der Lage, die etwa auftretenden Abweichungen zu erkennen. Hilfskräfte sind nur dort gut, wo erprobte Maßnahmen angewendet werden. Im Ungewissen muß man alles allein machen. Erst spät bekam ich eine technische Assistentin zur Hilfe, als die technischen Methoden bereits festlagen. Ich glaube, daß jeder junge Wissenschaftler diesen schweren Anfangsweg gehen muß. Zu viel Hilfe verdirbt die Jugend.

Wachstum und Zellersatz in der Vitaminforschung

In der Medizin beachtet man eigentlich nur die Abnormitäten des Wachstums, nicht das Werden der Norm. Und doch ist dies das Komplizierteste, Schwierigste. Offenbar hat man wohl die Anschauung, daß dann, wenn ein Abbaustoffwechsel stattfindet, die Folge dieses Stoffwechsels nicht nur die Erhaltung des Lebens, sondern auch der dauernd notwendigen Zellenerneuerung sei (s. S. 109). Nach langen Jahren der Versuche konnte ich zeigen, daß diese meist schweigend gemachte Voraussetzung nicht stimmt. Es gibt ein *„unternormales“ Leben ohne Zellersatz* (11. Kapitel) und es gibt *besondere Zellteilungsstoffe in der Nahrung* (S. 114 f.), die ebenso, wie die Vitamine, von außen zugeführt werden müssen. Doch es war ein weiter Weg, bis diese Annahmen bewiesen werden konnten. Insbesondere der Nachweis tierischer Wuchsstoffe gehört erst der neuesten Zeit (S. 114).

Wachstums*steigernde,* anregende Stoffe kennt man; wir finden sie z. B. in einigen lebenswichtigen Aminosäuren. Aber wachstums*bedingende* sind noch umstritten. Und deshalb fehlt auch die Ausbildung einer Lehre, die diesen natürlichen Vorgang zur Grundlage einer allgemeinen Lehre vom Werden der Norm und des Krankhaften macht*).

Heute kennt man einen „Filtratfaktor“, der bei Tieren Wachstum hervorruft; man kennt eine sog. „Pantothensäure“ als chemisch reine Substanz. In der Medi-

*) Die Erfahrungen, die die Erforschung der pflanzlichen Wuchsstoffe gebracht hat, können für die ärztliche Forschung nicht unbeachtet bleiben, wenn auch mit andern Stoffen zu rechnen ist.

zin spielen diese Dinge noch keine Rolle, weil ihre Einordnung in das krankhafte Geschehen noch nicht vorgenommen ist. Meine damaligen Versuche zur chemischen Identifizierung mußten aus Mangel an Mitteln und Raum aufgegeben werden. Ich fand Temperaturfestigkeit bis 170° C, Sauerstoffempfindlichkeit in Lösung, nicht im Zellinnern; Zerstörbarkeit durch heißes Alkali, Wasserlöslichkeit, Dialysierbarkeit und Haltbarkeit in stark reduzierend wirkenden Lösungen. „Mit Bleisalzen oder ähnlichen Verbindungen war der Wachstumsfaktor quantitativ nicht fällbar, sondern wurde zum Teil an die voluminösen Fällungen absorbiert und bleibt zum Teil im Filtrat" (S. 475). Nach genügender Vorreinigung schien Fällung mit Alkohol und Aceton möglich. Sauerstoffausschluß erschien als Vorbedingung für gute Ausbeute.

Das Skelett und seine Entwicklungsgeschichte als Modell

Als Vorarbeit war eine Analyse des Wuchsvorganges in den Röhrenknochen erforderlich. Diese ergab die genaue Abhängigkeit aller Teilvorgänge von dem entwicklungsgeschichtlichen Werden. Das war wichtig; noch wichtiger aber war wohl, daß auch bestimmt werden konnte, wodurch die Wachstumsintensität erfolgte. Nicht etwa große Mengen von produktiven Faktoren waren ausschlaggebend, sondern ihr Vorhandensein führte zu einer Art „*Wachstumsdruck*", ähnlich vielleicht dem „Wurzeldruck". Der Druck war ein Überdruck, der *reguliert wurde durch die Größe des Verbrauchs, des Abbaustoffwechsels. Je stärker dieser, desto schneller konnte aus dem Kräftereservoir des Wachstumsdruckes der Nachschub erfolgen**).

Wachstum und Mangelkrankheiten

Produktionsfähigkeit und Abbaustoffwechsel können isoliert jeder für sich gestört werden.

1. Hört die Produktionsfähigkeit auf, dann führt der weitergehende Abbaustoffwechsel zu verschiedenen Stadien der Atrophie bis zum Tode. Auf dieser Basis entstehen die Mangelkrankheiten des partiell gestörten Abbaustoffwechsels: *aplastisch-konsumptive Mangelkrankheiten***).

2. Ist die Produktionsfähigkeit erhalten, fehlen aber die zum Aufbau notwendigen Stoffe, dann bildet der Körper minderwertiges Gewebe. Dabei lassen sich entwicklungsgeschichtliche Rückschläge

---

*) Es besteht anscheinend eine ziemlich genaue Parallele zum Wirtschaftsleben: Produktion allein kann niemals den Umsatz bestimmen; ihr Überangebot muß durch den Verbrauch geregelt werden.

**) s. S. 119.

nicht verkennen. Diese fehlerhafte Bildung bezeichne ich als „Paraplasie“ und die dazu gehörige Gruppe von Mangelkrankheiten als die „*paraplastisch-produktiven*“ *Formen*.

Erst viel später fand ich, daß diese beiden Gruppen durch eine weitere ergänzt werden mußten, die ich als „Mesotrophie“ bezeichnete und als deren Folge irreversible Mangelkrankheiten eintraten (s. S. 110 f.).

Es ist ohne weiteres zu erwarten, daß *ohne* die Neubildung Atrophien eintreten müssen, wenn der Verbrauch ungehemmt weiter geht. Andererseits werden *Atrophien aber auch dort* eintreten, wo der Verbrauch, der *Abbau stärker als die Neubildung ist.* Man wird also durch zwei verschiedene Ursachen zu dem gleichen Endzustand, der Atrophie, gelangen können.

In Abb. 18 sind die theoretisch möglichen Beziehungen zwischen Produktion und Verbrauch dargestellt.

Mangelkrankheiten sind Gemische normaler Teilvorgänge

Menschliche Mangelkrankheiten zeigen nun fast niemals die reinen Endzustände, die man mit synthetischen Gemischen bei Tieren erreichen kann; das liegt daran, daß die menschliche Kost stets mehrere Komponenten in verschiedenen Mangelstufen enthält, und daß eine praktisch vollkommene Verarmung an einem oder dem andern Stoff zu den größten Seltenheiten gehört. Darauf ist auch zurückzuführen, daß sich die menschlichen histologischen Bilder oftmals recht erheblich von den bei Tieren gewonnenen unterscheiden.

Bestimmend für die beim Menschen möglichen Mangelkrankheiten sind *seine* Lebensgewohnheiten, die durch ihre fehlerhafte Wiederholung zu bestimmten Mangelkombinationen führen können (S. 134/5). Beim Tier lassen sich noch andere Mangelstufen hervorrufen, weil der Versuch nicht an die natürlichen Kombinationen gebunden ist.

Bedeutung der Zahnerkrankungen

In meinen Arbeiten habe ich den Weg dieser Beweise geschildert. Besonders wertvoll wurde die jahrelange Zusammenarbeit mit dem Breslauer Ordinarius für Zahnheilkunde, Prof. *Euler*, der bei meinen Tieren die Veränderungen an Zähnen und Kiefern untersuchte. Ich möchte übrigens erwähnen, daß die deutschen Zahnärzte das Verdienst haben, sich besonders frühzeitig und rückhaltlos für die neue

Forschungslehre eingesetzt zu haben. Ihnen verdanke ich auch Unterstützung in meinen Arbeiten, als alle anderen Hilfsquellen versagten.

Knochen und Zähne zeigen bei *allen* Mangelkrankheiten Veränderungen. Die *Zähne sind vielleicht die besten Indikatoren für Ernährungsfehler überhaupt, sodann das Skelett. Die Weichteile sind beiden nachgeordnet. Gebiß und Knochen sind das Ergebnis einer unendlich langen Entwicklung des Tierreiches. In diese Entwicklung greifen die Vitamine ein*[1]).

Die Forschung hat die Aufgabe, die Art dieses Eingreifens aufzuklären. Es sieht so aus, als ob dabei ein ganz merkwürdiges Prinzip verfolgt ist: „Vitamine" scheinen dort wichtig zu sein, wo z. B. im Abbaustoffwechsel nach rein chemischen Gesetzen ein schnellerer, direkter Abbau möglich wäre. Das scheint der lebenden Substanz unerwünscht und „Vitamine" haben nun vielleicht die Aufgabe, durch ihr Eingreifen den Abbau auf einen langsamer verlaufenden Nebenweg zu leiten. Denn während im unbelebten Geschehen alles so schnell wie möglich einem Ruhezustand zustrebt, neigt die lebende Substanz im Gegenteil dazu, einen Spannungszustand möglichst langsam absinken zu lassen (s. auch S. 94).

Entwicklungsgeschichte der Form und der Funktion

Die bisherige Entwicklungslehre ist eine Lehre der Form; denn nur die Formen, z. B. der Knochen, sind uns sichtbar erhalten geblieben. Man ist aber zu der Annahme berechtigt, daß die Lebensfunktionen vor Jahrzehntausenden nach den gleichen Gesetzen verliefen wie heute. Auch dürfen wir annehmen, daß im Verlauf der Abkühlung der Erdoberfläche nach und nach neue chemische Reaktionen der lebenden Substanz möglich wurden. Von diesen nehme ich an, daß sie eines Tages erforscht werden und daß sich dann eine Entwicklungsgeschichte der Funktionen ergeben wird.

Das Auswirken dieser Funktionen ergibt sich erst in dem Werden der Form. Und das bildende uns unbekannte Prinzip ist wohl die *Schwerkraft*. Denn alles Leben und alle Bewegung des Lebens erfolgt gegen die Schwerkraft. Der Stoffwechsel liefert die dazu notwendige

---

[1]) Habe ich meinerseits versucht, die Entwicklung des Skeletts in Abhängigkeit von den Nahrungsbestandteilen zu bringen, so hat der norwegische Zahnarzt *Thorvald Kvam* diesen Gedanken für die Zahnentwicklung verfolgt. Man wird eines Tages diese Vorstellungen verschmelzen können.

Kraft. Hier liegen die großen treibenden Kräfte, die einfach sind, wie alles Große.

Um nun allerdings zu der Entwicklung der Funktionen zu gelangen, muß man rückwärts das Werden der Norm als Grundlage benutzen. Das heißt, wir müssen Anatomie und Histologie in den Vordergrund der Forschung stellen.

Das Werden des Normalen

Von selbst wurde das Studium dieses Vorganges meine Aufgabe. Damit ist auch der Gegensatz zur herrschenden Vitaminlehre gekennzeichnet, die alles nur vom Verhüten des Krankhaften ansieht. Im folgenden wird nun gezeigt werden, wie aus dem Normalen und seinem Teilgeschehen das Krankhafte zu entstehen vermag. Dadurch gelangen wir in ein neues Kapitel der Krankheitslehre: *aus der Krankheitsbeschreibung* in das der *Krankheitserklärung*.

In diesem Kapitel habe ich in großen Zügen das Werden meiner Grundvorstellungen geschildert. Nichts ist abgeschlossen. Neue und wichtige Probleme sind gefunden. Ob sie gelöst werden, wird die Zukunft zeigen. Daß sie bearbeitet werden müssen, ist sicher.

Der Laie staunt immer wieder, daß die Wissenschaft noch keine Normalkost gefunden hat.

5. Kapitel

Vitaminforschung II

Physiologische Systematisierung der Vitamine

Der Begriff der „inneren Ursachen"

Den großen Fortschritt der Medizin erbrachte die Ursachenforschung, durch die wir die Bedeutung *äußerer* Einwirkungen für die Entstehung des Krankhaften kennen und zum Teil vermeiden lernten. In dieser Forschung wurde aber lange nicht beachtet, daß bei jeder äußeren Ursache eine Mitbestimmung des Körpers auf Grund seiner eigentümlichen Fähigkeiten maßgebend bei der Gestaltung des Krankheitsbildes beteiligt ist. Es ist demnach notwendig, *allen* bekannten Krankheitsursachen gegenüber jene Mitwirkung zu untersuchen, die in den Fähigkeiten des erkrankenden Individuums liegt. Man könnte das nennen: Erforschen der „inneren Ursachen". Dazu gehört zum Teil die „Konstitutionsforschung", doch muß der Begriff weit ins unspezifische physiologische Geschehen ausgedehnt werden.

Chemische Analyse oder histologisches Bild?

Es ist festzustellen, daß das histologische Bild des Gewebes durchaus in den Vordergrund zu stellen ist, wie es für den beschreibenden Naturwissenschaftler unumgänglich notwendig ist. Die derzeitige Vorherrschaft der Chemie in der Medizin hat es nämlich dahin gebracht, daß man das, was man an Gewebs*formen* sieht, den chemischen Analysenergebnissen hintansetzt. Das ist der Grund größter und weitreichender Mißverständnisse. Schuld ist hieran zum Teil das pathologisch-anatomische Denken, das die Diagnose mit einer erheblichen Ungenauigkeitsspanne versieht. Das beruht darauf, daß die Krankheitsstufen beim Menschen in der Tat ungemein variabel sein können. Es ist ja eine der Kernfragen, zu wissen, wo „das Krankhafte anfängt und das Normale aufhört“. Infolgedessen sind die Definitionen der Krankheitsformen auch „Mantel-Definitionen“, in die viele, oft sehr verschiedene Formen passen. Gerade bei den Knochenkrankheiten gilt das in hervorragender Weise. Ob ein Bild „Rachitis“ oder „rachitisähnliche Malazie“ ist, können wir röntgenologisch nicht unterscheiden. Histologisch ist es völlig verschieden. Und beim Skorbut des Jungen und Alten ist es ähnlich: die Heilung erfolgt ziemlich gleichartig, aber die histologischen Bilder sind grundverschieden, weil Alter und Jugend physiologisch verschieden sind.

Altersskorbut und jugendlicher Skorbut

Ungemein groß ist die histologische Verschiedenheit dieser Krankheitsbilder*): beim Altersskorbut eine Aplasie mit Blutungen, beim

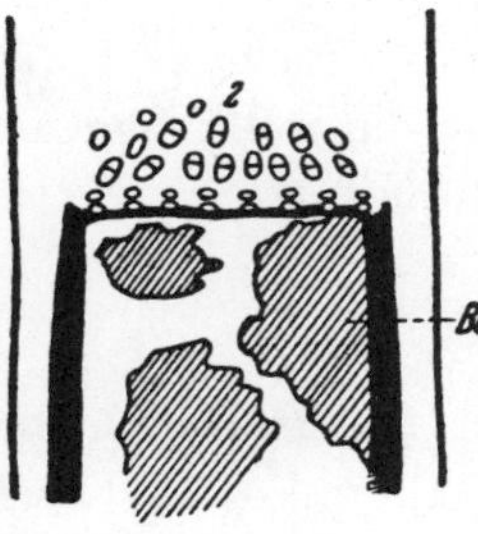

Abb. 5 a. Schema des Altersskorbuts.

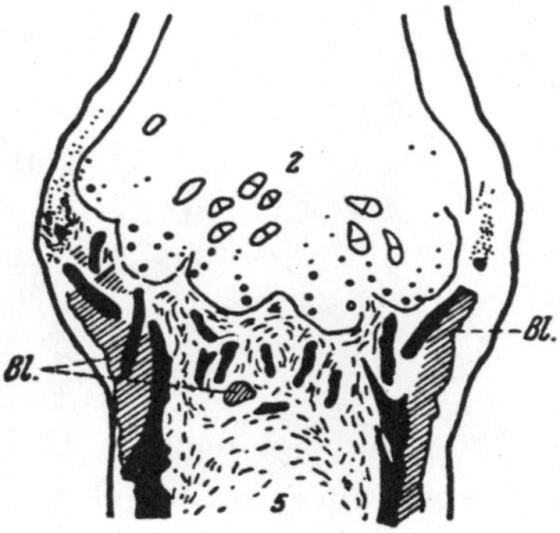

Abb. 5 b. Schema des Skorbuts beim wachsenden Organismus

jugendlichen Skorbut Knorpel-Neubildungen fehlerhafter Natur, Störungen der Gleichmäßigkeit des Aufbaus und Blutungen.

Die „Rahmen-Diagnose“ beider Formen des Skorbuts lautet nach *Schmorl: Aufgehobene K n o ch e n bildung* (Apposition) *bei weitergehendem Abbau* (Resorption) durch Gefäße (vaskulär) oder Chondroklasten (zellulär); dazu Blutungen.

In diese Rahmen-Diagnose passen die verschiedenartigen Bilder. Es ist aber nicht möglich, die Verschiedenartigkeit zu erklären. Hier kann man nur experi-

---

*) s. Grundlagen, S. 122.

mentell vorgehen und die erreichten histologischen Bilder, Zwischenstufen und Endzustände zu den Diätursachen in Beziehung bringen.

Durch sehr einseitige*) Kostformen konnte ich bei Meerschweinchen zeigen, daß die „*Jugendform*" des Skorbuts noch eine gewisse Zellvermehrungstendenz zeigt, die den Knorpel, nicht aber den Knochen betrifft, und daß die Resorption zwar „weiter geht", aber unregelmäßig ist. Die *Altersform* zeigt hingegen ganz reine Verhältnisse: keine Knorpelneubildung mehr, ungestörter Abbau des Vorhandenen. Das erste Bild führt zu dem bunten Bilde der sog. *Moeller-Barlow*schen Krankheit (MBK), das andere zu einer einfachen, unkomplizierten Atrophie. Obwohl das MBK-Bild viel schwerer aussieht, ist es in Wirklichkeit leichter, denn bei ihm sind noch Vitaminreste mit wirksam; beim Altersskorbut hingegen fehlt alles!

Nun hat sich der Gebrauch herausgebildet, daß man praktisch nur das MBK-Bild als Skorbut betrachtet, hingegen das aplastische Altersbild nur bedingt. Gewiß, es erfüllt die Bedingungen der Definition *Schmorls*, aber es erfüllt eine andere chemische Bedingung nicht: es ist durch Vitamin C allein nicht zu heilen. Das chemische Denken verlangt das aber und sagt: nur das ist Skorbut, was durch Vitamin C zu heilen ist. Falsch und unbiologisch gedacht! Es ist doch eigentlich klar, daß die leichtere Jugendkrankheit deshalb noch mit Vitamin C zu heilen ist, weil sich Wuchsstoffe bei ihr wirksam finden, während das Fehlen der Wuchsstoffe die Ursache für das vollkommene Versagen der Vitamin-C-Wirkung beim Altersskorbut ist.

„Rattenskorbut"

Ich fand nun bei meinem Bestreben, *alle* Mangelkrankheiten bei Ratten hervorzurufen, das gleiche Bild des Altersskorbuts*) wie bei den Meerschweinchen, aber nicht das Jugendbild, die MBK. Dies Bild bezeichnete ich als „*Rattenskorbut*", dessen Existenz von Seiten der Chemiker deshalb geleugnet wird, weil Ratten in der Lage sein sollen, das Vitamin C zu synthetisieren. Denn mit der Leber Vitamin C-frei ernährter Ratten konnten MBK-Meerschweinchen geheilt werden. Obwohl hier nun keineswegs die chemische Identität etwaiger antiskorbutisch wirkender Stoffe mit dem Vitamin C festgestellt war,

---

*) *Glasunow* hat diese Versuche vergeblich nachgeprüft, aber mit einer viel zu vollkommenen Diät. Das sollte man bei Nachprüfungen nicht tun. Er mußte zu anderen Ergebnissen gelangen. Man muß sich genau an die beschriebenen Versuchsbedingungen halten.

*) Inzwischen bestätigt durch Widenbauer, der starke Vitamin-C-Verarmung bei diesen Ratten feststellte.

wurde das Bild des „Rattenskorbuts“ nicht als „Skorbut“ anerkannt, obwohl es in allen Einzelheiten dem Altersskorbut der Menschen entsprach.

Ich habe den Standpunkt eingenommen, daß sich diese verschiedene Empfänglichkeit von Ratten und Meerschweinchen auf eine verschiedenartige physiologische Fähigkeit, auf Wuchsstoffmangel zu reagieren, zurückführen läßt *) und daß von hier aus die *Verschiedenheit der Tierarten* zu studieren sei. *Denn diese bestimmt offensichtlich die Reaktion auf den Mangel.* Es ist unmöglich, zwei völlig gleichartige histologische Bilder nur deshalb nicht als gleichartig anzuerkennen, weil *eine* chemische Reaktion dagegen zu sprechen *scheint.*

Um sicher zu gehen, bat ich seinerzeit Herrn Geh.-Rat *Schmorl*, die Rattenkrankheiten zu beurteilen. Er bestätigte die Diagnose Skorbut in vollem Umfange.

Der zweite Grund, weshalb die Diagnose „Rattenskorbut“ angezweifelt wurde, war die Tatsache, daß ich die Blutungen auf dem Boden einer *unspezifischen Aplasie* hervorrufen konnte dadurch, daß ich die oben erwähnte *„Linolensäure“ dazu*gab. Also: nicht das Fehlen des Vitamin C führte zu den Blutungen, sondern bei der unspezifischen Grundlage führte eine *anwesende* Substanz, eben die Linolensäure, dazu. Das widersprach allen damaligen Vitaminlehren und deshalb wurde alles abgelehnt.

Ich wurde wegen der Skorbut-Arbeit von *Simola*, einem Finnen, in *Stockholm* angegriffen, fuhr dorthin und hielt einen Vortrag bei *v. Euler* im Biologischen Institut. Referat und Gegenreferat. Am Abend, als wir nach getaner Arbeit im „Güldenen Vreden“ saßen, baten mich einige der Schweden, ich solle ihnen am nächsten Tage noch einen Vortrag über das gleiche Thema halten. Ein dritter Vortrag wurde noch zugelegt, und dann erklärten sie mir einstimmig, daß sie sich von der Richtigkeit meiner Anschauungen überzeugt hätten und boten mir an, mich in ihre „Skorbutbrüderschaft“ aufzunehmen.

Hier stand ich zum ersten Mal mit dem rein chemisch gerichteten Denken in Widerspruch. Aus dem Kampf um die Berechtigung meiner Denkweise entwikkelte sich später meine Systematisierung der Vitamine und meine allgemeine Definition der Mangelkrankheiten.

Definition der Mangelkrankheiten

Das Fehlen eines Vitamins ist immer nur unspezifische Voraussetzung dafür, daß eine Mangelkrankheit auftreten kann. Welcher Art diese ist, und ob eine auftritt, hängt von den anwesenden Stoffen ab, die zur Wirkung gelangen. Die endgültige Formung gibt die

---

*) s. die erwähnten Versuche von *Schaumann*.

physiologische Fähigkeit der Tierart. (Diesen letzteren Satz habe ich früher nicht zugefügt.) Ich möchte auch heute noch hinzufügen: *Aber nicht jede gegebene Substanz wird wirksam!*

Ich fand einst die Anwesenheit von „Giftstoffen" bei den sog. Degenerationsformen der Influenzabazillen auf Skorbutblut (S. 54); jetzt hatte ich solche „Giftwirkung" im Sinne der Blutungserregung bei diesem chemisch bekannten Stoff, der Linolensäure, gefunden. Es lag nun nahe, die Möglichkeit weiter zu untersuchen, daß *anwesende* Diätbestandteile bei bestimmtem Mangel Krankheitssymptome hervorbrachten. Dazu benützte ich meine „Mindestdiäten" (S. 52), bei denen durch *Fortfall* eines Nahrungsbestandteiles auch ein Krankheitssymptom verschwand, bei Zugabe aber wieder auftrat.

Es zeigte sich in der Folgezeit, daß *die krankhaften Symptome Folgen ungehemmter physiologischer Wirkungen der einzelnen Nahrungsbestandteile waren.*

Die großen Mangelkrankheiten

A. Aplastisch-konsumptive Mangelkrankheiten*)

Skorbut, Beriberi, Pellagra, Sprue; Hungerödem

Gemeinsam ist das Fehlen der Wuchsstoffe, verschieden sind die Diäten. Man sollte denken, daß bei einer völlig vitamin- und mineralarmen Kost *alle* Mangelkrankheiten zugleich auftreten könnten. Dem ist aber nicht so. Vielmehr führt eine Grunddiät von Stärke, Kasein und Talg (Kohlehydrate, Eiweiß, Fett) in kurzer Zeit zu einem „Hungertod", ohne spezifische Symptome. Es ergibt sich reine Aplasie. Auf dem Boden dieser Aplasie wurden durch Zulagen folgende Mangelkrankheiten hervorgerufen:

1. Kochsalz: Ödeme (Hungerödem).
2. Linolensäure: Blutungen (Skorbut).
3. dazu alkalisches Hämatin: Beriberi.
4. Beriberi-Vitamin und Magnesiumsulfat: Pellagra*).

Gemeinsam waren diesen Erkrankungen die Knochenveränderungen.

Abb. 6 zeigt den normalen Oberschenkelknochen einer Ratte.

---

*) s. S. 109.

*) s. dazu die Ausführungen über Mesotrophie, S. 112.

Abb. 7 zeigt den Knochen ohne Zulagen: reine Aplasie, leeres Mark, *keine* Blutungen.

Abb. 8 zeigt, daß die Zugabe von Vitamin B_1 zwar auch eine Aplasie des Knochens herbeiführt, daß aber die Markzellen erhalten bleiben. Knochen und Weichteile sind also verschieden reaktionsfähig.

Abb. 9 zeigt die Blutungen bei Zulage von Linolensäure. Dies entspricht dem „Altersskorbut".

Knochenveränderungen sind demnach *unspezifisch*, und die dazu führenden Ursachen unspezifische Ursachen dafür, daß die genannten Mangelkrankheiten auftreten können. Deren feinere, *spezifische* Ursachen spielen sich *im Bereich* des Abbaustoffwechsels ab.

1. Veränderungen im Darm: verschiedenartige Reaktionen werden beobachtet: Blutungen z. B., die durch Linolensäure hervorgerufen werden, können durch Zugabe von Hämatin verhütet werden. Nunmehr entwickelt sich das Bild der „Beriberi". Demnach dürfte die jetzt eintretende Anaerobiose des Darminnern dazu eine weitere unspezifische Voraussetzung für den Kohlehydratabbau sein.

2. Zwischen Beriberi und Pellagra besteht wahrscheinlich ein Unterschied derart, daß bei Beriberi eine Störung des Kohlehydratstoffwechsels eintritt, bei Pellagra des Eiweißstoffwechsels. Unter den üblichen Bedingungen treten diese beiden Krankheiten niemals zusammen beim Menschen auf[1]).

Die Krankheiten hängen zusammen wie der Abbau der Kohlehydrate, des Eiweißes und der Fette. Wird eines geschädigt, so laufen die andern weiter, aber aus dem Gleichgewicht gebracht. Dadurch entstehen die Schäden.

3. Das *Permeabilitätsproblem* scheint ein wesentlicher Umstand zu sein. Mitwirkend sind hier Lipoide, das Verhältnis von Phosphatiden zu Sterinen, die Ionen und der Wasserhaushalt. Ödeme können bei allen Mangelkrankheiten hinzukommen, ein Beweis, daß es sich hier um eine sehr unspezifische Allgemeinwirkung einiger Nahrungsbestandteile handelt. In Betracht kommen: übermäßige Wirkung des Kochsalzes und seiner wasserretinierenden Kraft, Mangel an entquellender Wirkung von Magnesium, zu starke Steigerung der Durchlässigkeit durch Kaliumionen, oder durch Fehlen der herabsetzenden Kalziumionen; schließlich der ungeklärte Einfluß der oberflächenaktiven Salze (Seifen) der ungesättigten Fettsäuren (Linolensäure).

---

[1]) Kürzlich hat mein Mitarbeiter *Poetschke* diese Mischung dadurch hervorrufen können, daß er große Mengen von Vitamin C zur Grundkost gab. Dieses vermag also wahrscheinlich dann dazu beizutragen, daß sich „künstliche" Verhältnisse entwickeln. Unter gewöhnlichen Umständen geht das Vitamin C immer zuerst verloren. Daher ist also diese Kombination Beriberi und Pellagra beim Menschen nicht bekannt. Indes, im künstlich gesteuerten Versuch gelingt das Hervorrufen. Diese Ergebnisse müssen noch an großen Versuchsreihen geprüft werden.

Die *Stufen des Abbaustoffwechsels*, einschließlich des Wasserhaushalts, werden also *durch wasserlösliche Vitamine gesteuert*. Da es nur die genannten Gebiete gibt, ist die Zahl der zugehörigen großen Mangelkrankheiten klein. Ihre Bedeutung allerdings ist groß, wenn die Lebenshaltung der Menschen einseitig wird.

B. Die paraplastisch-produktiven Mangelkrankheiten

Hierher gehören die verschiedenen *Malazien*, also Knochenerweichungen: *Moeller-Barlow*'sche Krankheit, fibroide Malazie, osteoide Malazie und das Gemisch aus den beiden letzteren: *Rachitis* und *rachitisähnliche Krankheiten*.

1. *Osteoide Malazie:* Bei dieser Krankheit entsteht eine Knochengrundsubstanz, die infolge Phosphormangel nicht verkalken kann (Abb. 10).

2. *Fibroide Malazie:* Infolge Anwesenheit von Phosphor entsteht ein der Verkalkung fähiger Knochen, der aber aus Kalkmangel unvollkommen oder gar nicht verkalkt (Abb. 11).

Beide Krankheiten sind also verschiedene Störungen des Mineral-Haushalts, des Phosphor- bzw. des Kalkstoffwechsels.

Stärkerer Phosphormangel bei Anwesenheit von Kalk läßt das durch osteoide Säume gekennzeichnete Bild der „Rachitis" hervortreten.

Stärkerer Kalkmangel bei Anwesenheit von Phosphor führt zu dem mit „fibroidem Mark" durchsetzten weichen, kalkarmen Knochen.

Das letztere Bild in reiner Form findet man in der Frühgeschichte der Wirbeltiere bei Tieren, die vom Landleben zum Wasserleben zurückgegangen sind. Mangelhafte Mineralversorgung führt zu diesem von Baron *v. Nopça* zuerst ätiologisch richtig erkannten Bilde. Hier besteht der von mir immer betonte Zusammenhang mit der Entwicklungsgeschichte deutlich.

Die Herabsetzung des Abbau-Vorganges bei Rachitis

Wie die Bildung des Knochens ein Produkt langer entwicklungsgeschichtlicher Vorgänge ist, so wiederholt sich beim erkrankenden Knochen ebenfalls dies Geschehen, doch unvollkommen, *paraplastisch*. Bestimmte notwendige Teilfunktionen fallen aus, sind gemindert. Man muß nun beachten, daß der Knochen einem dauernden Umbau unterliegt, und daß demnach Bildung und Abbau sich auch in einem solchen krankhaften Geschehen abspielen müssen. Ich habe zeigen können (s. o.), daß für das *Entstehen* des rachitischen Krankheitsbildes die Zusammenarbeit von Phosphaten, Vitamin D und produktiven Wuchsstoffen notwendig ist. Das *Bestehenbleiben des rachitischen Bildes wird aber dadurch herbeigeführt, daß der normale Abbauvorgang erheblich gemindert ist.* Das hat die Pädiatrie noch nicht genügend beachtet. Wir finden aber bereits in Hufelands „Skrofelkrankheit" einen Hinweis darauf (1796!). Dieser Abbauvorgang wird normalerweise gesteuert: für die Kapillarbildung durch Vitamin A, für die zelluläre Resorption durch die Nebenschilddrüsen bzw. deren Nahrungskorrelate (s. aplastische Krankheiten); für die Intensität des Vorganges durch einen „hemmenden" Einfluß von Vitamin B_1 und Kaliumionen (Mesotrophie, s. S. 110 f.); einen fördernden Einfluß üben Thyreoidea und vielleicht auch andere, unbekannte Pflanzenstoffe aus, die ich in Zitronensaft nachweisen konnte. Eine mittlere Stärke entwickelt sich aus dem Verhalten beider. Bei Rachitis ist nach *Erdheim* (Abb. 12) das Wachstum selbst herabgesetzt, die

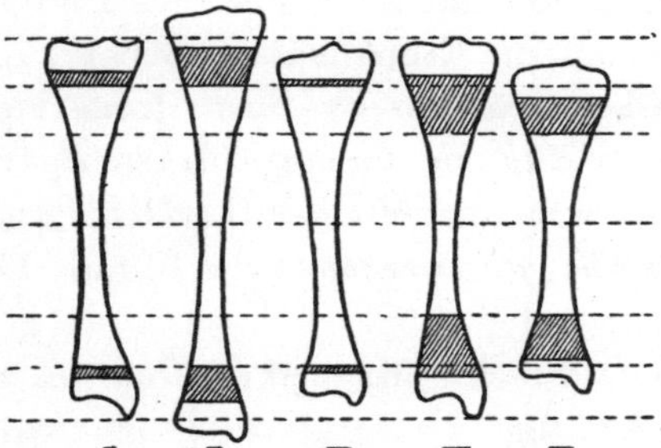

Abb. 12. I. Normaler Knochen. V. Rachitischer Knochen.

Resorption aber noch stärker gemindert, weil sonst eine Atrophie stattfinden würde*). Jede Atrophie wirkt aber der Rachitis entgegen.

*) „Bei Rachitis ist sowohl der Knorpelanbau als auch der *vaskuläre* Knorpel*abbau* gehemmt, *letzterer in höherem Grade als ersterer*, und so kommt es dazu, daß mit der Zeit der Knorpelschicht zu pathologischer Höhe anwächst, während die Gesamtlänge des Knochens gegen die Norm zurücksteht" (464) *(Erdheim*, I. c.).

„Wenn das mit kongenitaler Thyreoaplasie behaftete kretinistische Kind niemals rachitisch wird, so beruht ja diese alte Erfahrung eben darauf, daß das Kretinenskelett im Wachstum fast still steht. Die Rachitis aber beruht auf dem Kalklosbleiben der frisch apponierten Knochen- und Knorpelgewebe. Wo aber nichts oder fast nichts apponiert wird, kann Rachitis eben nicht entstehen" (465).

„Nach *Schmorl* führt ferner *phosphorarme*, aber kalkreiche Fütterung zu einer *noch stärkeren Osteoporose* infolge Hemmung der *Osteoblastentätigkeit*, wobei ein dem *Barlow* ähnliches Bild entsteht, aber ohne Blutungen."

Deshalb kann man durch Hunger oder aplastische Diäten Rachitis „heilen", den Teufel durch Beelzebub verjagen!

Denn Rachitis ist eine Allgemeinkrankheit; *Lebensgefahr* besteht aber nicht durch ihre Entstehung, sondern *durch die Schäden, die zum Bestehenbleiben führen.* Das ist aber nicht das Vitamin D, sondern das sind die korrelativen Störungen zwischen A, B_1, C usw. Wenn das D heilend wirkt, so nur dann, wenn die andern Faktoren zufälligerweise in der Kost vorhanden sind. Das darf man nie vergessen. Manche Rachitisheilungen sind aber in Wirklichkeit Folgen von atrophischen Prozessen! (s. o.)

Die Klinik ist an dieser Analyse des Krankheitsbildes bisher vorübergegangen. Sobald sie sich von der chemischen Sammelanalyse zur chemischen Ort-Analyse im Sinne der Aschenbilder *Gerlachs* entwickelt haben wird, wird sie an diesen Vorstellungen neu anknüpfen müssen, da diese wohl allein die Möglichkeit einer natürlichen Systematik ergeben.

Untersucht man z. B. den Kalkspiegel des Blutes, so führen zwei verschiedene Ursachen zur Erhöhung: verstärkte Aufnahme aus dem Darm und verstärkter zellulärer Abbau durch Nebenschilddrüsensekret! *Das chemische Bild allein kann täuschen, das histologische Bild kann auch täuschen. Wir müssen einer Ordnung der physiologischen Ereignisse zustreben* (s. S. 140 die Phasen des Ernährungsvorganges).

Rachitis ist also nicht eine Mangelkrankheit, in der ein einzelnes Vitamin fehlt, sondern sie ist ein Rückschlag in entwicklungsgeschichtlich frühe Zeiten mit vielen Mängeln, eine Zurückführung auf eine tiefere Entwicklungsstufe.

Entwicklungsstufen verschiedener Art werden wir eines Tages zur Grundlage einer geordneten Krankheitssystematik machen können. Die Grundlage dürfte die Entwicklung des *Abbaustoffwechsels* geben; der Schritt vom Einzeller zum Vielzeller, von dort zum Organismus und Verschiedenzeller wird einbezogen werden müssen. Das Skelettsystem wird sich nicht nur als Gerüstsubstanz, sondern auch als Mineralreserve erweisen. Und schließlich wird die Frage erörtert werden müssen, welche Bedeutung „Spurenstoffe" für Organausbildung und Ordnung spielen.

Lebenswichtige und gesundheitswichtige Vitamine

Ich glaube, daß wir zweckmäßig diese Einteilung treffen werden. Je tiefer in der Entwicklungsgeschichte die Hilfsstoffe verankert sind, desto lebenswichtiger sind sie. Je später sie in dem Leben auftreten, desto mehr gewinnen sie nur Gesundheitswert, aber nicht Lebenswichtigkeit. Die „gesun… itswichtigen kleinen" Vitamine beherrschen Teilfunktionen des Lebens oder einzelner Organe, während die großen, lebenswichtigen Vitamine unspezifisch die Leistung aller Zellen beeinflussen. Die besondere Anfälligkeit einzelner Organe ist dadurch bedingt, daß sie entweder einen besonders starken Verbrauch haben, oder nur geringe Reserven. Fehlen lebenswichtiger Vitamine *gefährdet die Existenz des Individuums,* Fehlen gesundheitswichtiger aber läßt das Leben erhalten bleiben, *gefährdet aber die Gesundheit von Generationen.* Dadurch entsteht die große bevölkerungspolitische Gefahr. Ihre Erforschung steht noch bevor.

Kleine Mangelkrankheiten

Unter diesem Namen fasse ich jene erwähnten Organkrankheiten zusammen, die ohne Lebensbedrohung zu örtlichen Organveränderungen führen: Haarausfall, Hautkrankheiten, „Vitamin-P-Mangel", Unfruchtbarkeit. Blutbildende Organe.

Korrelation der Mineralien, Vitamine und Hormone

In meinem Referat „Biologie der Vitamine, Fermente und Hormone" in *Weichardts* Ergebnissen gab ich das erste umfassende Referat über diesen Gegenstand. Alles steht untereinander in Zusammenhang, nichts ist durch andere Stoffe vollwertig zu ersetzen. Man kann sagen, daß Vitaminmangel nicht durch Hormone aufgehoben wird, Hormonfehler nicht durch Vitamine beseitigt werden. Die große Kompliziertheit und innere Verbundenheit aller Wirkstoffe untereinander faßte ich 1929 unter dem Namen der „*K o r r e l a t i o n*" zusammen, den ich von *A. Frank* entlehnte (Arch. f. exp. Path. *142,* 107). Es ist mehrfach angegeben worden, daß dieser Ausdruck von mir stamme; das ist nicht richtig. Meine Versuche bildeten nur den umfangreichsten Beweis für diese Auffassung.

Eine einfache Überlegung ergibt, daß es unmöglich sein dürfte, die Fülle der möglichen Kombinationen von Korrelationen zu erforschen: Etwa 30 „Vitamine", vielleicht ebenso viel Hormone, und über 40 Elemente in viel zahlreicheren Mineralverbindungen — das ergibt unübersehbare Zusammenhänge. Nur einige wenige werden wir erforschen können. Das meiste wird sich unerforscht abspielen müssen, daran kann der größte Fleiß nichts ändern.

Indes, das liegt ja nun in der Natur der Dinge: äußere und innere Ursachen, äußere und innere Umwelt, Pflanzen und Tiere, von Bakterien nicht erst zu reden — sie alle spielen bei diesen Korrelationen mit. Und es ist durchaus nicht alles günstig in der Natur, sondern das Samenkorn fällt auf unfruchtbare und fruchtbare Stellen. Aber eines ist sicher: Man kann die äußeren Bedingungen und Korrelationen aus natürlichen Möglichkeiten optimal gestalten. Und es gibt in deren Kombination günstige Möglichkeiten, die in der Natur selbst, der vom Menschen unberührten Natur, selten vorkommen. Deshalb aber besteht die Möglichkeit, daß man durch eine sinnvolle Umweltgestaltung die Korrelationen zu ihren besten Mischungen zu bringen vermag. Um das zu erreichen, braucht man Ordnung. „Denn, wo Ordnung ist, ist auch Beherrschung möglich!"

Die Aufgabe der Systematisierung

Das, was ich erstrebte, war eine Ordnung, die nicht vom Krankhaften ausging, sondern vom Normalen, vom Physiologischen.

Diese Aufgabe, ein allgemeines Gesetz aufzustellen, schien mir wichtiger, als eine Anzahl Versuche zu machen, in denen nachgewiesen wurde, daß „Vitamine Infekte verhüten", „gegen Alkohol widerstandsfähiger machen" oder „gegen Nikotin", oder sonst irgendwelche Teilbefunde zu erheben. Darin erschöpfte sich ein großer Teil der medizinischen Vitaminforschung: praktische Anwendungen durch Verallgemeinerung von Spezialversuchen zu empfehlen. Diese Richtung ist einseitig und gefährlich, weil sie Gegner der großen Idee ist, die in der Natur allem Leben zu Grunde liegt.

Tierarten reagieren, wie gesagt, bei Vitaminmangel verschieden. Die Substanz allein bedingt nicht die Wirkung, sondern diese hängt von der *Reaktionsbereitschaft des Tieres* ab. Wenn also auch allgemeine Gesetze entwicklungsgeschichtlicher Natur sich finden lassen, so erfolgt im Rahmen dieser Gesetze die Veränderung durch die Arteigentümlichkeit des Individuums; über den Außenstoffen steht stets der *Organismus als dauernde Idee und wechselnde Substanz.*

Schrifttum

30. *Kollath:* Über den verhütenden Faktor der Rattenpellagra. Klin. Wschr. 1929, 408.

31. *Kollath:* Über die Gruppe der „wasserlöslichen Vitamine“ und ihre Beziehungen zueinander. I. Mitt. Alkalisches Hämatin und seine Pellagra-verhütende Wirkung. Arch. f. exp. Path. u. Pharm. 142, 1929, 86.
32. *Kollath:* II. Mitteilung. Über die Bedeutung des alkalischen Hämatins, des Alters der Ratten und der Zusammensetzung der Diät neben dem Mangel an Vitamin B. Daselbst, 150, 1930, 236.
33. *Kollath:* III. Mitteilung. Über den Skorbut der Ratten. Daselbst, 153, 1930, 359.
38. *Kollath:* Veränderungen des Knochenwachstums bei Fehlen wasserlöslicher Vitamine (Rattenskorbut). Verhandl. d. Ges. f. Verdauungs- und Stoffwechselkrankheiten. X. Tagung, Budapest, 1930. Thieme, Leipzig.
39. *Kollath:* Mikrobiologische Versuche als Grundlagen der Vitaminforschung; ein Beitrag zur Theorie der Vitaminwirkung. Vortrag i. d. Wiener Ges. f. Mikrobiologie. Wien. Klin. Wschr. 1931 Nr. 9 u. 10.
40. *Kollath:* Zur Pathogenese der Avitaminosen. Klin. Wschr. 1931, 1841.
43. *Kollath:* Das Wachstumsproblem und die Frage des Zellersatzes in der Vitaminforschung. I. Mitteilung. Arch. f. exp. Path. u. Pharm. 167, 1932, 469.
44. *Kollath:* II. Mitt. Vom normalen Wachstumsvorgang in der Rattenrippe. Daselbst, 478.
45. *Kollath:* III. Mitt. Von den histologischen Unterschieden des Skorbuts und der Moeller-Barlowschen Krankheit und ihren Ursachen. Daselbst, 507.
46. *Kollath:* IV. Mitt. Die aplastisch-konsumptiven Mangelkrankheiten. (Die regressiven Knochenveränderungen bei ausschließlicher Verabfolgung fettlöslicher Vitamine und ohne Vitamine.) Daselbst, 521.
47. *Kollath:* V. Mitt. Die Bedeutung hochungesättigter Fettsäuren und ihrer Salze für die Entstehung der hämorrhagischen Diathese (bei Skorbut). Daselbst, 538.
48. *Kollath:* VI. Mitt. Studien zur Ätiologie der Rattenpellagra. Daselbst 168, 1932, 424.
49. *Kollath:* VII. Mitt. Das Versagen des Vitamin A als Wachstumsfaktor und seine Ursache. Daselbst, 170, 1933, 285.
50. *Kollath:* VIII. Mitt. Über die unspezifischen Grundlagen der Rachitis und der rachitisähnlichen Krankheiten: Knochen. Daselbst, 170, 1933, 635.
51. *Kollath:* IX. Mitt. Dasselbe Thema: Knorpel. Daselbst, 666.
52. *Kollath:* Versuche zur Systematisierung der Avitaminosen und Vitamine. Med. Klin. 1933 Nr. 5.
53. *Kollath* u. *Giesecke:* Über ein Verfahren, die Entstehung von Reticulocyten bei Ratten zu studieren. Klin. Wschr. 1933, 231.
54. *Kollath:* Ist die Rattenrachitis eine einheitliche Erkrankung? Arch. f. Kinderheilk. 98, 1933, 217.
55. *Kollath:* Experimentelle Analyse der Avitaminosen. Dtsch. med. Wschr. 1933, S. 410.
56. *Kollath:* Die biologische Wirkung der Vitamine und ihre Reihenfolge. Naturwissensch. 1933, H. 29, 537.
57. *Kollath:* Wie wirken die Vitamine? Ein Versuch einer einheitlichen Darstellung. Med. Klin. 1933. Nr. 37.

58. *Kollath:* Theoretische und praktische Folgerungen aus der modernen Vitaminforschung. Med. Klin. 1933 Nr. 43.

59. *Kollath:* Biologie der Vitamine und Hormone. Eine Studie über die Unterschiede von Vitaminforschung und Krankheitsforschung. Weichardts Ergebnisse Bd. 14, 1933, S. 382.

60. *Kollath:* Vorschlag zu einem natürlichen System der Vitamine auf Grund ihrer Korrelation. Ztschr. f. Vit.-Forschg. 1933, 266.

61. *Kollath:* Wie läßt sich der biologische Einfluß der Vitamine und Hormone für die Immunitätsforschung nutzbar machen? Med. Welt 1934, Nr. 15.

62. *Kollath:* Therapeutische Ausblicke der modernen Vitaminforschung. Therapie der Gegenwart. 1934, April.

67. *Kollath:* Zur Bedeutung der Vitamine in der Diätetik. Der Balneologe, 2. Jg., 1935, H. 3.

69. *Kollath:* Von der Bedeutung der Vitaminforschung für das Verständnis pathologischer Prozesse in den Knochen und Zähnen. Dtsch. Zahnärztl. Wschr. 38. Jg., 1935, H. 28.

70. *Kollath:* Vernünftige Ernährung und ihre Propaganda in der Schule. Gesundh. u. Erziehung. 48. Jg. H. 10, Okt. 1935.

73. *Kollath:* Über die Korrelation der Mineralien, Vitamine und Hormone. Dtsch. Ztschr. f. Zahn-, Mund- u. Kieferheilk., Bd. 3, H. 12, 1936. Vortrag i. d. 73. Tagung d. Dtsch. Ges. f. Zahn-, Mund- u. Kieferheilk. am 23. 9. 1936 in Dresden.

74. *Kollath:* Beziehungen zwischen Hormonen, Vitaminen und Fermenten. Vortrag i. d. Internat. Ärztl. Fortbildungskurs „Normale und krankhafte Steuerung im menschl. Organismus“, gehalten 31. 10. 1936 in Berlin. G. Fischer, Jena, 1937.

75. *Kollath* u. *Giesecke:* Über die Möglichkeit einer Diättherapie bei Rattenscabies. Klin. Wschr. 49. Jg. 1936, 15.

80. *Kollath:* Kinderheilkunde und Vitaminlehre. Wiener klin. Wschr. 1937 Nr. 38.

81. *Kollath:* Zur Korrelation der Vitamine, Hormone und Mineralien. (Vortrag, gehalten i. d. Bezirksstelle Köln d. Akademie für zahnärztliche Fortbildung der D. Z. e. V. am 26. I. 1938. Kampf der Karies Nr. 3 v. 20. III. 38.

76. *Kollath:* Die Korrelation der Vitamine als biologisches Prinzip. Immunisierungsversuche bei Ratten mit einseitiger Ernährung. Vortrag i. d. Biologischen Verein, Kopenhagen, am 22. 10. 1936.

83. *Kollath* u. *Giesecke:* Das Wachstumsproblem und die Frage des Zellersatzes. X. Mitteilung. Arch. f. exp. Pathol. u. Pharm. Bd. 189, H. 2, 1938.

Wir müssen die Menschen gesund erhalten, bevor wir alles wissen, was ihnen nottut.

6. Kapitel

System der Hygiene

Ein Lehrbuch als Programm

Technik und Wirtschaft in der Wissenschaft

Der spätere Kulturhistoriker, der das Werden und den Wandel der Wissenschaft des 19. und 20. Jahrhunderts schreiben wird, wird es leichter haben, die herrschenden Strömungen und treibenden Kräfte zu erkennen, zu sondern und zu bewerten. Uns, den Zeitgenossen, die mit ihren eigenen Wünschen und persönlichen Hoffnungen noch in der zu großen Nähe aller Ereignisse sind, erscheint vieles wichtig, was in Wirklichkeit ganz nebensächlich ist, z. B. das eigene Schicksal. Wie die Spitze des kleinen Fingers, allzusehr dem Auge genähert, die ganze übrige Welt verdecken kann, kann das eigene Leben eine Überbewertung erhalten, namentlich, wenn kein größeres Erleben zu anderer Betrachtung zwingt. Das Werden und Wirken in der Naturwissenschaft, insbesondere auch der Medizin trägt durch Jahrzehnte hindurch den Stempel des Technischen. Es sieht aus, als ob der Siegeslauf der Technik im Unbelebten, der zur Umgestaltung der Erdoberfläche führte, die Wissenschaft des Lebens hypnotisiert hat, sie verführte, einen Wettlauf zu machen, um auch das Leben zu beherrschen. Steigerung, Reiztherapie, Abwehr, Kampf, Unruhe, Macht der Chemie, der Physik — kurz das ganze technische Material geriet in die Medizin. Krankheit erschien jetzt als willkommenes Objekt zur Betätigung, mochte sie Bazillus sein, Gift oder Berufsschaden usw. Aus ihrer Bekämpfung erst erwuchs der Fortschritt. Man sah die äußeren Ursachen der Umweltschäden, betrachtete sie als beherrschend; und umgekehrt erwartete man eine Heilung auch nur von der Umwelt, einer gegensätzlich gestalteten Umwelt.

So entstand das blinde Vertrauen auf Medikamente, Chemotherapie usw. Technik, Industrie, Macht des Unbelebten waren fast ausschließlich herrschende Vorstellungen.

Der Willensmacht des Menschen gegenüber verschwand offenbar die Mitwirkung des Lebens bei allen Umwelteinflüssen. Man befragte die Natur *chemisch:* man erhielt eine chemische Antwort, folglich schien das Leben auch nur chemisch zu erklären. Man kann die Fragen abwandeln, und so erhält man eine physikalische, kolloidchemische, physikochemische und weitere Form der Lebenserklärung*). Die Versuchsmethodik bestimmt die Antwortmöglichkeiten des Körpers, der lebenden Zelle. Und dabei übersieht der Experimentator, daß er durch seine Frage die Antwort schon vorschrieb; das, was an der Zelle chemisch war, konnte nur antworten, oder das, was physikalisch war. Jede Forschung, jeder Versuch kann immer nur ein Teilversuch sein, kann niemals das Ganze umfassen. Das Ganze ist in der Wirklichkeit an sich vorhanden, für uns erkennbar aber nur durch weltanschaulich-philosophische Erkenntnis, nie durch ein Experiment. Die Seele, die Mitwirkung des übergeordneten Geistigen, das innere Gesetz des Lebens als Summe seiner Erbanlagen — das alles fehlte dieser materialistischen Naturwissenschaft. Und doch war sie groß, denn sie ermöglichte das Werden einer Technik, wie sie die Welt niemals erlebt hatte. Ihr Fehler war ihre Selbstüberschätzung und der Versuch, auf das Belebte zu übertragen, was nur für das Unbelebte gilt.

Das Werden dieser Überschätzung des Unbelebten läßt sich weit zurückverfolgen. Mit der Wandlung der Weltbetrachtung aus der Zeit der Aufklärung, der Romantik bis zum beginnenden Maschinenzeitalter (1840) und der Übersteigerung aller Technik seit 1870 finden wir das Zurücktreten der philosophischen Richtung gegenüber der experimentellen, wir finden den Wandel in den Persönlichkeiten der Forschung. Aus der philosophischen Richtung entstehen die ersten Experimentatoren, bauen als *Genies* das technische Wunderwerk der Neuzeit, auch das der wissenschaftlichen Heilkunde. Ihre Lehren, zusammengefaßt in Schulen, ermöglichen den Ausbau, das fleißige *Talent* fördernd. Und schließlich schiebt sich an dessen Stelle die emsige *Routine.* Neues, produktives Schaffen wurde erschwert; das Sammeln von Einzeltatsachen erschien als Endziel. An Stelle der gro-

*) So glaubte man auch, aus dem Stoffumsatz das Leben erklären zu können.

ßen Monographien treten Aufsätze, an deren Stelle Referatenblätter. Der Student geht vom Lehrbuch zum Kompendium über. Teilwissen überwuchert alles.

Dazu schob sich kommerzieller Geist in die Wissenschaft. Ob nun der verarmte deutsche Akademiker froh sein mußte, einmal einen Industrieauftrag zu bekommen, oder ob die Rockefeller-Foundation die amerikanischen Milliarden zum Kauf der Gehirne ausnutzte — einen Ring der Technik um die Wissenschaft legend, innerhalb dessen angeblich eine freie Forschung möglich war (man traf aber eine strenge Auswahl der Persönlichkeiten!) —, immer wieder finden wir eine Überfremdung, Technisierung, eine Herrschaft des Unbelebten. Das Aufsuchen von Heilmitteln wurde wichtiger, als eine Erforschung des Gesundbleibens. Krankheit war Selbstverständlichkeit; denn nur so konnte eine erfolgreiche Therapie einsetzen, eine wirtschaftlich erfolgreiche Therapie.

In Deutschland erstand die *Notgemeinschaft der Deutschen Wissenschaft* als Abwehrvorrichtung. Österreich entbehrte dieser Einrichtung. Welchen Segen diese Notgemeinschaft gebracht hat, das wird die Geschichte der Wissenschaften einst anerkennen. Aber in der allgemeinen Weltlage bestand doch die oben gekennzeichnete Einseitigkeit des materialistisch-wissenschaftlichen Denkens.

Die Ziellosigkeit des Forschens

Zu allen Zeiten gibt es Unzufriedene, in zwei Lagern. Die unfruchtbar Unzufriedenen leben in der Vergangenheit, deren Leistungen als die einzig wahren preisend. Die produktiv Unzufriedenen leben in der Zukunft. Sie sehen ungelöste Fragen, Unvollkommenheiten. Weil aber die Mehrzahl der Menschen immer den Weg der bekannten Sicherheit vorzieht, sich nicht gern auf das später zu Erfüllende verläßt, werden die ewig Gestrigen meist gelobt; aber die Vorwärtsweisenden müssen verkannt bleiben. Sie müssen ihren Wert aus sich selbst nehmen, aus ihrer eigenen Arbeit. Ob sie Recht haben, entscheidet die Zukunft. In Wissenschaft und Kunst entstehen so die Kämpfe, zwingen zur größten Leistung der einzelnen Persönlichkeiten, zur dauernden Steigerung des Fortschrittlichen, und in diesen Kämpfen zerbrechen viele; nur wenige setzen sich durch. Langsam nur wird deshalb die Wissenschaft über die Grenzen ihrer Gegenwart erweitert. Ihre Träger werden verschwendet, nicht gepflegt.

Gegenüber den Fortschrittsnaturen haben es jene leichter, die sich in den Rahmen des Anerkannten einfügen. Ein Vertreter dieser Richtung sagte einmal: „Es ist nicht notwendig, daß Sie ein Problem *lösen;* es ist nur notwendig, daß bekannt wird, daß Sie an ihm arbeiten!“ Und als ich an einem Referatenabend im Physiologischen Institut in Breslau meine neuen Vorstellungen vortrug, wurden sie abgelehnt: ich hätte das, was schon so klar gewesen wäre, wieder mustergültig unklar gemacht.

Damals sah man persönliche Kränkungen in dem, was nur Ausdruck einer allgemeinen Zeiterscheinung war, der Internationalisierung der Wissenschaft. Ich habe später geschrieben: „*Wissen an sich ist international, die Ordnung zur Wissenschaft kann nur national gebunden sein.* Denn jedes Volk braucht seine eigene ihm eigentümliche Ordnung.“ Das Internationale hatte zuletzt auch die Wissenschaftler geformt, ebenso wie einst die vergangenen Zeiten ihre Zeitgenossen. Der Wissenschaftler mußte mit seinem Namen zurücktreten, durfte Persönliches nicht erwähnen. Das gilt auch heute noch als bedenklich. Einst war es selbstverständlich, daß das Gefundene in der persönlichen Anschauung geformt wurde. Aber die Völker mußten ihre Wissenschaft aufgeben, internationalisieren. Es war immer der gleiche Trieb: unpersönliches Wissen, entseeltes Material, herrschende Technik, als Instrumente einer alles beherrschenden und leitenden internationalen Wirtschaftsmacht. Und — vom Schicksal des Einzelnen gesehen — doch größte Bedeutung, intensiver Fleiß, aber ohne leitende Idee. Die Tragik einer zu Ende gehenden Entwicklung, die ihren Anfang mit der französischen Revolution und mit *Rousseau* gemacht hatte.

Eigenes Geschick

Traurig war ich, als meine Ergebnisse verkannt und abgelehnt wurden. Meinem Wesen gemäß, suchte ich in mir den Fehler, suchte durch Studium und neue Versuche den Anschluß an meine Zeit zu erringen. Aber, wie weit stand ich zurück hinter den Fortschritten der Chemie, der Physik. Ich zog mich wieder von allem zurück, las jahrelang; aber alles Wissen machte mich nicht reicher. Erst eine neue Anschauung, die völlige Änderung der Umwelt ergab die Befreiung, das neue und auch erkennbare Ziel. Erst dann verstand ich, daß meine Versuche nicht dazu dienten, die Macht der medikamentösen Technik zu erhöhen, sondern daß sie ein wichtiger experimenteller und damit überzeugender Beweis werden konnten, den Durchbruch aus der wissenschaftlichen Laboratoriumsmedizin zur *größeren neueren Heilkunde* zu unterstützen. Und langsam entstand nun mein Versuch, diese Denkweise in meinem Fach, der Hygiene, zu verankern.

Unterrichtsaufgaben

Die äußere Lebenslage änderte sich mit einem Schlage: im Herbst, 3 Tage vor Semesterbeginn, wurde ich unerwartet stellvertretender Direktor des Hygienischen Instituts Breslau.

Niemals vorher hatte ich das Hauptkolleg gelesen; einmal nur war ein Ernährungskolleg zustandegekommen. Ich wußte aber, daß die Studenten das übliche Hygienekolleg als das für ihre spätere Tätigkeit nutzloseste während der klinischen Semester empfanden. Die *klinischen* Forderungen wollte ich also mehr berücksichtigen, um den Anschluß zu erleichtern. Hygiene aber erstrebt das *Erhalten* der Gesundheit, nicht das Gesundwerden. Deshalb mußte der Hauptwert auf das *vorklinische* Wissen gelegt werden. Hatten die Studenten dort die Beschreibung der normalen Vorgänge gelernt, so mußten sie jetzt lernen, wie diese durch eine zweckmäßige Umweltgestaltung erhalten werden. *Hygiene wurde zur „angewandten Physiologie“*. Bis dahin war sie einseitig entweder „angewandte Bakteriologie“ gewesen, oder hatte Spezialaufgaben behandelt: z. B. Gewerbehygiene. Und in der Schulhygiene sah man auch anfangs nur die Umwelt des Schülers, z. B. die zweckmäßigen oder unzweckmäßigen Bänke. Das wichtigere Ernährungsproblem blieb unbeachtet. Es fehlte ein System, das alle Teilgebiete in einem größeren Rahmen ordnete und bewerten ließ.

Mir blieb keine Zeit, mich mit älteren Vorschlägen zur Systematisierung der Hygiene zu befassen. Ich baute mir mein System als Grundlage, stellte die vorklinischen Fächer in den Anfang, und entwickelte, wie sich aus ihnen durch die menschlichen Kulturen Veränderungen nützlicher und schädlicher Art ergeben. Ich konnte mit dem Erfolg bei den Studenten zufrieden sein: nun wüßten sie endlich, wozu sie die vorklinischen Fächer gelernt hätten. Ein besseres Urteil konnte ich mir nicht wünschen.

Lehrbuch-Auftrag

In diesem Winter erhielt ich von dem Verlag *Hirzel* in Leipzig auf Veranlassung des Berliner Hygienikers *Zeiss* die Anfrage, ob ich ein Buch über Ernährungsforschung schreiben wolle. Als ich bei einer Besprechung in Breslau Herrn *Hirzel* mein System der Hygiene vortrug, entstand daraus der Auftrag für ein Lehrbuch. So kam ich in die sonderbare Lage, im Anfang meiner akademischen Lehrtätigkeit ein Lehrbuch zu schreiben, während dieses doch den Abschluß langjähriger Erfahrung zu bilden pflegt. Mir blieb die Entscheidung: entweder stellte ich nun die schon oft geordneten Tatsachen noch einmal, etwas anders zusammen, „wendete das Heu", wie der Kollege *Henning* an der Psychiatrischen Klinik in Marburg früher zu sagen pflegte, oder ich schrieb ein Programm.

Inzwischen wurde *Blumenberg* Ordinarius; ich blieb sein Oberarzt. In der Ruhe des Riesengebirges wollte ich das Buch beginnen. Am 2. Tage erhielt ich den Ruf an die Universität Rostock, dem ich am 1. April 1935 folgte. 13 Jahre hatte meine Wanderzeit gedauert. Die wirtschaftliche Unsicherheit war zum ersten Mal beseitigt, das Ziel erreicht. Ich konnte nun mit 43 Jahren heiraten und ein eigenes Haus gründen.

Das erste Ordinariat war in der Wirklichkeit völlig anders wie die Vorstellung. Ich hatte geträumt: dann wird erst gearbeitet, es werden Mitarbeiter erzogen, es wird eine Schule gegründet usw. Statt dessen mußte ich verwalten, Kassenarbeiten machen, umbauen, organisieren, die uralten Häuser, die mein Institut darstellten, brauchbar gestalten. Ich sah mich gezwungen, den Namen „hygienisches" Institut in „Hygiene-Institut" umzuändern. Ein Neubau wurde mir versprochen, aber ich wußte nicht, wie viele Neubauten vor meinem Institut notwendig waren. Schließlich fand ich mich in das Unvermeidliche, mit der Zusammenstellung des Lehrbuches beginnend.

Mein erster Plan bestand darin, daß ich zwei Teile schreiben wollte: eine theoretische Medizin, die mit allen Methoden der exakten Naturwissenschaft verglichen werden sollte. Dabei sollten Chemie und Physik ohne Formeln in ihrer modernen Form leicht verständlich geschildert werden. Die vorbeugende Heilkunde sollte den zweiten Teil bilden. Leider habe ich dem Wunsch des Verlegers, beides in einem Band zu bringen, nachgegeben. Das Buch bekam ein Janusgesicht, und das Problematische des ersten Teiles schreckte die Studenten, die nicht gewöhnt waren, so schwere Kost zum Examen zu lernen. Aber andererseits nahm die Zahl derer, die das Buch gerade des ersten Teiles wegen schätzten, immer mehr zu. So mag es denn so bleiben und vielleicht später vereinfacht und vervollkommnet werden.

Da ich den Hauptwert auf die *Erhaltung des Lebens* legte, ordnete ich den Inhalt der Hygiene nicht nach ihren Teilgebieten, sondern nach der Zugehörigkeit zur belebten oder unbelebten Umwelt, nach den Lebensbedingungen des Individuums, der Bakterien usw. Mit anderen Worten: ich ordnete nach biologischen, nicht nach technischen Gesichtspunkten.

Gleichzeitig versuchte ich, das Ungelöste überall zu betonen, Ideen zur Lösung entwickelnd. Bücher als reine Tatsachensammlungen veralten zu leicht auf medizinischem Gebiet.

So schwierig die theoretischen Schilderungen waren, so einfach mußten die praktischen Anwendungen sein. Denn die Wissenschaft hat ihre Aufgabe für die Praxis erst gelöst, wenn jeder ihre Ergebnisse so einfach verwenden kann, wie er den elektrischen Schalter bedient. Verlange ich vom Forscher höchste Kenntnis der schwierigsten Theorien, so muß die Praxis eine einfache Richtung bekommen.

In den folgenden Jahren habe ich praktisch und theoretisch die Gebiete vielfach vervollständigt. Manches ist einfacher geworden, vieles sehe ich heute in anderer Beleuchtung. In den Grundzügen hat sich die damalige Auffassung bewährt. Insbesondere gilt das auch von der Einordnung der Erbwirkungen als Ziel: Erbanlagen sind für den einzelnen ein Schicksal, dem man sich aber nicht tatenlos zu unterwerfen hat, sondern an dem eine Mitgestaltung möglich ist. Denn die Umwelt ändert zwar die Erbanlagen an sich nicht, läßt sie aber zur Wirkung kommen oder hemmt sie. In der Beherrschbarkeit der Umwelt liegt die Macht des Menschen, der Wissenschaft, der Technik. Es kommt darauf an, die zweckmäßigste Form der Umweltgestaltung zu finden. Und das große kulturpolitische Ziel heißt: *Können wir aus der Geschichte und durch die Wissenschaft lernen, die Umwelt so zu gestalten, daß die Erbanlagen sich zu einer immer größeren und reinen Auswirkung entwickeln?* War die Vergangenheit, insbesondere die Frühzeit des Menschengeschlechtes glücklicher? Oder gibt es einen wirklichen Aufstieg, in dem Sinne, daß mit zunehmendem Wissen und gesteigerter Technik eine Umweltgestaltung in der Weise möglich ist, daß bis dahin verborgene Erbanlagen hervorkommen können? Dann würde der Mensch die Macht haben, die Natur durch Wissen und Technik zu vervollkommnen, ohne die Erbanlagen zu berühren.

System der Hygiene (Gesundheitswahrung)*)

Zunächst habe ich die *natürlichen Lebensbedingungen* geschildert und unter den Forschungsmethoden die exakten Naturwissenschaften einzuordnen versucht. „Biologie“ nannte ich „Lehre vom Zusammenleben der Arten“. Richtiger wäre dafür die Bezeichnung „Ökologie“ *(Friederichs)*. Heute würde ich Biologie als „Einheit des Lebens“ bezeichnen.

Den zweiten Teil bilden die *„natürlichen Anpassungsformen“*. Unter ihnen findet sich als eine physiologische Eigenschaft die Fähigkeit zur chemischen Krankheitsabwehr, zur „Immunität“.

Hygiene wird unterteilt in zwei Teile: *Hygiene als Nutzen* und *Hygiene als Gefahr*. Eine eingehende Auseinandersetzung mit vielen Methoden des Handels und der Technik hat mir manche Feindschaft zugezogen. Wer aber meine Ausführungen sorgfältig liest, wird sehen, daß ich nicht die Technik an sich meine, sondern die einseitig wirtschaftlich orientierten Formen der Technik, die keinerlei Rücksicht auf die Lebensgesetze nehmen. Man kann nach meiner Ansicht viel mehr Geld verdienen, wenn man für die Gesunden arbeitet, als wenn man sich nur auf die Einnahmen von den Kranken einstellt. Anregungen genug sind leicht zu finden.

Eine ausführlichere Darstellung fanden die Ernährungsfragen, einerseits wegen ihrer Wichtigkeit, vor allem, weil andere Hygienebücher sie vernachlässigen. Und deshalb habe ich eine Geschichte der

*) Zur Erklärung sei auch auf Grundlagen S. 2 verwiesen.

Tabelle I: System der Hygiene

Naturwissenschaftliche Grundlagen			Kulturelle Grundlagen	
Natürliche Lebensbedingungen	**Natürliche Anpassungsformen**	Veränderung der Physiologie durch menschliche Eingriffe	**Hygiene als Nutzen** Minderheit — Vielheit von Menschen	**Hygiene als Gefahr** „Künstliche Natur" Schädliche Folgen einseitiger Maßnahmen
Unbelebte Umwelt **Klima** (Meteorologie) Forschung: Physik	Veränderung der Arten (Paläontologie)		Die Ur-Wünsche des Menschen 1. Vermeiden des **Frierens** a) Kleidung b) Wohnung | c) Städtebau	Domestikation
Belebte Umwelt **Ernährung** (Physiologie) Forschung: Chemie	Erhaltung der Arten (Botanik, Zoologie) Einwirkung: Klima		2. Vermeiden des **Hungers** a) Aufbewahrung b) Zubereitung der Nahrung | Handel	Einseitige Nahrung a) Altern b) Zerstörung der Nahrung
Biologie (Ökologie) (Lehre vom Zusammenleben der Arten)	Verteilung der Arten Einwirkung: durch Klima Ernährung		3. Wunsch nach **Verbesserung der Lebensbedingungen** Gesteigerte Ausnutzung der Umwelt a) als Kleidung | Gewerbehygiene b) als Nahrung | Berufsbildung Schule einseitiges Wirtschaftsleben	Verarmung der Natur (falsche „Humanität") 1. Erhaltung minderwertiger Individuen 2. Artverschlechterung 3. Neue Krankheiten 4. Neue Maßnahmen

(Gesamtgebiet der Physiologie: Unbelebte Umwelt, Belebte Umwelt, Biologie)

Hygienische Aufgaben			
1. Gesetz der Natur: **Erhaltung der Arten auf Kosten des Einzelnen** Prinzip: Verschwendung in der Produktion	**Kampf** Entstehen von Verteidigungsmitteln a) Physikalisch (Panzer, Hörner, Klauen) b) Chemisch (Gifte, Gegengifte)	**Ausschalten schädlicher Faktoren** der unbelebten Natur: durch Kleidung, Vorratswirtschaft, Organisation der belebten Natur: durch Beseitigung von Schädlingen: Unkraut, Raubtiere, **pathogene Bakterien** (Med. Bakteriologie, Seuchenbekämpfung)	
Psychische Hygiene: Einstellung zur Umwelt	**Immunität** als physiologische Fähigkeit	Auswahl aus der Natur	politische Hygiene

Ernährung eingefügt, ebenso eine Darstellung der Denaturierungsverfahren durch falsche kommerzielle Gewohnheiten.

Das Buch war das Ergebnis eines Arbeitsjahres, richtiger der Nächte eines Jahres. Ohne die unermüdliche Mitarbeit meiner Frau wäre es unmöglich gewesen. Und es war eine besondere Freude, als uns das erste Exemplar am Heiligen Abend 1937 vom Verleger zugeschickt wurde.

Anerkennung des Lehrbuches

Das Buch wurde von der Reichsstelle zur Förderung deutschen Schrifttums unter den 100 besten Büchern des Jahres 1937 bei der Nordischen Gesellschaft in Lübeck ausgestellt, wo es neben der „Funktionellen Pathologie" meines ehemaligen Lehrers, *G. v. Bergmann*, lag.

Ich kann es mir nicht versagen, einige Worte zu den Kritiken zu machen, die das Buch fand.

So wurde mir vorgeworfen, daß ich meine eigenen Befunde zu sehr überbewertet hätte. Hier fühle ich mich frei, weiß ich doch am besten, daß ich meine Befunde nur auf dem Boden der gesamten Vorarbeit anderer Wissenschaftler erheben konnte. Was blieb mir aber anderes übrig, als meine Befunde anzuführen, wenn andere bekannte Tatsachen nicht ausreichten, um das zu beweisen, was bewiesen werden mußte? Ob diese eigenen Befunde einen dauernden Wert haben, ergibt sich erst aus der Geschichte: ob sie für die nächste Generation ein ebenso festes Fundament darstellen, wie die Leistung der alten Generationen für unser Denken. Nur so, wenn man in die Zukunft wirkt, kann man das Glück haben, ein Teil jenes großen Stromes zu werden, der das Wissen der Menschheit mit sich in die Zukunft trägt. Habent sua fata libelli et homines!

Indes, es sei gesagt: die zustimmenden Besprechungen sind zahlreicher und erfreulich. Ganz besonders erfreuten mich die Besprechungen aus Italien, Schweden, Norwegen, Ungarn, der Schweiz. Völlig ablehnend war England.

Es hat mir dagegen immer leid getan, daß in ablehnenden Kritiken oft nicht mit einem Wort auf einige positive Lehren meines Buches aufmerksam gemacht wurde. Vielmehr scheinen die meisten Menschen in Büchern immer nach einem Fehler zu suchen. Haben sie ihn, dann bewerten sie ihn höher als alles Richtige, und das Ganze ist gerichtet. Kritik wird damit grundsätzlich zu einer ablehnenden Kritik. Man hält nur jenen für vollwertig, der ablehnt. Ich habe noch aus allen Büchern gelernt, ebenso auch von allen Menschen, mit denen ich zusammen kam.

Ein Fehler?

Meines wichtigsten Fehlers in dem Lehrbuch muß ich gedenken, des Schlußwortes. Ich begann es mit dem Satz: „Dies Buch ist kein objektives Lehrbuch geworden, sondern eine subjektive Darstellung".

Eine auffallend große Zahl der Kritiker — nahezu ein Drittel — ist über diesen Satz offenbar nicht hinweggekommen und hat dieses Eingeständnis als Beweis für einen leicht zu beweisenden Mangel des Ganzen betrachtet. Ich möchte dazu aber doch Stellung nehmen:

Ein Lehrbuch kann immer nur eine Auswahl der bekannten Tatsachen darstellen. Keine Auswahl ist möglich ohne subjektives Urteil. Selbst Inhaltsverzeichnisse sind subjektiv!

„Objektiv“ sind nur farblose Tatsachensammlungen, deren Veralten mit der letzten Manuskriptseite beginnt.

Ich lehne es ab, „objektiv“ im Sinn einer Entpersönlichung zu sein, mein eigenes Urteil und meine Auswahl ausschalten zu lassen.

Dagegen gab ich mir mein ganzes Leben hindurch Mühe, objektiv in dem Sinn der Vorurteilslosigkeit zu sein, um den Arbeiten anderer unvoreingenommen gegenüber stehen zu können. Denn nur dann vermag man zu prüfen, ob sich in der Arbeit eines Menschen nicht nur alte Tatsachen finden, sondern auch ein neuer Gesichtspunkt, der vielleicht Verbesserungen über die Gegenwart hinaus zu bringen vermag.

Vielleicht aber fasse ich diese Bevorzugung des ersten Satzes der letzten Seite viel zu gewichtig auf. Sie beruht wohl auf der physiologischen Tatsache, daß man beim Durchblättern eines Buches zuerst die letzten Seiten zu Gesicht bekommt. Das macht dann den größten Eindruck. Ich empfehle deshalb, jedes Buch auch einmal von vorne anzusehen!

Schrifttum

77. *Kollath:* Grundlagen, Methoden und Ziele der Hygiene. Eine Einführung für Mediziner und Naturwissenschaftler, Volkswirtschaftler und Techniker. Verlag S. Hirzel, Leipzig, 1937.

Rastlose Tätigkeit ist die einzige Möglichkeit, zu lernen.

7. Kapitel

Notwendigkeit einer „medizinischen Physik“

Grundsätzliches

Je tiefer die physikalische und physikochemische Forschung in das feinere Geschehen bei chemischen Reaktionen dringt, je mehr wir lernen, daß die aus elektrischen Einheiten erbaute Struktur der Substanz besonderen Gesetzen unterworfen ist, die nicht mit chemischen, sondern physikochemischen Methoden erforscht werden müssen, desto notwendiger wird es auch für den Mediziner, sich mit diesen Fragen zu beschäftigen. Das trifft aber auf nahezu unüberwindliche Schwierigkeiten, die in einer tiefen Antipathie des Mediziners gegen Physik, zum Teil aber auch umgekehrt beruhen. Die mathematisch-exakteste der Naturwissenschaften steht in einem verständlichen Mißtrauen den oft schwimmenden und unerforschbaren Lebensvorgängen gegenüber, denen sie manchmal sogar eine „Eigengesetzlichkeit“ absprechen zu müssen glaubt. Wir als Ärzte aber müssen nun einmal mit diesem Komplex „Leben“ arbeiten und versuchen andererseits, die Fortschritte der exakten Naturwissenschaften unserm Gebiet nutzbar zu machen.

Während nun die praktische und theoretische Bedeutung der „medizinischen Chemie“ anerkannt ist, ist das mit einer immer notwendiger werdenden „medizinischen Physik“ noch nicht der Fall. Gewiß, es gibt einige Fächer, wie die Strahlenkunde, von der ich auch ausgegangen bin (3. Kapitel), in der die moderne Physik unbedingt herrscht, aber die gesamte übrige Medizin ist doch davon so gut wie unberührt. Das geht so weit, daß man mit einer nahezu vollkommenen Ablehnung zu rechnen hat, wenn physikalische Ausdrücke genannt werden. Der Mediziner versteht sie nicht. Wir müssen also versuchen, sie verständlich zu machen.

Hier liegt nun eine Anzahl von Erschwerungen vor, die im Werden der geschichtlichen Begriffe entstanden sind. So sind von Anfang an fehlerhafte und sinnwidrige Bezeichnungen in der Elektrizitätslehre und bei andern Gebieten von der Physik gewählt worden, die heute beibehalten werden, obwohl wir längst wissen, daß sie dem Wesen des bezeichneten Vorganges direkt entgegengesetzt sind. Der Physiker läßt diese Disharmonien in Formeln verschwinden, der Mediziner aber, der die Formeln nicht versteht, will einfache deutsche Bezeichnungen, um in seinem Denken mitzukommen. Er versteht nicht, daß der elektrische Strom z. B. vom „negativen" Pol zum „positiven" Pol, also offenbar bergauf fließen muß. Er versteht natürlich auch nicht, wenn alle üblichen Meßmethoden elektrischer Natur infolge dieser falschen und irreführenden Bezeichnung ihm eine ganz andere Richtung des Geschehens vorspiegeln, als es in Wirklichkeit sich abspielt.

Nun müssen wir der herrschenden Praxis z. B. in der Elektrotechnik zu gute halten, daß es bei den meisten Anlagen überhaupt nicht darauf ankommt, ob der Strom so oder so fließt, z. B. bei Glühbirnen. Aber bei allen irgendwie differenzierten Apparaten ist die richtige Polung Voraussetzung für die Funktion. Wie übersichtlich sind aber schließlich die kompliziertesten Apparaturen gegenüber dem *lebenden Geschehen,* in dem das *Erhalten der „Richtung" alles* ist. Denn der lebende Organismus ist auf das Innehalten der Richtungen angewiesen. Jede Störung ist von Lebensgefahren gefolgt. Eine Umkehr ist tödlich.

Aus dieser Überlegung folgt, daß wir bei der Erforschung der Lebensvorgänge nicht nur die Gesamtumsätze oder Teilvorgänge zu beachten haben, sondern auch die Richtung. Wir müssen z. B. wissen, *welche Richtung die chemische Energie hat, die beim Abbaustoffwechsel zum Oxydationsprozeß bei der Atmung führt.* Die alte Physiologie *Pflügers,* die eine Sauerstoffsättigung der lebenden Zellen annahm, ließ demnach eine „Richtung" des Geschehens überhaupt nicht zu. Sondern hier mußte alles in einem ziemlich homogenen Milieu vor sich gehen.

Ich hatte nun oben bei den Versuchen über den sog. „Strahlenantagonismus" gezeigt, daß hier eigentlich eine „Polarität des Zellinnern", also eine „gerichtete Ordnung", aufgedeckt war. Ferner hatte sich ergeben, daß die Zelle einen oxydierten Farbstoff zu entfärben vermochte, was chemisch gesehen einer „Reduktion" (Zurückführung) entsprach. Während die rein chemische Deutung hiermit beendet ist, sagt uns nun die physikalisch-chemische Analyse, daß es sich um einen sehr *kompliziert bezeichneten* Vorgang handelt, um die Wirkung von *„Redox-Potentialen"*. Diesen Begriff habe ich damals wohl zuerst für die Deutung von Vitaminwirkungen angewendet, er hat sich so weit durchgesetzt, daß kürzlich ein Kliniker schrieb: daß „das Redox-Potential" die Vitaminwirkungen erkläre. Die Anwendung des Singulars und die Verallgemeinerung auf alle Vitamine zeigt aber, daß das Wesen dieser Potentiale nicht verstanden ist.

Zwar sind nun eine Anzahl Veröffentlichungen erschienen, in denen die physikalischen Grundlagen der Redox-Potentiale in Formeln wiedergegeben sind. Diese sind ausgezeichnet für den Fachmann, der sich mit den genauen Größenmessungen beschäftigt. Demjenigen aber, der zunächst nur wissen will, was das eigentlich heißt, ist mit diesen Schriften nicht gedient, denn es fehlt immer eine einfache Erklärung ohne Formeln. Genau aber, wie ein Patient vom Arzt verlangen kann, ihm den Namen seiner Krankheit auf deutsch zu sagen, müßte auch jeder Arzt vom Physiker verlangen können, die Formeln in deutsch auszudrücken. Man hat ja nur den Wunsch, das Wesen der Formel zu verstehen, um mitdenken zu können.

Vom chemischen Geschehen

Die Chemie beschäftigt sich mit der Erforschung der Eigenschaften der Elemente und ihrer Verbindungen. Unter den Verbindungen finden wir solche dauerhafter Natur und veränderlicher Natur. So kennen wir z. B. „Säuren" und „Basen", die zusammen „Salze" geben. Hier hat die physikochemische Forschung erklären können, was „starke" und „schwache" Säuren, bzw. Basen kennzeichnet: ein mehr oder weniger starker Zerfall in elektrisch „positiv" oder „negativ" geladene Bruchstücke, Ionen genannt, „Wanderer" zu entgegengesetzt geladenen elektrischen Polen. Das Gebiet hat größte Bedeutung für die Medizin bekommen, insofern, als „die Wasserstoffionen-Konzentration", die den Ausdruck der Anzahl „positiver" Ionen darstellt, grundlegend für die Milieugestaltung der lebenden Zelle und aller Fermentfunktionen geworden ist. Freilich, eines pflegt dabei unbewußt vernachlässigt zu werden: bestimmend ist für die Stärke oder Schwäche einer Säure nicht sowohl das positive H-Ion, sondern das entgegengesetzt geladene negative Ion, das die spezifische substanzeigentümliche Struktur aufweist, z. B. ob Schwefelsäure, Milchsäure usw. vorliegt. Die H-Ionen sind also nur eine unspezifische, praktisch brauchbare Methode der Vereinheitlichung. Sie geben „unspezifische" Milieugrundlagen, nicht die im Lebenden so wichtige Spezifität an. Während man im Reagensglas Substanzen gleicher Wasserstoffionenkonzentration gegeneinander austauschen kann, ist das im Lebenden nur sehr bedingt möglich.

Die *Reduktionen* und *Oxydationen* sind ein zweites Gebiet der Chemie. Einst sah man darin nur die Reaktionen mit Sauerstoff, indem man dem Sauerstoff eine wichtige aktive Rolle zuwies. Die Flammenerscheinung bei der Verbrennung, der Atmungsvorgang im Leben ließ dies „Phlogiston" der Alten als höchst aktiv erscheinen. Heute wissen wir, daß dieser Oxydationsvorgang in Wirklichkeit eine Folge einer *Zerlegung* „brennbarer" Substanzen ist. Wir wissen aber auch, daß wir ganz entsprechende Erscheinungen gegenüber dem Wasserstoff haben, ebenso aber auch gegenüber den Elektronen, die als Bausteine der Materie auswechselbar sein können. So gibt es solche, die den Verbindungen eine sog. „*Wertigkeit*“ verleihen. Eisen z. B. ist „zwei- und „dreiwertig“. Das erstere entspricht dem „reduzierten“ (Red), das zweite dem „oxydierten“ Ox-Zustand. Nun treffen wir auf eine höchst erschwerende Tatsache:

Der unbefangene Leser glaubt, daß das dreiwertige selbstverständlich eine höhere Energie, höhere chemische Arbeitsfähigkeit enthalten müsse, als das zweiwertige. Es ist aber gerade umgekehrt. Und wir müssen erstaunend feststellen, daß sich das durch das ganze Gebiet der Reduktionen und Oxydationen hindurchzieht:

Stets enthält die Red-Form die höhere Arbeitsfähigkeit, die Ox-Form die geringere. Die Red-Formen spenden, die Ox-Formen empfangen Energie.

Nun gibt es Substanzen, die sind, sobald sie einmal in die Ox-Form übergegangen sind, nicht mehr „zurückzuführen“ in den energiereicheren Zustand, sie sind „*irreversibel*“. Andere Verbindungen aber gibt es, die sich wieder zurückführen (reduzieren) lassen, die aber auch ihre aufgeladene Energie wieder abzugeben vermögen, oxydiert werden. Das sind die „*reversiblen*“ Stoffe.

Es ist nun durch die physikochemische Forschung möglich geworden, diese Vorgänge *meßbar* zu machen und dadurch auch zu erklären, weshalb es Substanzen gibt, die sich *leicht oder schwer reduzieren bzw. oxydieren* lassen. Diese Messungsmöglichkeit gibt es bisher nur gegenüber den reversiblen Systemen, nicht gegenüber den irreversiblen.

Redox-Begriffe

Die reversiblen Stoffe, von denen man also dauernd Übergänge zwischen Red und Ox erwarten kann, nennt man nun „Redox-Systeme“. Und diese selbst zeigen unter sich die sog. „Redox-Potentiale“. Das bedeutet nun folgendes:

Unter „*Energie*“ verstehen wir „Arbeitsfähigkeit“ *(Chwolson,* S. 49), unter „chemischer Energie“ also „chemische Arbeitsfähigkeit“.

Unter „Potential“ verstehen wir nun den Unterschied (Differenz) zwischen zwei gleichartigen Arbeitsfähigkeiten.

Unter „*Redox-Potentialen*“ *verstehen wir demnach die meßbar gewordenen Größenunterschiede bei reversiblen Reduktions- und Oxydationsfähigkeiten.*

Wir kennen nun „starke“ und „schwache“ Reduktions- und Oxydationsmittel. Das ist bestimmt durch die chemische Natur der Substanzen, ganz genau, wie bei den starken und schwachen Säuren und Basen. Und man kann nun offenbar ordnen, indem man die Reduktionsmittel nach der Stärke ordnet, ebenso die Oxydationsmittel. Man erhält so eine Ordnung, eine Skala, die „*Redox-Skala*“.

Es ist nun verständlich, daß man diese Skala zwischen den stärksten und schwächsten Pol eingeordnet hat, der unter den üblichen Verhältnissen bei uns herrscht. Hier hat sich als das stärkste Reduktionsmittel im Biologischen der *Wasserstoff* erwiesen, als üblichstes Oxydationsmittel der *Sauerstoff*. Zwischen diesen herrscht eine Spannung von 1230 Millivolt und alle andern organischen reversiblen Redox-Vorgänge lassen sich in diese Skala einordnen. Mit andern Worten: Die Meßbarkeit dieses Vorganges nach seiner Stärke, ob leicht oder schwer eintretend, führt zu einer sehr guten Ordnung.

So weit wäre das also ganz leicht und verständlich, wenn nun nicht die physikochemische Bezeichnungsweise das Ganze für uns heillos verwirren würde. Denn sie nennt in Anpassung an die Terminologie der Elektrizitätslehre die stärkeren Reduktionsmittel die „negativeren“, umgekehrt die stärkeren Oxydationsmittel die „positiveren“.

Das wird aber noch schlimmer: Jedes derartige System, das in Red-Form vorliegt und nun chemisch Arbeit leistet, also Energie abgibt, muß natürlich in einer entsprechenden Ox-Form zurückbleiben. Seine Energie ist nach unten geflossen, zu den „positiven“ Stoffen. Nun nennt man den Red-Zustand eines Systems den „negativeren“, den Ox-Zustand wieder den „positiveren“, also, das System, was weniger Energie hat, wird als das positivere bezeichnet und umgekehrt. Darin liegt eigentlich die ganze Schwierigkeit des Verständnisses, und man muß das wissen, um nun die Folgerungen für die Erkenntnis der Richtung zu ziehen. Diese lautet:

Stets geht die chemische Arbeitsfähigkeit den Weg vom stärkeren zum schwächeren System, innerhalb des Systems vom energiereicheren zum schwächeren, vom Red- zum Ox-Zustand. Und so können zahlreiche Systeme hintereinander geschaltet sein, indem sie chemische Arbeitsfähigkeit leiten: *Stets spendet das höher liegende, stärkere System dem niederen, und dieses gibt die Energie weiter an das noch niedere usw.*

Man kann dies gegenseitige Verhältnis nicht besser verständlich machen als durch ein Gedicht von *Konrad Ferdinand Meyer* „Der römische Brunnen“: In diesem Gedicht gleicht die chemische Energie dem Wasserstrahl, der von außen emporgehoben wird, sodann der Schwerkraft entsprechend fällt und den Brunnenschalen nach verteilt wird.

Aufsteigt der Strahl und fallend gießt
Er voll der Marmorschale Rund,
Die, sich verschleiernd, überfließt
In einer zweiten Schale Grund;
Die zweite gibt, sie wird zu reich,
Der dritten wallend ihre Flut,
Und jede nimmt und gibt zugleich
Und strömt und ruht.

Unterschied zwischen reversiblen und irreversiblen Systemen

Die leichte Umkehrbarkeit des Geschehens verleiht den reversiblen Systemen eine außerordentliche praktische Bedeutung: sie können große Mengen Energie durchfließen lassen, den Lauf ordnen, ohne selbst in großer Menge vorhanden zu sein. Man muß ihnen nur Zeit lassen. Und deshalb spielt der Zeitfaktor die maßgebende Rolle.

Die irreversiblen Stoffe hingegen, die nach erfolgter Oxydation nicht mehr reduziert werden können, wirken auch entsprechend ihrer *Menge*.

Nun wissen wir, daß zu diesen „*Mengen-Stoffen*" z. B. die *Zucker* gehören, also die wichtigsten Verbrennungsstoffe der lebenden Substanz. Sie liefern die Kalorien. Zu den „*Zeit-Stoffen*" *aber gehören* eine Anzahl der wichtigsten „*Vitamine*", z. B. das Vitamin C. Aber auch Schwefelverbindungen, Eisen-, Mangan-, Kupfer-Verbindungen kommen vor. Alle sind Hilfsmittel der lebenden Substanz und dienen dazu, den Abbaustoffwechsel an besonderen Stellen auf chemische Seitenwege abzuleiten, auf denen die Fermente der lebenden Substanz warten, um mit den milden Mitteln des Lebens die Verbrennung der Nahrungsstoffe durchzuführen. Was ohne diese Ordnung z. B. schnell in Kohlensäure und Wasser zerfallen würde, bekommt so den komplizierten Ablauf des organischen Geschehens, der in der physiologisch-chemischen Forschung untersucht wird.

Fehlt aber hier nun ein solches System (z. B. das C), dann hört diese Phase auf, es kommt zu einem „*Redox-Kurzschluß*" und es bleiben abnorme Stoffwechselreste übrig, die ihrerseits Grund zu Vergiftungen werden. Das geschieht z. B. mit der Brenztraubensäure, wenn das Vitamin B_1 fehlt.

Der *Zeitfaktor*, der für diese reversiblen Systeme wichtig ist, setzt nun also voraus, daß man *stets dem Abbaugeschehen genügend Zeit läßt, damit die durchfließende Energie jede Etappe zurückgelegt hat.* Denn sonst muß es zu *Stauungen* und *Hemmungen* kommen. Und hier liegt z. B. einer der wichtigen Gründe, weshalb *vor jeder Nahrungsaufnahme „Hunger" herrschen* sollte. Denn ich habe gezeigt, daß jede lebende Zelle danach strebt, im Hunger einem „Reduktionszustand" zuzustreben, einem Spannungszustand, der sie sofort bei Nahrungsaufnahme in den Stand setzt, mit dem Abbau beginnen zu können.

Es scheint nun so zu sein, daß der Körper zu diesem Spannungszustand auf zwei verschiedene Weisen gelangen kann:

1. Die beim oxydativen Abbau frei werdende Energie wird zur Rückführung bestimmter vom Körper synthetisierbarer Redox-Systeme in den Spannungszustand verwendet, und zwar auch der starken Redox-Systeme (z. B. Sulfhydrilverbindungen).

2. Die lebend aufgenommenen Nahrungsstoffe enthalten auch diese Systeme, aber in gespannter, reduzierter Form. Sie ersparen also wahrscheinlich dem Körper die Notwendigkeit des Mehraufwandes zur Rückspannung seiner Systeme. Und vielleicht deshalb soll man bei Frischkost eine geringere Kalorienmenge benötigen.

Dieser Fragenkomplex ist nur als *Hypothese* ausgesprochen. Er muß noch bewiesen werden (s. S. 128 betr. Erfahrung in Japan).

Während sich nun der Körper eine Anzahl dieser Systeme selbst zu bilden vermag aus gewissen Rohstoffen (z. B. Sulfhydrilverbindungen zur Anregung der Gärung, Atmungssysteme zur Regelung der Atmung), kann die tierische Substanz eine Anzahl nicht oder wenigstens nicht in dem erforderlichen Umfang aufbauen. Diese müssen von Pflanzen bezogen werden, und dazu gehören dann einige der *lebenswichtigen* Vitamine. Dadurch entstand die Abhängigkeit der Tiere und Menschen von den Pflanzen und Bakterien. Das Leben wurde dadurch aber eine Einheit. Und die Tiere bekamen durch Ausnutzung der pflanzlichen Vorarbeit die Möglichkeit zu besonderen, höheren Leistungen, z. B. Hormonsynthesen.

Auf Grund dieser Lehre konnte ich den „Strahlenantagonismus" nicht nur chemisch, sondern auch kinetisch potentiell deuten: *Die normale Zelle bekommt zuerst durch die Anfärbung mit Methylenblau ein +-Potential, eine stärkere Oxydationslage; sie strebt ihrem normalen negativen, sauerstofffreien Potential zu, der Reduktionslage.* Das ist die Norm (und Hungerform).

Durch *Wärmestrahlung* wird dies Streben gefördert, daher die schnelle Entfärbung. Die Zelle enthält nun Methylenweiß. Wird *Blaulichtwirkung* eingeschaltet, so erfolgt eine Wirkung auf das rote Atmungsferment und das Methylenweiß wird oxydiert; alles strebt einem verstärkten oxydativen Abbau zu. Demnach mußte die Reduktion ein Aufbau, eine Synthese sein! Blaulicht aber fördert den Abbau, vermag also „reinigend", entschlackend zu wirken.

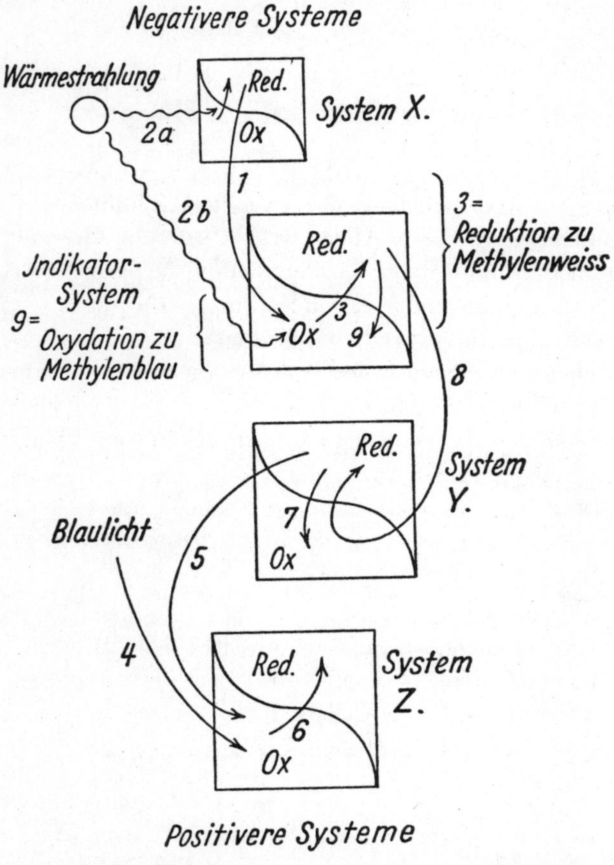

Abb. 13. 1. Normale Tendenz der lebenden Zelle zur Reduktion (Spannungszustand). 2a. Aufladung der Ox-Systeme durch „Wärmestrahlung" und 2b. Aufladung des Methylenblau führen zu schneller Spannungserhöhung. 3. Es entsteht Methylenweiß. Diese Spannungstendenz besteht z. B. bei Hunger!

Blaulichtwirkung: Sie ist nur indirekt zu erklären. 4. Reduktion eines Systems Z, ein System Y in Red-Form durch Blaulicht oder (5) durch Red-System Y. Dadurch wird Z zu Red (6), Y zu Ox (7). 8. Methylenweiß reduziert nun Y (Ox) und bleibt selbst oxydiert (blau) zurück. Nun kann die erste Phase wieder einsetzen.

Während die Wärmewirkung also ein vorheriges Abweichen zum Positiven durch die künstliche Färbung voraussetzte, um als wirksam erkannt zu werden, setzte die Blaulichtwirkung schon ein, wenn Bestrahlung erfolgte. Erkennbar wird das 1. durch die Umsatzsteigerung aus den *Warburg*schen Versuchen; 2. die Oxydation des Methylenweiß, das nur als Indikator wichtig, aber nicht bei der Reaktion selbst nennenswert beteiligt ist. (Umgekehrt *sensibilisiert* Methylenblau für gelbrotes Licht und Wärmestrahlung.)

Methylenblau ist ein *„Küpenfarbstoff"* und als solcher ein *„Redox-Indikator"*, dessen Potential ebenfalls gemessen werden kann.

Redox-Potentiale und 2. Hauptsatz

Im 3. Kapitel, Abb. 4 wurde in horizontaler Richtung der „Strahlenantagonismus" schematisch wiedergegeben. Nunmehr können wir die feineren Vorgänge analysieren. Sie seien in der Zeichnung zu dieser Fußnote erläutert:

Das Methylenweiß/Methylenblau als Red/Ox-System ist das zweite von oben, es hat Indikatoreigenschaften. Die untere Abteilung des Quadrats ist die Ox-, die obere die Red-Phase. Gibt man nun der lebenden Zelle Methylenblau, so erteilt man ihr das positive Potential der Ox-Phase. Sie strebt durch (1) zu einem negativeren Potential. Dies wird erreicht durch Reduktion von einem stärker negativen System (normaler Vorgang), oder gefördert durch Wärmestrahlung (2a und 2b): Schnelle Entfärbung zu Methylenweiß. Die „normale Spannungslage" ist erreicht.

Die Rückoxydation ist komplizierter. Das Blaulicht kann nicht von dem farblosen Indikator absorbiert werden, sondern nur von gelben oder roten Systemen, wohl dem gelben und roten Atmungsferment *Warburgs*. Damit nun das Methylenweiß reduzierend wirken kann auf ein tieferes, positiveres System, muß z. B. System Y erst oxydiert werden. Das geschieht durch Reduktion eines noch positiveren Systems Z durch (4 und 5) zu (6). Nun erst ist Y Empfangssystem für Reduktion durch Methylenweiß geworden (7) und erfährt dadurch einen Potentialhub (8). Das Methylenweiß bleibt nun oxydiert und das Präparat ist blau.

Diese Analyse zeigt, mit wie komplizierten Verhältnissen man bei der Blaulichtbehandlung der Tuberkulose zu rechnen hat!

Ruhezustand und Spannung

Am besten betrachten wir also den Ox-Zustand als den Ruhezustand, den Red-Zustand als den „Spannungs"- oder Unruhezustand. Reduktion ist also Spannung, Oxydation Ruhe. Red-Formen sind immer Spender von Energie, Ox-Formen Empfänger. Dann bleibt bei Abgabe der Spannung das Redox-System entspannt, in Ruhe, oxydiert zurück. Das Oxydieren ist also Ergebnis der Energieabgabe, eine Tätigkeitsform, die Reduktion eine Leidensform. Es führt irre, wenn man immer sagt: Ein Stoff „wird" oxydiert. Er bleibt oxydiert zurück, weil er Energie an ein anderes System abgab.

Woher kommen nun diese Spannungszustände?

Über die Ursachen der Entstehung organischer Spannungen

Wir wissen nun zwar, daß bei der Bildung der organischen Substanz sich in den Pflanzen Sonnenenergie ansammelt, wobei z. B. 6 CO_2 und 6 H_2O zu $C_6H_{12}O_6$, zu Kohlehydraten (Zucker) synthetisiert werden. Dabei aber werden 6 Sauerstoffatome abgespalten und bilden die Grundlage des atmosphärischen Sauerstoffs.

Wir müssen eine Spannungszunahme beim Zuckerbildungsprozeß annehmen. Was geschieht mit dem Sauerstoff? Er hat ja doch sicher auch einmal eine Spannungszunahme erfahren, als er zum Molekül Kohlensäure bzw. Wasser benutzt wurde. Werden diese energiereichen Systeme jetzt zerlegt, dann wird der Sauerstoff abgespalten. Vielleicht sinkt er jetzt wieder auf sein altes Tief zurück. So würde sich die große Spannung zwischen dem aktiv durch Sonnenenergieaufnahme gespannten Zucker und dem entspannten Sauerstoff erklären. Es entsteht ein kräftiges Reduktions- und ein kräftiges Oxydationsmittel (O_2) bei dem gleichen Vorgang. Wenn aber nun der Gärungs- bzw. Atmungsvorgang einsetzt, dann erfolgt die Wiederannäherung, Zucker und Sauerstoff nähern sich, der eine sinkend, der andere gehoben, bis wieder Kohlensäure und Wasser übrig bleiben, der größtmögliche Ruhezustand ohne neue Energiezufuhr erfolgt ist. Zeichnerisch ist diese Annahme in Abb.   wiedergegeben.

In der unbelebten anorganischen Natur ist Sauerstoff, z. B. als Kohlensäure CO_2 oder Wasser H_2O, unter Energieaufwand gebunden und erfuhr dadurch einen Hub vom Niveau des gasförmigen Sauerstoffs auf das Niveau der Kohlensäure bzw. des Wassers.

Durch Vermittlung des Chlorophylls*) der Algen wird nun neue Energie zur Synthese von Zucker ($C_6H_{12}O_6$) aus 6 CO_2 und 6 H_2O in stufenförmigem Aufstieg verwendet. Die einzelnen Stufen dieses Vorganges sind chemisch noch unbekannt. Die Katalyse spielt dabei eine wesentliche Rolle. Durch diese Synthese erfährt das Arbeitsniveau des Belebten eine Erhöhung über das Niveau von CO_2 und H_2O. Zucker wird ein energiegeladenes Reduktionsmittel.

Gleichzeitig aber wird Sauerstoff (6 O_2) abgespalten und sinkt auf sein tiefes Oxydationsniveau zurück. Es entsteht aus zweifacher gegensätzlicher Bewegung, der Energiespannung zwischen den reduzierten Lebensstoffen und dem anorganischen Gassauerstoff. Beim Stoffwechselabbau wird diese Spannung wieder ausgeglichen; stufenförmig unter Vermittlung von Redoxsystemen und Vitaminen geht von der

*) Bezüglich des Sauerstoffes in der Atmosphäre s. Naturwissenschaften 1941, S. 472, 2. Spalte.

Gärung bis zur Atmung der Energieabfall vor sich, CO_2 und H_2O verbleibt als Rest, Sauerstoff wird aus seinem tiefen Niveau durch Reduktion wiederum gehoben.

Es machen also der Sauerstoff und die Kohlensäure + Wasser diese gegensätzliche Wellenbewegung durch, deren Bestehen bisher wohl unbeachtet war.

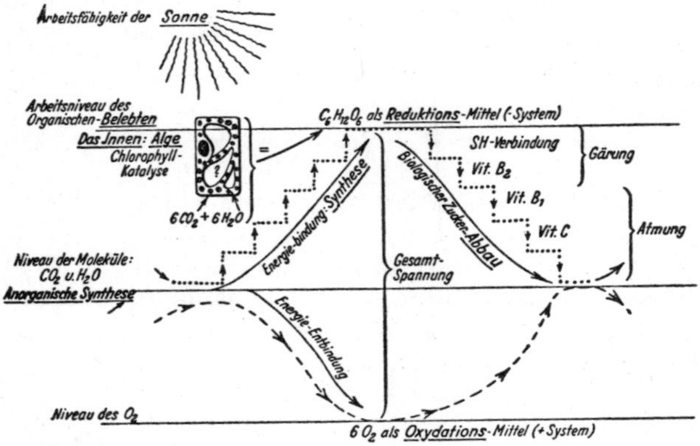

Abb. 14. Schema des Stoff- und Energiewechsels (Kohlehydrate).

Unterschied zwischen Unbelebt und Belebt

In der unbelebten Natur strebt jeder Vorgang so schnell wie möglich einem Endzustand zu, der für ihn Ruhezustand ist. Diese Ruhe dauert so lange, bis eine Störung von außen erfolgt. Der rollende Stein bleibt irgendwo liegen. Der chemische Stoff bleibt oxydiert untätig. Auf den Oberflächen der Gestirne bilden sich so unter Mitwirkung der „Schwerkraft“ die Formen der Erdoberfläche, der Verteilung des Wassers, der Luft usw.

In den *werdenden Sternen* aber haben wir dauernde Neubildungsvorgänge unter riesigen Drucken und Temperaturen. Hier entstehen immer neue Unruheherde, die einem Ruhezustand zustreben. Mit der zunehmenden Abkühlung der Sterne hören die Unruheherde auf, es kommt zum Altern, bis physikalisch Ruhe herrscht und chemisch Oxydation. Die toten Sterne sind oxydiert.

Der Spannungszustand des Lebens

Das gesamte Leben entwickelt gegenüber dieser erstrebten Ruhe des Unbelebten eine Spannungsunruhe des Belebten. Sie dient, soweit ich bisher erkennen kann, in erster Linie der *Überwindung der Schwerkraft*. Möge Bakterienbewegung oder Wurzeldruck, Muskelbewegung oder Blutstrom beachtet werden: *alles Leben ist Kampf gegen die Schwerkraft*. Und dazu benötigt die lebende Zelle der Energiezufuhr, deren zweckmäßige Verwendung ihr durch ihre erbgebundene innere Organisation möglich geworden ist. In der *Verwendung* der Energie ist dann die lebende Zelle einer kalorischen Maschine ähnlich. Aber wie andersartig wird das gewonnen als in einem Dampfkessel! Beim Tode geht diese Spannung verloren, die Schwerkraft siegt.

Entwicklung des Stoffwechsels als Hypothese

Ich nehme an, daß wir eines Tages in der Lage sein werden, die Entstehung und Entwicklung des Lebens aus dem Werden dieser chemischen Reaktionsmöglichkeiten herzuleiten und daß dazu die Kenntnis des zweiten Hauptsatzes von der Ordnung des Geschehens grundlegend wichtig sein wird. Wir werden dabei beachten müssen, daß Leben erst mit der Bildung von Wasser möglich ist, daß hohe Temperaturen am Anfang stehen können. Vielleicht entspricht der Spannungszustand der lebenden Substanz der Bewahrung dieser ursprünglich einmal durchlebten günstigsten äußeren Umwelt. Mit der Abkühlung der Erdoberfläche z. B. wurde es immer schwerer, diesen Spannungszustand aufrecht zu erhalten. Immer neue chemische Reaktionen mußten eingesetzt werden, bis schließlich in der Einschaltung des Sauerstoffs der heute gültige Umfang erreicht wäre.

Ja, man darf weiter gehen. „Leben ohne Sauerstoff"*) erscheint als die *ältere* Phase; es ist sogar möglich, daß es eine noch ältere gab, die vor der anaeroben Phase bestand. Für sie wird man die Bezeichnung „*ultraanaerob*" oder „präanaerob" verwenden müssen und es erscheint möglich, daß wir hier den Stoffwechsel des „Virus" zu suchen haben. Man könnte erwarten, daß im Virus der Einfluß der Redox-Systeme Folge eines einfachen Elektronenaustausches ist (Wertigkeitswechsel der anorganischen Stoffe), daß die anaerobe Phase vor allem das Geschehen um den Wasserstoff, das aerobe das um den Sauerstoff begreift. Die

*) Über die lebenswichtige Anaerobiose des Darminnern s. Grundlagen, S. 70 und Klin. Wschr. 1935, Nr. 31.

Mitwirkung der Schwerkraft s. S. 66 und 81 Grundlagen.

Bei der anaeroben Gärung entstehen „Gärungsprodukte". Diese sind richtiger zu bezeichnen als „Gärungsabfälle"; denn es handelt sich nicht um neu entstandene Produkte, sondern Restbildungen unter Energieverlust.

Einbeziehung des Sauerstoffs als „Atmung“ ist auch die letzte heutige Phase. Ich habe an anderem Orte früher entwickelt, daß alle Tatsachen dafür sprechen, daß der Sauerstoff lebensfeindlich ist und daß er nur durch die zweckmäßige innere Organisation der lebenden Zelle zu einem erhaltenden Element wurde.

Auf dem Werden dieses Stoffwechsels schalteten sich nun geeignete Redox-Systeme ein, wobei langsam eine Ordnung von starken Reduktionsmitteln zu starken Oxydationsmitteln erfolgte. Schließlich steht der Sauerstoff an letzter Stelle und stärkere Peroxyde sind eingeschaltet, die dann ins anorganische Unbelebte übergleiten.

1929 habe ich in der Arbeit „Strahlenantagonismus“ zuerst die Redox-Potentiale erwähnt. Jetzt hat sich der Gedanke durchgesetzt. Er gerät damit aber sofort wieder in die Gefahr, überschätzt zu werden. Deshalb soll ausdrücklich darauf hingewiesen werden:

Die Redox-Potentiale erklären nur jenen Teil der chemischen Abbau- und Aufbauvorgänge, der ihnen unterworfen ist. Sie sind geeignet, eine Ordnung in die Nahrungsstoffe, aber auch in das chemische Geschehen zu bringen. Gleichzeitig lassen sie verstehen, weshalb die Zeit und der Tätigkeitswechsel (Rhythmus) so wesentlich sind. Sie können die Kalorienlehre nicht ersetzen, sondern vervollständigen sie. Sie zeigen, daß die Nahrung nicht nur mengenmäßig, sondern auch ihren durch das Leben erworbenen Eigenschaften nach bewertet werden muß. Sie sagen aber nichts darüber aus, ob nicht noch besondere weitere Vorgänge und Stoffe in dem ernährten Lebewesen außerdem für das Gesamtgeschehen notwendig sind (s. 9. Kapitel).

Unter Darlegung der erschwerenden Terminologie haben wir also nun verstanden, daß die Redox-Potentiale uns eine Ordnung im Gebiet chemischen Geschehens erlauben, wie sie uns auch durch die elektrometrischen Messungen der Wasserstoffionenkonzentration auf anderem Gebiet möglich geworden ist. Und wir sagen, daß die chemische Arbeitsfähigkeit eine Richtung einhalten muß, die „vom Mehr zum Weniger, vom Stärkeren zum Schwächeren“ geht. Wir sahen aber auch, daß „das Belebte“ gegenüber dem Unbelebten „stärker“ ist, eine Spannung aufweist, die es mit allen Mitteln aufrechtzuerhalten versucht. Erlischt sie, dann tritt der Tod ein. Und jede Aufnahme von Nahrung dient zur Erhaltung des Lebens. In dieser *Spannung*, deren Aufrechterhaltung nur durch die zweckmäßige Organisation möglich ist, liegen wichtigste Lebensgesetze. Daß wir sie nicht erklären können, sondern nur messen und bestimmen, tut dabei nichts zur Sache.

Gleichzeitig aber sahen wir, daß der *Zeitfaktor* durch die Eigenschaften der reversiblen Systeme notwendigerweise zu beachten ist. Dieser Zeitfaktor im Leben heißt „*Rhythmus*" und Verstöße gegen ihn führen zu Störungen, deren Erforschung noch Sache der Rhythmusforschung ist. Hier, und nicht im Mengenproblem liegen die eigentlichen Aufgaben der medizinischen Vitaminforschung. Das, was heute darunter betrachtet wird, ist nur eine Frage der Abnutzungsmenge, nicht der funktionierenden Menge.

Gewiß gibt es ähnliche Prozesse auch im unbelebten Geschehen (*Liesegang*sche Ringe), doch bestehen hier Temperaturabhängigkeiten, Umwelteinflüsse. Das Gesetz des Rhythmus liegt aber bei der lebenden Substanz in der lebenden Zelle selbst. *Ordnung* ermöglicht die „unnatürliche" Benutzung der Ursachen, der *Rhythmus* dient dem Wechsel zwischen Arbeit und Erholung.

Gedanken über den zweiten Hauptsatz der Energielehre

Als ich einige Vitaminwirkungen und Nahrungswirkungen mit der Wirkung von Redox-Potentialen erklärte, war ein bis dahin unbekanntes Ordnungsprinzip aufgefunden, dessen Bedeutung mir damals noch nicht völlig klar war. Erst später sah ich, daß ich mit dieser Deutung in ein umstrittenes Gebiet gekommen war, das bereits zu einem lebhaften Streit geführt hatte; es handelt sich um die Gültigkeit des zweiten Hauptsatzes der Energielehre.

Ich hatte damals lediglich rein beschreibend versucht, eine solche Ordnung aufzustellen und eine vergleichende Energietabelle erdacht (Grundlagen, S. 55), die in meinem Lehrbuch eingehend besprochen ist. Hier waren die einander entsprechenden Benennungen im Gebiet der Mechanik, der Wärmelehre, Elektrizität, Ionisation und Redox-Potentiale zusammengestellt.

Damals war ich mir in keiner Weise bewußt, daß ich alles energetische Geschehen unbewußt nach dem zweiten Hauptsatz geordnet hatte. Ich kannte ihn nicht, wie die meisten Mediziner, die in ihrer Studienzeit wohl etwas vom Satz der Erhaltung der Energie *(Robert Mayer)* gehört hatten, aber nichts vom zweiten Hauptsatz.

Um 1900 hatte der Schweizer Arzt *Bircher-Benner* die Gültigkeit dieses Satzes zum ersten Mal für das lebende Geschehen beansprucht. Ihm war damals von Seiten der Kollegen gesagt worden, „er habe die Grenzen der Wissenschaft verlassen". Und Jahrzehnte hindurch führte er nun den Kampf um diese Erklärung. Kürzlich erst hat der theoretische Physiker *Jordan* in einem wichtigen Aufsatz dazu Stellung genommen. Mir scheint aber, als ob damit das letzte Wort noch nicht gesagt sei, sondern als ob infolge einer verschiedenartigen Fassung des zweiten Hauptsatzes Physiker und Mediziner aneinander vorbeiredeten. Das möchte ich im folgenden beweisen.

Damit übernehme ich eine der schwierigsten Aufgaben, vor allem deshalb, weil die Physiker ihn verschieden formuliert haben. In der ursprünglichen, auf rechnerischen Maßnahmen basierenden Fassung lautet er: „Es ist unmöglich, eine periodisch funktionierende Maschine zu konstruieren, die weiter nichts bewirkt, als Hebung einer Last und Abkühlung eines Wärmebehälters" (Formulierung von *Planck* nach *Eggert*, Physikalische Chemie, S. 40). Auf S. 44 finden wir eine zweite Formulierung: „Geht eine Wärmemenge von höherer zu niederer Temperatur über, so ist niemals die gesamte Wärmeenergie in mechanische Arbeit verwandelbar; die Verwandlung gelingt vielmehr nur teilweise. Der Rest bleibt Wärme" (*Carnot*scher Kreisprozeß). Diesen Rest nun, der für die gewünschte Arbeit nicht verwendet wird, bezeichnet man nun als „Entropie-Wärme", davon den ganzen Satz als „Entropie-Satz" (s. unten).

Daneben hat der „Entropiesatz" nun als zweiter Hauptsatz eine verallgemeinerte Ausdrucksform gefunden, die ihn für das Geschehen bei *allen* Formen des Energiewechsels verwendbar gemacht hat. Es ist die Fassung von *Georg Helm* (zit. nach *Ostwald*, S. 103): *„Jede Energieform hat das Bestreben, von Stellen, in welchen sie mit höherer Intensität vorhanden ist, zu Stellen von niederer Intensität überzugehen. Sie heißt ausgelöst, wenn sie diesem Streben folgen kann"*.

Diese Fassung ist also eine allgemeine abstrakte, die übertragen werden kann auf die Erklärung und *Ordnung* alles Geschehens. Und deshalb heißt es auch in *Chwolson:* „Der erste Hauptsatz gibt uns das rein quantitative Gesetz ..., unabhängig von der Richtung". *„Der zweite Hauptsatz beantwortet die Frage nach der Richtung der Vorgänge."* Wir können also den zweiten Hauptsatz seinem Wesen nach nennen: den *Satz von der Ordnung des Geschehens*. Er sagt aus, was geschehen kann, wenn man die Stellen höherer und niederer Energie kennt. Es ist zu seiner Geltung und Anwendung *nicht* notwendig, daß man die der „Entropie" entsprechende Größe berechnet, sondern nur, daß man weiß: es gibt solche Ordnung. Und in diesem Sinne legte *Bircher-Benner* auch später den Satz aus. In einem unserer letzten Gespräche sagte er mir: er glaube, das Wesen des zweiten Hauptsatzes nunmehr erklären zu können: es handelt sich um einen Satz der Ordnung. Das ist zweifellos richtig.

Die Entropie

Was hat es nun aber mit der „Entropie“ auf sich? Hier versagen die Versuche der Physiker, eine anschauliche Erklärung zu geben, vollkommen, ebenso wie die Bezeichnung falsch ist. Ich zitiere nur folgendes: *Ostwald* gibt in seinem Buch „Die Energie“ nur eine Formel der Entropie zu ihrer Berechnung; er sagt nicht, was sie selbst sei. *Jordan* spricht von „freier Wärme“. Und *Chwolson*, der sonst die besten Definitionen gibt, sagt: „Dies ist die Lehre von der Entropie, welche dahin führte, daß die Spezialisten den zweiten Hauptsatz der Thermodynamik kurz als Entropiegesetz bezeichnen. Unserm schüchternen *Versuch, das Wesen des zweiten Hauptsatzes zu beleuchten, ist hier eine Grenze gezogen.* Welche ganz bestimmte physikalische Größe Entropie genannt wird, kann hier nicht erläutert werden“ (S. 64). Schade! Man muß versuchen, sich selbst zu helfen.

Mir scheint, daß man diese Entropiewärme am besten als „Verlustwärme“ bezeichnet, da sie nicht für den speziellen Arbeitsvorgang benutzt wird, für den die Maschine geschaffen wurde, sondern allgemein zur Erwärmung der Maschine usw. dient; sie geht also dem speziellen Arbeitsprozeß verloren. Deshalb ist sie auch eigentlich eine „Ektropie“*). Es ist wirklich schwierig, weil die Physiker keine einzige leicht verständliche Definition geben, sondern nur Berechnungsformeln.

Das Gleiche scheint mir die Stelle bei *Bavink* (S. 282/3) zu besagen, die hier wiedergegeben sei: „Der Entropiesatz besagt, daß in normalen, sog. molaren Dimensionen ... ein Perpetuum zweiter Art unmöglich ist, d. h. ein Apparat, der ohne Energiezufuhr oder Energieverlust dauernd im Gange bleibt, indem die Energie in ihm einfach einen Kreislauf aus einer Form in eine andere und wieder rückwärts ... ausführte. *Der Grund dafür ist die Entwertung der Energie durch Zerstreuung* (also „Verlust“), die wenn nicht anders dann wenigstens durch Wärmeleitung und Wärmestrahlung fortgesetzt stattfindet. Diese Zerstreuung bedeutet im Lichte der kinetischen Wärmetheorie nichts anderes, als daß bei den „ungeordneten“ Bewegungen der Moleküle immer von selbst sich der *wahrscheinlichste* Zustand der Geschwindigkeitsverteilung herstellt“.

Wenn nun der zweite Hauptsatz für alle Energieformen verallgemeinert wird (s. oben), dann wird man annehmen müssen, daß bei allen Formen des Energiewechsels immer nur ein Teil benutzt wird, ein geringerer Teil verloren geht. Wir kennen aber nirgends die Größe. Und doch gilt die Verallgemeinerung des zweiten Hauptsatzes.

---

*) „nach außen gewandt“. Entropie heißt: „nach innen gewandt“. *Bavink* (Ergebnisse und Probleme der Naturwissenschaften, Hirzel, Leipzig 1940) sagt in der Fußnote S. 79: „Entropie heißt „Verwandlung“. Der Name ist von Clausius für eine ganz bestimmte mathematische Größe eingeführt”.

Am anschaulichsten betrachtet man die „Entropie” als „Steuerzahlung” an die Umgebung.

Ich zitiere hier wieder *Bavink*, S. 448: „Manche Biologen und Naturphilosophen haben die Vermutung geäußert, daß im lebendigen System vielleicht der Entropiesatz keine Geltung besäße, was soviel bedeuten würde wie: daß hier nicht, wie in der physikalischen Welt (z. B. der Wärmetheorie) stets das betrachtete System vom weniger wahrscheinlichen zum wahrscheinlicheren Zustande übergehe, vielmehr die möglichen „Schwankungen" von einer überphysikalischen leitenden Macht so ausgenützt würden, daß dabei der „gewünschte" (zweckmäßige) Erfolg erzielt wird. Gegen eine solche Lehre von der „Ektropie" des Organischen *(Auerbach)* lassen sich indes gewichtige Bedenken erheben. Vor allem dies, daß, soweit das bisher festgestellt werden konnte, der „Wirkungsgrad" der Lebensmaschine keineswegs größer ist als der anderer thermodynamischen Einrichtungen. Immerhin könnte man dem wieder entgegenhalten, daß das vielleicht nur für die hier allein untersuchten Muskelprozesse gelten möge, dagegen gerade in das Zentralnervensystem jener Gewinn an „freier Energie" stattfinden möge, den die Theorie voraussetzt".

Bezüglich der Ernährungswirkungen können wir sagen:

1. Für den Kalorienverbrauch sind rechnerische Grundlagen über die „Verlustwärme" nicht angestellt. Sie werden auch wohl vorläufig nicht angestellt werden können, weil die Bedingungen im lebenden Körper zu kompliziert sind.

2. Trotzdem ist anzunehmen, daß der zweite Hauptsatz in Form des Entropiesatzes gilt. Seitens des Mediziners wäre allerdings seine Existenz nicht zu beweisen. *Aber der Physiker müßte den Gegenbeweis führen.* Denn *andernfalls könnte er nicht einen Satz mit Allgemeinanspruch aufstellen.*

3. In der *verallgemeinerten Form* aber, daß jede Energie vom „Mehr" zum „Weniger", vom „Starken" zum „Schwachen" zu gehen bestrebt ist, gilt der Satz sicher für die gegenseitige Beeinflussung der Redox-Systeme.

4. *Entropie* ist „Verlustwärme", die für die gewünschte thermodynamische Arbeit nicht aufgewendet wird. Entsprechende Größen bei anderem energetischen Geschehen sind nicht berechnet.

5. Für andere Nahrungswirkungen z. B. auf das Nervensystem, wie wir sie unten noch kennen lernen werden, gilt der Satz *weder* in der speziellen, *noch* in der allgemeinen Form, denn hier handelt es sich *nicht nur um Energieaustausch.*

Wir finden also auch hier Gelegenheiten zu Mißverständnissen zwischen Physiker und Mediziner, die vor allem durch die für uns unanschauliche Form der Benennungen seitens der Physik hervorgerufen sind.

„Schließlich verweisen wir noch auf die mathematische Struktur der physikalischen Theorien, welche die Einsicht in das Verhältnis zwischen Urteilsinhalt und Objekt bedeutend erschwert und eine Reihe von Problemen gebiert, die bei den übrigen empirischen Wissenschaften an dieser Stelle noch gar nicht auftreten.“ *(Eduard May,* Am Abgrund des Relativismus. Preisgekrönt von der Preußischen Akademie der Wissenschaften zu Berlin. Dr. Georg Lüttke Verlag, Berlin 1941, S. 33.) Auf dies bedeutende Buch, ebenso wie auf das erwähnte Werk von *Bavink* vermag ich hier nur mit diesen wenigen Sätzen hinzuweisen, da ich sie erst beim Lesen der Korrektur verwenden konnte. Vielleicht ist es später einmal möglich, die Anregungen dieser Werke in einer Neuauflage zu verarbeiten.

Chwolson hat seine Ausführungen in dem Buch „Hegel, Haeckel, Kossuth und das zwölfte Gebot“ gemacht. Dies zwölfte Gebot heißt: *„Du sollst nie über etwas schreiben, was du nicht verstehst.“* Das heißt wohl auch: „Du sollst so schreiben, daß andere dich auch verstehen können.“

Auf S. 67 finden wir den Satz: „Das Entropiegesetz ist das unvergleichlich mächtigste Instrument, welches die Physik besitzt, um die geheimsten, nie geahnten Gesetze aufzusuchen, dem die physikalischen Erscheinungen gehorchen. Da es für alle Erscheinungen gilt, so kann es auch zur Analyse aller Erscheinungen benutzt werden. Und dies geschieht und ist geschehen“. In *Bircher-Benners* Exemplar, das mir die Angehörigen freundlicherweise zur Verfügung stellten, findet man an dieser Stelle mit Bleistift die Bemerkung: „Und in der Physiologie?“ Vielleicht schrieb er dies, als ihm zum ersten Mal die Vorstellung dieser Erklärungsmöglichkeit erschien?

So wird man die *Bircher-Benner*schen Versuche, den zweiten Hauptsatz in die Ernährungslehre einzuführen, beurteilen müssen: von größtem Wert, um die Ordnung des Geschehens zu verstehen. Unbewiesen, aber auch unwichtig für das kalorische Geschehen selbst.

Bircher-Benner hatte einst die oft wunderbaren Wirkungen der Frischkosttherapie mit der rein kalorischen Wirkung der verabfolgten Nahrung nicht erklären können. Andererseits fehlte damals das Wissen von den Vitaminen, es fehlten aber noch andere Tatsachen, die für die Erklärung der Nahrungswirkungen ausschlaggebend sind. Ich verweise dazu auf das 9. Kapitel, wo ich auf Grund meiner Versuche diese bisher unbeachteten Wirkungen erkläre. Infolgedessen war *Bircher-Benner* dazu gekommen, die Erklärung in dem zweiten Hauptsatz der Energielehre zu suchen.

Darüber hinaus versuchte er, entsprechend den umstrittenen Versuchen von *Gurwitsch* über „Gewebsstrahlung", die Heilwirkungen durch übermittelte „Sonnenenergie" zu erklären.

Die *Gurwitsch*-Strahlung ist immer noch nicht bewiesen. Man kann sie demnach nicht als Beweis heranziehen. Ich habe in andern Versuchen aber früher gezeigt, daß „gasförmige" Aldehyde vom Typus des Akroleins unter Ultraviolettwirkung aus Lezithinen entstehen können, und daß diese oxydationsfördernden Stoffe intensive Wirkungen auf den Abbaustoffwechsel durch Schwermetallkatalysatoren haben können. Hier muß man weiter suchen, gasförmig wirkende Stoffe zu finden, die vielleicht schnell durch Schleimhäute resorbiert werden (s. S. 124).

Zusammenfassend ist zu sagen:

In der Physik gibt es eine spezielle und mehrere allgemeine Fassungen des zweiten Hauptsatzes. Der strenge Physiker, der nur anerkennt, was rechnerisch bewiesen ist und beweisbar ist, *hält sich an die spezielle Form.* Für diese wird auch in absehbarer Zeit kein Beweis ihrer Geltung im lebenden Geschehen geführt werden. Und, das möge hinzu gesagt werden, das ist für medizinische Fragen auch wenig bedeutungsvoll.

Für die Biologie und Medizin hingegen wird die allgemeine Fassung des zweiten Hauptsatzes grundlegend wichtig und auch brauchbar. Denn sie ermöglicht eine *Ordnung*, die sonst nur schwer experimentell zu begründen ist. Man kann vorhersagen, was geschehen wird, wenn man die Energiebeziehungen kennt.

Jordan erkennt in dem erwähnten Aufsatz an, daß meine Auffassung der Bedeutung der Redox-Potentiale sehr wichtig sei. Daß für deren Ordnung die allgemeine Fassung des zweiten Hauptsatzes grundlegend ist, habe ich in meinen früheren Referaten eingehend begründet. Allerdings: Darin hat *Jordan* recht, daß die *spezielle* Form des Entropiebegriffes nicht für die Erklärung der Redox-Potentiale ausreicht.

Die Fragen nach den tieferen Ursachen des Geschehens

Wir studieren unsere Gegenwart und versuchen, uns so das Geschehen deutlich zu machen. Doch vermögen wir das nur bis zu dem Punkt, wo wir eine zeitlich deutlich erkennbare Ursache anzugeben vermögen. Es läßt sich aber nicht leugnen, daß bei allem, was wir tun und studieren, nicht nur unsere Versuchsbedingungen oder Beobachtungen allein den Verlauf bestimmen, sondern daß stets *unendlich weit zurückliegende verborgene Ursachen mitbeteiligt sind.* Mit diesen und ihrer Bedeutung wird sich die Physik noch eingehend zu beschäftigen haben.

Ich meine folgendes: Wenn heute ein Radium-Molekül zerfällt, dann bildet es keine neue Energie, sondern läßt Energie frei werden, die es einst bei der Bildung mitbekam, die in sein Molekül eingebaut wurde. Und aus den Energien, die heute frei werden, kann man rückschließen auf die Bildungsenergie der Materie aus den elektrischen Einheiten. Und wenn heute chemische Prozesse eintreten, dann wirken stets diese Bildungsursachen und Kräfte mit, obwohl wir sie nicht in Rechnung stellen.

Wenn uns nun also der zweite Hauptsatz aussagt, in welcher Richtung ein energetischer Vorgang stattfindet, so sagt er uns *nichts über die Ursachen aus, die zur „Spannungserhöhung" führten.* Hier unterscheidet die Physik nur zwischen den *„natürlichen"* und *„unnatürlichen"* Ursachen.

Chwolson schreibt S. 72: „Der zweite Hauptsatz zeigt, welche Wandlungen positive sind und solo auftreten können (also natürliche sind), und welche negativ sind und von positiven begleitet werden müssen." D. h. unnatürliche treten nicht „von selbst" auf, die natürlichen aber verlaufen von selbst. Demnach müssen wir wohl die Ausdrücke „von selbst — natürlich — positiv" und „künstlich — unnatürlich — negativ" gleichsetzen. Das führt zu der höchst paradoxen Tatsache, daß die Lebenserscheinungen nur unter Zufuhr von anderer Energie verlaufen können, also „unnatürlich" sind, in bezug auf das Erzeugen der Spannung. Der Abbauvorgang hingegen, ohne die ihn verursachende Spannung untersucht, wäre „natürlich".

Das Leben geht also gewissermaßen „rückwärts", gegen den zur Ruhe strebenden Gang des Unbelebten. Von diesem sagt *Chwolson:* „Die Welt ist ein Organismus, der sich in einer ganz bestimmten, genau definierten Richtung entwikkelt. Infolgedessen ist ein periodischer Wechsel nicht möglich, da wir ja genau wissen, daß die Evolution der Welt in einer einzigen, genau definierten Richtung stattfindet, die jede Möglichkeit einer Periodizität oder einer Rückkehr zum Ausgangszustand ausschließt" (S. 71). Wir sahen aber, daß Periodik = Rhythmus ebenso ein Kennzeichen des Lebens ist, wie Spannung. Beide sind dem Unbelebten nicht eigen. Und demnach sind sie auch nicht mit den für das Unbelebte geltenden Gesetzen zu erfassen, sondern mit den eigenen Lebensgesetzen.

Mir scheint nun, daß wir eine weitere Unterteilung in *„wirtschaftliche"* und *„unwirtschaftliche"* Ursachen machen müssen, indem wir die „Vorursachen" in

Rechnung stellen. Man denke z. B. an die berühmte Einführung des *Thukydides*, der die Entstehung des Peloponnesischen Krieges auf einen *äußeren Anlaß* (*ἀρχή*, arche) im Stadtparlament von Epidamnos und eine *tiefere Ursache* (*αἰτία*, aitia) in der Spannung zwischen Athen — Sparta zurückführt. Demnach müßte man unter Ätiologie die *tieferen* „Bedingungsursachen" verstehen und müßte die „Anstoßursachen" mit „Archologie" bezeichnen. Die Medizin aber bezeichnet unter Ätiologie nur die „Anstoßursachen", die äußeren Krankheitsursachen, nicht die inneren, die bedingenden Ursachen. Jedenfalls macht sie in der Bezeichnung keinen Unterschied zwischen beiden.

Menschliche Technik

Wir stehen der Natur gegenüber, indem wir aus ihrem „unerschöpflichen" Reichtum nehmen, als ob er nur für uns wäre. Wie Kinder

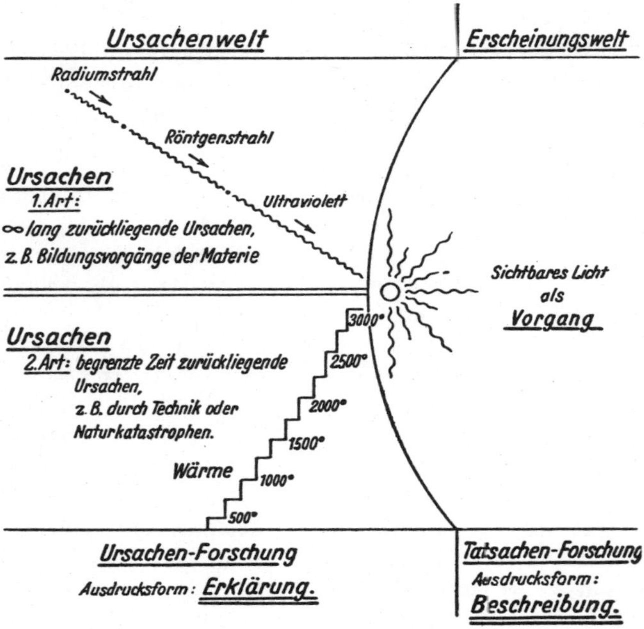

Abb. 15.

aus reichem Hause betrachten wir das stets Vorhandene als Selbstverständlichkeit, z. B. die Sonnenstrahlung. Aber wenn dann plötzlich Notlagen kommen, beklagen wir uns über die „rauhe" Natur.

Unsere Technik vermag nun einen Teil der vorhandenen Energievorräte dazu zu benutzen, um Dinge geschehen zu lassen, die „von selbst" nicht einzutreten vermögen. Hier arbeiten wir nun „wirtschaftlich", wenn wir vorhandene Naturkräfte auswerten, „unwirtschaftlich" aber, wenn wir dazu andere Energieformen umwandeln. Wirtschaftlich in diesem Sinn arbeitet man, wenn man einen Stein von einem Berg hinunterrollt, unwirtschaftlich, wenn man ihn erst hinaufbringen muß. Die Arbeitsleistung des fallenden Steines ist dieselbe. Einmal benutzen wir die billige Arbeitskraft der Natur, die den Stein *mit* dem Berge hob, sodann die teure der menschlichen Arbeitskraft. Oder wir benutzen den natürlichen Spannungsabfall des in Urzeiten mit riesigen Energien versehenen Radiums, um Röntgenstrahlen zu erhalten, bzw. wir stellen uns diese Radiumstrahlung bei 1 000 000 Volt künstlich her, erreichen damit eine Energie von 10 kg Radium, usw.

Ich habe in meinem Lehrbuch auf diese Verschiedenheiten verwiesen und gefordert, daß ein *Satz von den Ursachen der Energiespannung geschaffen* werde. Dieser wird Voraussetzung dafür sein, daß das biologische Geschehen sich in die herrschenden physikalischen Energiebegriffe wird einordnen lassen.

In Abb. 15 habe ich versucht, diese beiden verschiedenen Ursachenformen graphisch darzustellen. Ich verweise auf die Erklärung.

Die Katalyse

Die lebende Substanz bedient sich nun in allergrößtem Ausmaß solcher Energievorgänge, bei denen leisester Anstoß zur Auslösung führt. Für diese Vorgänge schuf einst *Berzelius* den Begriff Katalyse. *Robert Mayer* wollte diesen Vorgang in seine Energielehre einbauen, kam aber nicht mehr dazu. *Mittasch* sagt, er habe von „Auslösungskausalität" gesprochen. „In *Mayers* Sinn kann man zusammenfassend sagen: es gibt Äquivalenzursachen (Erhaltungsursachen) und es gibt Auslösungs- und Anstoßursachen ..."*).

Nach meiner Ansicht muß man eine Trennung zwischen „Bedingungs-" und „Anstoßursachen" (aitia und arche) machen. Und dann wird man finden, daß die lebende Substanz sich reichlich jener Vorgänge bedient, die bereits eine Neigung zum Zerfall haben, eine hohe innere Spannung.

Technik des Lebens

Vielleicht liegt in der zweckmäßigen Ausnutzung derartiger Spannungen jenes Geheimnis des Lebens, das es befähigt, zu einer höhe-

*) Vergleicht man aber unsere technische Arbeit mit den Ur-Energien, aus denen die Materie sich bildete, dann ist vielleicht alles, was wir leisten, nichts anderes als „Katalyse".

ren Spannung gegen die unbelebte Umwelt zu gelangen? Damit würde das Leben aber auch wiederum nicht erklärt, sondern noch geheimnisvoller. Die Leitung liegt im *Zellinnern*, ist Ausdruck des *Erbwillens*. Das Leben wird „natürliche Technik", wie die willkürliche Tätigkeit des Menschen zur Macht der unnatürlichen Technik geführt hat.

Diese Fragen hängen aufs innigste mit einer sonderbaren Erscheinung zusammen:

Stets, wenn sich zwei kleinere Materieeinheiten zu einer neuen unter Energiezufuhr vereinigen, dann verschwinden die Eigenschaften der beiden Teile und es treten unerwartete der neuen Substanz hervor: z. B. Atomeigenschaften verlieren sich im Molekül usw. Ich verweise wiederum auf Grundlagen S. 15, Tabelle IV. Hier ist erkennbar, daß in den Eigenschaften jeder Substanz irgendwie die der Teilstücke stecken müssen. Findet sich in diesen „Vorursachen" vielleicht das positive Gegenstück zum Entropiebegriff, zum *Verlust* beim spezifischen Geschehen, dem *Aufwand* zum Erreichen der Spannung?

Ich bin mir bewußt, mit diesen Ausführungen Fragen angeschnitten zu haben, die heute noch unlösbar sind. Aber ich glaube, daß wir diesen Weg werden gehen müssen, um auch die Physik in die Erforschung des Lebens einbeziehen zu können. Wenn wir uns nicht gegenseitig verständigen, dann ist ein solcher Versuch aussichtslos. Daß der Physiker selbstverständlich diese Unstimmigkeiten kennt und nicht störend empfindet, weil er sie gewohnt ist, ist klar. Aber den Mediziner stören sie, und das ist Ursache, weshalb er so leicht das, was dem Physiker klar ist, vollkommen mißversteht. Vielleicht entsteht aber doch einmal eine *medizinische Physik*, die diese Schwierigkeiten zu überbrücken weiß.

Schrifttum

Chwolson: Hegel, Haeckel, Kossuth und das 12. Gebot. Braunschweig, Vieweg. 1908.

71. *Kollath:* Vom Leben ohne Sauerstoff und von der Bedeutung des sauerstoffgesättigten Zustandes des Protoplasmas. Vortrag i. d. Naturf. u. Med. Ges. in Rostock, gehalten 7. 11. 1935. Klin. Wschr. 14. Jg., 1935 Nr. 31.

72. *Kollath* u. *Erhardt:* Lebensdauer, Redoxlage und Fuadinwirkung bei Opistorchis in vitro. Biochem. Ztschr. 286, 287, 1936.

85. *Kollath: Redoxpotentiale,* Zellstoffwechsel und Krankheitsforschung. Ergebn. d. Hyg. (Weichardts Ergebnisse) Bd. 21, S. 269, 1938.

92. *Kollath* u. *Stadler:* Redoxpotentiale und Stoffwechsel. Erg. d. Physiol. biol. Chemie u. exp. Pharm. *41*, 1939, S. 806.

41. *Kollath:* Proteinkörper und ihre Abbauprodukte in Bakteriologie und Therapie. Versuch einer Systematik. Festschr. z. 75jährigen Bestehen d. Chem. Fabrik Friedr. Witte in Rostock.

84. *Kollath:* Infektion durch Einspritzung von Arzneimitteln. Deutsche Zahnärztl. Wschr. 41. Jg. Nr. 21, 1938.

95. *Kollath* u. *Poetschke:* Desinfektion und Sterilisation in der zahnärztlichen Praxis. Deutscher Zahnärztekalender 1939.

Vitamine sind kleine und bescheidene Stoffe; ihre Wichtigkeit wird erst erkannt, wenn sie tot sind. Dann werden sie berühmt.

8. Kapitel

Vitaminforschung III

Der Begriff der Mesotrophie oder des „unvollkommenen Lebens“. Kennzeichnung des Problems

Die Tatsachen der Vitaminforschung haben zu dem Glauben geführt, daß ohne die bisher bekannten Vitamine ein Leben nicht möglich ist. Darauf gründet sich die gesamte Propaganda.

Diese allgemein verbreitete Annahme aber findet eine Gegnerschaft in jenen Skeptikern, die sagen: Wenn man die Vitaminforderungen der neuen Ernährungslehre mit der Wirklichkeit vergleicht, dann kommt man zu der Feststellung, daß sich zweifellos die Mehrzahl der Menschen mit viel weniger Vitaminen ernährten, als sie genießen müßten, um gesund zu bleiben. Seht sie aber an: sie bleiben trotzdem gesund. Keine der bekannten Mangelkrankheiten entwickelt sich.

Der Neuerer, der an die Tatsachen der bisherigen Versuche glaubt, erwidert: Nun ja, aber diese Menschen sterben an Frühschäden anderer Art. Alterskrankheiten, Krebs usw. entwickeln sich; alles ist Folge des Vitaminmangels.

Der Skeptiker macht bescheiden darauf aufmerksam: Dann müßten diese Krankheiten durch Vitamingaben zu heilen sein; denn das ist doch das Wesen der Vitamin-Mangelkrankheiten: sie sind reversibel, also heilbar. Die Krankheiten aber, die hier als Folgen des Vitaminmangels genannt werden, sind unheilbar.

Der Anhänger des Neuen weist darauf hin, daß man bei vielen Menschen eine deutliche Verbesserung ihrer Lebensreaktionen feststellen kann, wenn man ihnen zu ihrer Durchschnittskost Vitamine gibt. Das scheint überzeugend. Ist es richtig?

Gewiß, an dieser Tatsache ist kein Zweifel, aber die Deutung ist nicht gesichert. Denn die Folgerung, daß die mit Vitaminzulagen verbesserten Menschen nun gesunder werden, ist darauf begründet, daß diese Menschen vorher unvollkommen ernährt waren. Das ist nun zu beweisen.

Gegen die voreilige Überschätzung war ich durch sonderbare Versuchsergebnisse meiner ersten Jahre gefeit:

Schädliche Vitamingaben bei einseitiger Kost: Gibt man zu einer einseitigen Fleisch-Talg-Diät, oder einer andern synthetischen, einseitigen Kost neutralisierten Zitronensaft, oder auch Hefeextrakte, Lebertran usw., dann werden bei manchen Kombinationen die Tiere nicht etwa gesund, sondern *nehmen schneller an Gewicht ab und sterben beschleunigt.* Damals konnte noch nicht mit reinen Vitaminen experimentiert werden, und so blieben die Versuche vieldeutig.

Hochgradige Vitaminarmut: Ich verfügte aber auch über eine andere, geradezu entgegengesetzte Versuchsreihe: Bereits 1930/31 hatte ich berichtet: bei einem erstaunlichen Mangel an Vitaminen und Mineralien blieben Ratten lange leben, die *nichts weiter* erhielten als gereinigtes Casein, Reisstärke, Talg, Öl, wenn sie als *einzige* Vitaminzulage das *Beriberi-Vitamin* B_1 in Form eines ungereinigten Hefeextraktes erhielten, von Mineralien 1% *primäres Kaliumphosphat.* Es *fehlten* also alle andern wasserlöslichen Vitamine, ebenso auch Kochsalz, Eisen, Magnesium usw. Lebertran konnte gegeben oder fortgelassen werden, das änderte nichts. Auch die fettlöslichen Vitamine waren bei dieser Kost bedeutungslos.

Bei diesen Versuchen, bei denen die Ratten bis zu 26 Wochen gefüttert wurden, trat auch keine sichtbare Erkrankung ein. Sie blieben nur auf dem anfänglichen Gewicht stehen, und in ihren Knochen entwickelten sich die Kennzeichen des Wachstumsstillstandes, wie beim abgeschlossenen Wachstum. Es war eine Art „Zwergwuchs" entstanden, während die Kontrollen in 3—4 Wochen starben.

Wurde zu dieser Kost Magnesiumsulfat gegeben, dann besserte das nichts, sondern nun entstanden Hautveränderungen, die völlig dem entsprachen, was wir als „Rattenpellagra" zu bezeichnen pflegen. Auf dem Boden eines extremen Mangels entwickelte sich durch eine physiologisch wichtige *anwesende* Substanz eine bestimmte „Mangelkrankheit".

Bei den oben genannten Tieren — ohne Magnesiumsulfat — fehlten nun trotz des allgemeinen Vitaminmangels sämtliche Mangelkrankheiten. Aber auch sonst waren bei Lebzeiten keinerlei Schäden zu finden. Das widersprach selbstverständlich allen üblichen Anschauungen und schien keinerlei medizinisches Interesse zu bieten. Erst als die chemisch reinen Vitamine zur Wiederholung der Versuche benutzt werden konnten, war es möglich, diese alten Versuche aufzuklären.

Die isolierte Wirkung des Vitamins B_1

Unter Fortlassung aller andern Vitamine kann man das Leben von Ratten bis zu 2¼ Jahren erhalten, wenn zu der synthetischen Grundkost als Mineral 2% primäres Kaliumphosphat gegeben wird. Vitamin B_1 und Kaliumphosphat müssen zusammen anwesend sein. Fehlt eines, so sterben die Ratten in 4—5 Wochen unter starkem Gewichtsabfall. Beide zusammen können eine Lebensdauer bis zu 130 Wochen herbeiführen.

Damit ist grundsätzlich der oben genannte Versuch bestätigt gewesen. Er fand aber eine ganz andere, unerwartete Deutung.

Klinisch fand sich bei diesen Tieren ein ungemein langsames Wachstum. Die Ratten erreichten bestenfalls die halbe Körpergröße (Abb. 16). Im wesentlichen verliefen die Gewichtskurven horizontal.

Bei der Sektion fielen zwei Befunde auf: es fand sich eine starke makroskopisch in die Augen fallende *Lungenblähung* und die sonst spiegelnde Oberfläche der Nieren war rauh, gekörnt. Die Aufklärung brachten die histologischen Untersuchungen, die mein Freund, Prof. Kalbfleisch in Dresden, durchführte.

Neben der Lungenblähung fand sich eine besondere Form der Schrumpfniere (ohne Glomerulusbeteiligung). Kalkablagerungen fanden sich in den Nierenkanälchen, in der Magenwand, im Herzmuskel. Ferner fanden sich Störungen der hormonalen Drüsen, z. B. eine irreversible Atrophie der Geschlechtsdrüsen.

Damals habe ich diese Erkrankungen als Folgen eines „verfrühten Alters“ bezeichnet und sie als Folgezustand eines „unternormalen Lebens“ betrachtet. Spätere Ergebnisse und Überlegungen haben mich veranlaßt, in diesem Befunde eine dritte große Gruppe von Mangelkrankheiten zu erblicken, die zwischen die aplastisch-konsumptiven und paraplastisch-produktiven Mangelkrankheiten einzureihen war. Ich gab ihnen die Bezeichnung: *mesotrophische Mangelkrankheiten* und nannte die Lebenserhaltung durch Vitamin B_1 und Kaliumphosphat „*Mesotrophie*“. Diese besondere, bis dahin unbekannte

Ernährungs- und Lebensmöglichkeit erwies sich nun als eine weit verbreitete Lebensform der Menschen und als *Ursache der unheilbaren Mangelkrankheiten.*

Bei *Stoffwechseluntersuchungen* fand sich, daß der Grundumsatz an

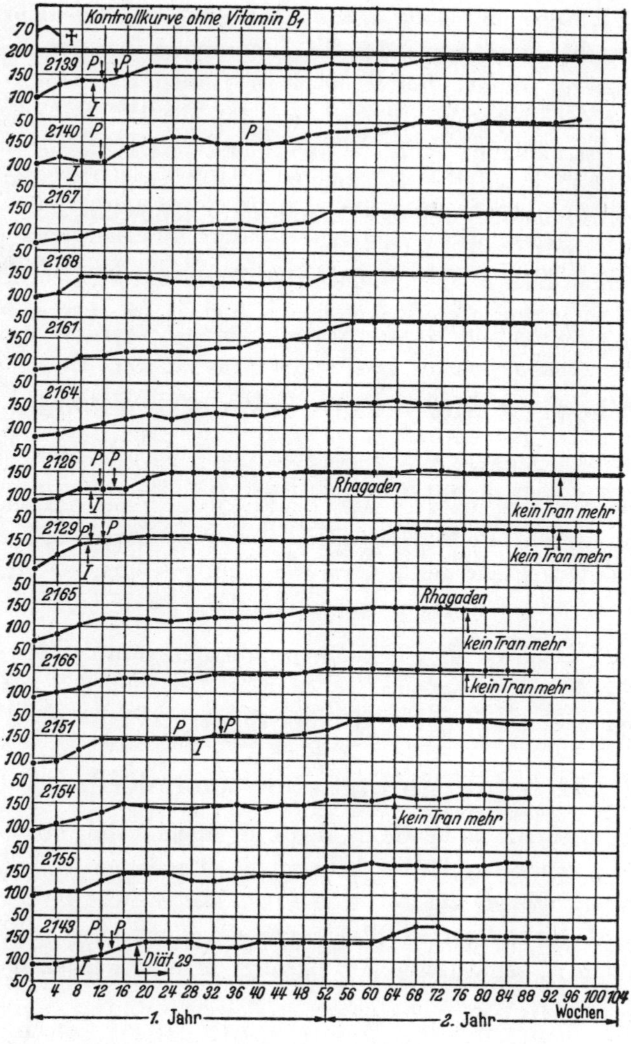

Abb. 16. Gewichtskurven der mesotrophischen Ernährungsform.

(Aus: Arch. f. exp. Path. u. Pharm. *189*, 1938, S. 516 [F. C. W. Vogel, Berlin].)

der unteren Grenze der Norm lag. Auch alle andern Stoffwechselleistungen waren unterwertig, aber gerade noch im Bereich des Normalen. Nur der Kalkstoffwechsel war deutlich weit unter der Norm.

Bei den Zähnen fand *Euler* „eine von vorn nach rückwärts zunehmende Minderwertigkeit der Pulpa". Neigung zu echter *Caries* und Ostitis (l. c. *Euler* und *Kollath,* S. 537). Dies Cariesbild entspricht den beim Menschen vorkommenden Veränderungen. Es trat bei keiner andern unserer Mindestdiäten auf. Dort fanden sich andere Störungen. *Euler* wies besonders darauf hin, daß die Pulpaschädigung als eine „Altersschädigung" aufgefaßt werden könne.

Als besonders wichtig erwähne ich, daß sich bei diesen Tieren 3 *Spontansarkome* befanden, während unter 2800 Ratten niemals ein Sarkom von uns beobachtet wurde.

Wir fanden ferner, daß die normalen Darmbakterien zurücktraten, insbesondere verloren die Keime ihre Fähigkeit, im anaeroben Milieu zu wachsen (s. unten S. 129).

Versagen aller andern bekannten Vitamine

In weiteren Versuchen gab ich nun die andern bekannten reinen Vitamine zu dieser mesotrophischen Kost. Bisher fand sich noch nicht ein Hinweis, daß dann diese Vitamine eine bessernde Wirkung entfalten. Vielmehr ist deutlich zu erkennen, daß sich dann bei manchen Vitaminen — z. B. Vitamin C! — eine deutliche Schädigung einstellen kann.

Auch das Gemisch aller bekannten Vitamine vermag dies negative Resultat nicht zu verbessern. Es erweckt den Eindruck, als ob die Mesotrophie eine völlig in sich abgeschlossene Stoffwechsellage ist.

Die Irreversibilität aller Veränderungen

Sie ist besonders zu beachten, denn sie scheidet dies große Krankheitsgebiet von allen bisher bekannten Vitaminmangelkrankheiten. *Alles kommt nur auf die Vorbeugung an, also auf die Hygiene!*

Damit scheint nun tatsächlich ein ganz neues physiologisches Prinzip aufgefunden zu sein, dessen Aufklärung versucht werden mußte.

Die Vorbeugung der Mesotrophie durch Wuchsstoffe

Während die reinen Vitamine zur Komplettierung versagten, wurde es möglich, einen intensiven Gewichtsanstieg durch Zugabe bestimmter

Naturprodukte herbeizuführen: *Hefe und Getreidekeime* enthielten die gesuchten Stoffe. Erhitzung über 160° zerstörte diese Wirkung. Je mehr man von den Keimen gibt, desto steiler wird der Gewichtsanstieg. Man kann also sehr gut die Steilheit des „Wachstumswinkels" zur Mengenbestimmung der Wuchsstoffe benutzen (Abb. 19).

Im Feinbrot fehlen die Wuchsstoffe. Feinbrot mit Backpulver führt zum Tod der Tiere. Hefe in Feinbrot produziert die Wuchsstoffe, vervollkommnet also das an sich denaturierte Mehl.

Einwandfrei am besten aber wachsen die Tiere, wenn man wirkliches Vollkornbrot in ausreichender Menge gibt, sofern das zum Brotbacken benutzte Mehl frisch gemahlen ist und nicht zu lange gelagert hat.

Die Mesotrophie läßt sich nun definieren: Das Fehlen von Wuchsstoffen ist die unspezifische Voraussetzung dafür, daß die Mesotrophie auftreten kann. Ihr Auftreten ist gebunden an das Wirksamwerden des Vitamins B_1. Die Mesotrophie führt dann zu irreversiblen Alterskrankheiten. Ursächlich dabei ist Mineralmangel, vor allem Kalkmangel beteiligt.

Die Erklärung dieser sonderbaren universellen Wirkung ergibt sich aus der *Stellung des Vitamins B_1 im tierischen Stoffwechsel.*

Diese höchst überraschende Wirkung des Vitamins B_1 läßt sich heute verständlich machen, seit wir wissen, daß es eine ganz besondere Wirkung ausübt: es wirkt als Koferment bei der Dekarboxylierung der Brenztraubensäure. Und wenn nun auch diese vorzugsweise beim Kohlehydratabbau als Zwischenprodukt eintritt, so ist sie doch auch beim Eiweiß- und Fettabbau möglich. Und demnach hat sie auch eine „Schlüsselstellung" im Gesamtstoffwechsel. Das Vitamin B_1 wäre also ein *Aktivator dieser universell bedeutsamen Abbaureaktion* und beherrscht eine bei den verschiedenen Abbauvorgängen von Kohlehydraten, Eiweiß und Fett vorkommende Phase. So erklärt sich also wohl seine einzigartige Wirkung.

Umgekehrt wird man erwarten dürfen, daß keines der andern, bisher analysierten Vitamine einen ähnlichen umfassenden Wirkungskreis hat. Ihnen kommen nur Teilaufgaben zu. Das wird die weitere Forschung ergeben.

Widerlegung einer biologischen Grundauffassung: Die bisherige Lehre lautet, daß „die Grundfunktion des Protoplasmas, die das Leben in letzter Instanz charakterisiere, der Stoffwechsel sei, der aus zwei Phasen bestehe, die beständig neben- und durcheinander ablaufen: Aufnahme von Stoffen und Aufbau (Assimilation) des Körpers,

Abbau (Dissimilation) und Abgabe von Stoffen"*). Hier sehen wir, daß zum mindesten die an der unteren Grenze der Norm liegenden *Grundumsatzwerte nicht ausreichen, um beim tierischen Organismus wirklichen Zellneubau, Zellteilung, herbeizuführen.* Leben und seine Erneuerung ist also nicht durch Stoffwechsel allein zu erklären.

Unsere klinische Medizin aber benutzt ebenfalls diese Grundumsatzbestimmungen als einzigen Maßstab für die Stoffwechselintensität. Sie hat noch niemals die Möglichkeit erwogen, daß Zellneubildungsvorgänge mit dieser Bestimmungsmethode nicht erfaßt werden. Und demnach wird sie nun jenen Stoffen, die wirklich eine Zellneubildung herbeizuführen vermögen, eine außerordentliche Beachtung zukommen lassen müssen, wird unten zu reden sein.

Die Mesotrophie ist aber wohl nicht nur ein bei Tieren vorkommender Lebensmodus, bei dem das Leben sich mit den geringsten Mitteln zu erhalten versucht, sondern scheint sich auch bei Pflanzen zu finden.

So kennen wir bei Pflanzen eine Ernährungslage, die zur „Überalterung" führt. Dann kann ausgerechnet das Vitamin B_1 als Wuchsstoff wirken, die Überalterung aufheben, Wachstum ergeben. Und genau dies B_1 ist dann, isoliert wirkend, bei den Tieren Ursache des mesotrophischen Lebens, solange die anders gearteten Wuchsstoffe fehlen. Ein schöner Beweis für den Aufstieg des Stoffwechsels.

Abrundung der Wachstumsversuche

Das Auffinden der Mesotrophie und deren Verhütung durch Wuchsstoffe rechtfertigt meine Arbeitshypothese, mit der ich vor mehr als 10 Jahren meine Vitaminversuche zur Systematisierung begann. Wir sind nun in der Lage, die Bedeutung und Verbreitung der Mesotrophie auch beim Menschen anzunehmen und nach ihr zu fahnden. Denn die in Betracht kommenden Altersschäden sind ja universelle Plagen des Menschen. Sie sind nicht nur mit der gegenwärtigen Technik entstanden, sondern wohl stets möglich gewesen, solange Mühe und Plage einerseits wirkt, aber auch das Streben nach verfeinerter Kost sich in den zivilisierten Menschen bemerkbar macht.

Die Mesotrophie und die Zivilisationsschäden

Es scheint, daß das Fehlen, bzw. der relative Mangel der Wuchsstoffe die wichtigste Ursache der Zivilisationsschäden auf dem Ernäh-

*) Ich verweise auf Rubner, Kraft und Stoff im Haushalt der Natur. Leipzig 1909. Er spricht von „Energiemenge, die als Wachstumsgewinn" erscheint.

rungsgebiet sein könnte. Leicht finden sich jene Bedingungen vereinigt, durch die seine Voraussetzung entsteht: *Fleisch* und *Fett ermangeln* der Wuchsstoffe, enthalten aber B_1. *Feinmehl* und *Zucker* sind *ohne* Wuchsstoffe. Das B_1 kann leicht aus anderer Kost hinzukommen. Aber die Wuchsstoffe fehlen in diesen wichtigen Nahrungsmitteln des Kulturmenschen. Es ist zu erwägen, welche Bedeutung diese Mesotrophie für unsere hygienische Auffassung haben könnte. Selbstverständlich sind die Fragen jetzt erst in Fluß gekommen. Und deshalb mögen die folgenden Ausführungen als Versuche betrachtet werden, brauchbare Arbeitshypothesen zu gewinnen.

Der Begriff des Normalen

Die beschriebenen Versuche ergeben, daß selbst langes Leben kein objektiver Beweis für „Gesundheit" ist. Auch das Fehlen objektiver Befunde reicht nicht aus. Langsam können sich trotzdem Störungen entwickeln. Alle Vitamine und Mineralien versagen (außer B_1 und Kaliumphosphat).

Gleichwohl aber sind wir gewohnt, das Verhalten derjenigen Menschen, die ohne objektive Störungen und subjektive Beschwerden sind, als „normal" zu bezeichnen. Und doch läßt sich nun mit großer Wahrscheinlichkeit annehmen, daß nur ein ganz geringer Bruchteil der lebenden Menschen wirklich „normal" ist. Vielmehr scheint die große Mehrheit irgendwie geschwächt und nicht in der Lage, das Ziel der höchsten Gesundheit zu erreichen. Diese Erwägung ist sehr wichtig, denn sie führt uns zu einer grundlegenden Erörterung:

Nach der alten Auffassung entspricht die „Norm" dem Durchschnitt. Danach gibt es etwas „Übernormales", eine biologische Unmöglichkeit, denn das muß bereits etwas Krankhaftes sein. Hier konnte die Fehlauffassung von Genie als Irrsin entstehen.

Nach meiner Auffassung ist „die Norm" das Höchst-Erreichbare auf Grund bester Erbanlagen und günstiger Umwelt; unter günstig ist die richtige Mischung von Förderung und Hemmung zu verstehen! Die Mehrzahl der Menschen aber erreicht nicht das Höchstmaß des erbmäßig Möglichen, sondern bleibt darunter. Sie repräsentiert den „Durchschnitt". Durch langsame Verbesserung der Umweltlebensbedingungen nimmt die Zahl der verbesserten Individuen zu. Die Gesamtheit, statistisch betrachtet, zeigt nun eine verlängerte Lebenserwartung, geringere Krankheitsziffer usw. Aber immer noch bleibt die wirkliche Norm, das Höchstziel, unerreichbar, als der Wunschtraum der Antike: Mens sana in corpore sano. Es sei ausdrücklich bemerkt, daß von „unternormal“ hier *nur* in bezug auf Entwicklung körperlicher Fähigkeiten gesprochen wird.

In dieser Deutung also ist „der Durchschnitt“ immer noch „unternormal“. Und dies Stadium entspräche also wohl jener unvollkommenen Lebensmöglichkeit, die in den hier geschilderten Versuchen gezeigt wurde.

Ich glaube, daß im Bereich des Lebens die Dinge so liegen:

bisherige Auffassung:	neue Auffassung:
übernormal	*Normal*
↑	↑ ↑
„normal“ (Durchschnitt)	Durchschnitt
↓	↑
unternormal	unterdurchschnittlich

Gegenwart ⟶ Ideal

Der Weg sollte *aufwärts* gehen, um die Anlagen durch Verbesserung der Lebensumstände zu entwickeln.

Nun scheint es, als ob die Fähigkeit zur Mesotrophie sich als die äußerst wichtige physiologische Möglichkeit erweist, einerseits das Leben auf einer noch unvollkommenen, „unternormalen“ Stufe zu erhalten, aber auch durch eine immer mehr steigende Verbesserung der Ernährungsmöglichkeiten bis dahin verborgene Anlagen zu entwickeln. Dafür sei ein Beispiel gegeben:

Allgemeine bevölkerungspolitische Bedeutung des Unternormalen

Bekanntlich nimmt die Bevölkerung gegenwärtig an Durchschnittgröße zu. Die Auslegung dieses Befundes ist noch nicht eindeutig erfolgt. Einerseits denkt man, das sei ein Degenerationszeichen. Aber ebenso kann es sich auch um die *Folge einer Verbesserung äußerer Lebensumstände* handeln, sodaß die erbmäßig vorhandenen Anlagen zu höherer Körperlänge mehr hervortreten können. Meine Auffassung spricht für die letztere Auslegung.

Die vorgetragene Auffassung, daß das Verhalten des „Durchschnitts“ nicht als „normal“, sondern als Durchgangsstufe zur Norm betrachtet werden muß, gibt eine klare Ordnungsmöglichkeit für zahlreiche Dinge. Wenn z. B. durch die Erfolge der Seuchenbekämpfung die Lebenserwartung des heutigen Deutschen 58 Jahre beträgt, im Mittelalter aber 30 Jahre betrug, dann liegt hier nicht eine einseitige Wirkung unserer Maßnahmen und unseres „Fortschritts" vor, sondern dieser konnte nur deshalb günstig wirken, weil er den verdeckten Erbanlagen Durchbruch zur Norm ermöglichte. Dabei dürfen wir aber auch schließen: daß weitere Verbesserungen der Umwelt und der persönlichen Lebensführung geeignet sein werden, den Menschen *nicht nur immer länger leben zu lassen, sondern auch gesünder werden zu lassen.* Bloße Umweltgestaltungen können also eine wesentliche Wirkung auf die Äußerungen der Erbanlagen haben.

Die Auffassung, daß das Normale schließlich das Endstadium höchstmöglicher Auswirkung der Erbanlagen darstellt, zeigt, daß der Weg, durch Reizmittel das Leben zu steigern, falsch ist. Der richtige Weg ist vielmehr die Schaffung einer Umwelt, in der das Leben auf Grund seiner eigenen Lebensgesetze sich auszuwirken vermag als Wechsel zwischen Ruhe und Bewegung, als Rhythmus im Innern und als Spannung nach außen.

Der Mensch ist durch seine Forschung und seine Technik sehr wohl in der Lage, solche Erfolge erreichen zu können. Und es ist deshalb wichtig, die Stellung eines Zoologen (Doflein) zu hören.

Doflein sagt: „Einzellige Lebewesen können dauernd erhalten werden, wenn ihnen der Daseinskampf durch Pflege des Menschen erleichtert wird, indem die denkbar günstigsten Bedingungen geschaffen werden. Immerfort muß alles Schädigende entfernt werden. Das Leben unter den denkbar günstigsten Verhältnissen enthält die Bedingungen seines Abschlusses nicht in sich selbst." Die Folgerung gilt auch für höhere Tiere und Menschen. *„Wenn es nur äußere Schädigungen sind, die den Lebensprozeß abkürzen und beendigen, so muß es möglich sein, durch das Darbieten der geeignetsten Bedingungen auch für den Körper der höheren Organismen die Existenz und die Leistung dauernd zu verlängern."* — Wenn nun auch sicher nicht alle Schädigungen nur äußerer Natur sind, so spielt aber doch die Umweltgestaltung zweifellos die von *Doflein* gekennzeichnete Rolle *(Doflein,* Das Unsterblichkeitsproblem im Tierreich, 1913).

Ungelöste Fragen

Ich will zum Schluß erwähnen, daß sich auf diesem Boden der Mesotrophie eine Anzahl von Fragen experimentell angehen lassen, die bisher kaum zu lösen waren.

1. In *Immunisierungsversuchen* konnte ich zeigen, daß sich bei der

Mesotrophie lediglich die Bakteriolysine, nicht aber mehr die Agglutinie finden. Die Frage, der Antikörperentstehung scheint also hier faßbar zu werden.

2. Es besteht die Wahrscheinlichkeit, daß Wuchsstoffe durch *Gewohnheitsgifte* zerstört werden. Darauf könnte die große Bedeutung des Alkoholmißbrauchs und des Nikotinmißbrauchs für die genannten irreversible Störungen beruhen.

3. Die Einschränkung der anaeroben Darmflora führt zu dem Problem der *Dysbakterie* und damit zu den Fragen der intestinalen Autointoxikation (s. S. 129).

4. Die Wirkung von *Medikamenten,* die erst durch den Stoffwechsel des Kranken zur Wirkung gelangen, muß hier untersucht werden; es handelt sich um die Grundfragen der modernen Chemotherapie.

5. Als Wichtigstes erscheint mir, daß der *Vorgang der Zellmauserung* in den Vordergrund des Interesses rückt, und daß wir damit einen Maßstab für die normale Verjüngung des Organismus, auch des alternden Organismus erlangen werden. Denn „Wachstum" ist die Folge des überschüssigen Zellersatzes in der Jugend. Im zunehmenden Alter führt diese Zellerneuerung zur „Mauserung". Und daraus resultiert das Vermeiden des überalterten Gewebes.

Hier wäre die Frage zu stellen: Sind Tumorzellen aus verfrüht alterndem Gewebe hervorgegangen? Stellen sie selbst noch ein jugendliches Stadium dar? Liegt in dem Mißverhältnis alt:jung das Problem des bösartigen Tumors? Lebt dieser auf Kosten der Wuchsstoffe des andern Körpers und führt dadurch zur Atrophie?

Zusammenfassung

Der Leser möge eine kurze Zusammenfassung an dieser Stelle entschuldigen. Denn zu vielseitig mögen ihm die Befunde erscheinen und verwirrend die Menge in Gegensatz zu der Einfachheit und Übersichtlichkeit desjenigen, der die Dinge mechanisch betrachtet, nicht in der unübersehbaren Fülle des lebenden Geschehens.

Die Ordnung der Mangelkrankheiten nach dem physiologischen Geschehen:

Man kann fünf Stufen der Ernährungsmöglichkeiten unterscheiden:

1. *absolute Nahrungsenthaltung* führt zur Ernährung aus den Körpervorräten.
2. Anwesenheit von Kohlehydraten, Fetten, Eiweißen allein ergibt die Vorbedingung für Mangelkrankheiten. Diese entstehen zu-

nächst als *aplastisch-konsumptive Mangelkrankheiten:* Fehlen wasserlöslicher Vitamine.

3. Die *mesotrophische Stoffwechsellage:* isolierte B_1-Wirkung bei Wuchsstoffmangel führt zu irreversiblen Schäden.
4. Wuchsstoffanwesenheit und Fehlen fettlöslicher Faktoren: *paraplastisch-produktive* Mangelkrankheiten.
5. Anwesenheit sämtlicher notwendiger Stoffe: Entstehen der Norm.

Schematisch zusammengestellt sieht das folgendermaßen aus:

Alle Stoffe:	volle Gesundheit.
Wuchsstoffe anwesend fettlösliche Vitamine fehlen	Paraplasie
Wuchsstoffe fehlen B_1 und Kalium anwesend (Mg anwesend)	Mesotrophie (Pellagra)
Wasserlösliche Vitamine fehlen	Aplasie
Alles fehlt:	Hunger.

Man kann versuchen, alle Stoffe in eine Tabelle zu ordnen, doch ist ein solcher Entwurf vorläufig nur als Arbeitshypothese zu gebrauchen, weil noch einige Stoffe unbekannt und nicht in reiner Form zu benutzen sind. Immerhin möge dieser Entwurf vorgelegt werden:

Entwurf einer Ordnung einseitiger Ernährungsschäden bis zum Werden der Norm

Folge	Kohlehydrate	Fett	Eiweiß	NaCl	wasserlösl. Vitamine			B_1 und Kalium	Wuchsstoffe	fettlösl. Vitamine			
					B_1	C	PP			A	D	E	
Normal	+	+	+	+	+	+	+	+	+	+	+	+	lebt
Paraplasie													
Sterilität	+	+	+	+	+	+	+	+	+	+	+	▬	lebt Art stirbt aus
Rachitis	+	+	+	+	+	(+)	+	+	+	+	▬	(—)	lebt
Keratomalazie	+	+	+	+	+	(+)	+	+	+	▬	(—)	(—)	lebt (Infektion)
Hypoplasie													
Mesotrophie	+	+	+	+	+	+	+	+	▬	(—)	(—)	(—)	irreversible
(Pellagra)	+	+	(+)	+	+	+	▬	(Mg +)	▬	(—)	(—)	(—)	Schäden
Aplasie													
Skorbut	+	++	+	+	+	▬	(—)	(—)	(—)	(—)	(—)	(—(	Tod
Beriberi	++	+	+		(▬)	(—)	(—)	(—)	(—)	(—)	(—)	(—)	Tod
Oedem	+	+	+	++	▬	▬	(—)	(—)	(—)	(—)	(—)	(—)	Tod
Hunger	▬	▬	▬	(—)	(—)	(—)	(—)	(—)	(—)	(—)	(—)	(—)	Tod

(—) unwirksam, ▬ Fehlen, + anwesend.

Die Tabelle kann noch nicht vollständig sein. Doch läßt sich bereits erkennen, daß man eines Tages in der Lage sein wird, eine genaue Vitamin- und Mineralwirkungstabelle auf physiologischer Basis auf-

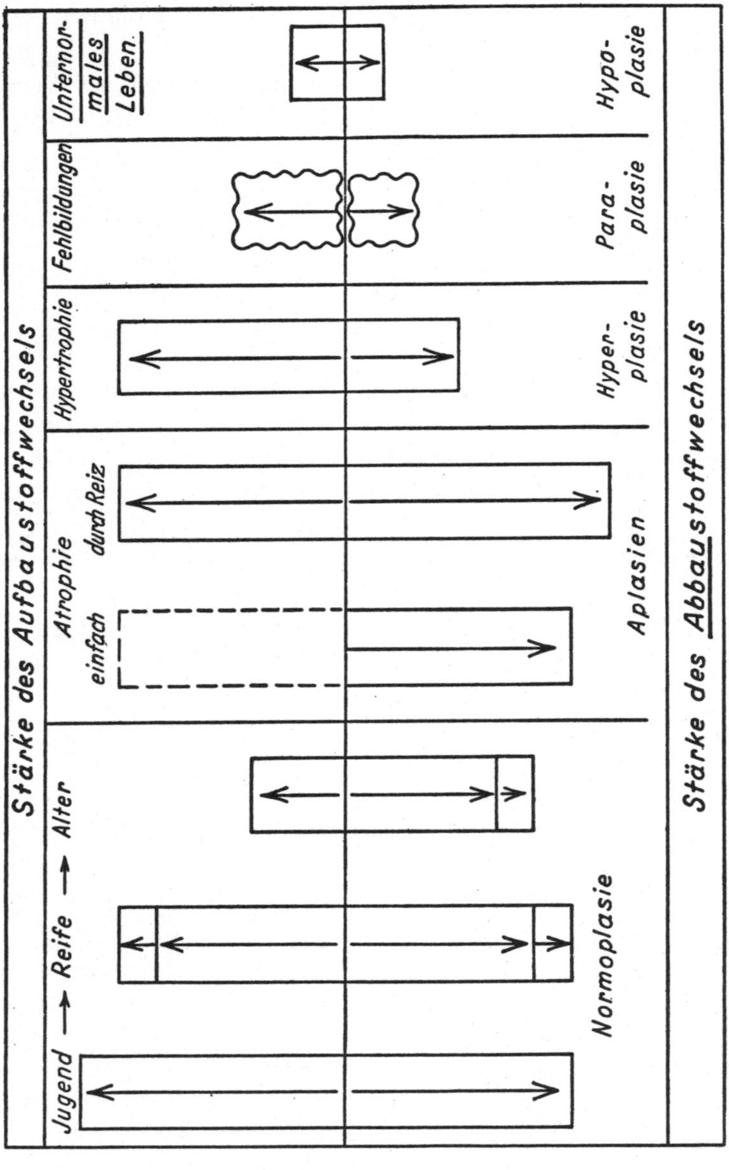

Abb. 18. Schematische Darstellung der gegensätzlichen Wirkung von Aufbau und Abbau in den verschiedenen Lebensaltern sowie bei einseitiger Ernährung.

zustellen, aus der heraus sich das Werden des Krankhaften erklären lassen wird. Dann wird es möglich sein, der gegenwärtigen verworrenen Lage in der Benennung der Vitamine ein Ende zu machen und klare physiologische Begriffe an deren Stelle zu setzen.

Schrifttum

82. *Kollath:* Einseitige Vitaminernährung und verfrühtes Altern. Ergebnisse und Ausblicke. (Vortrag, gehalten am 10. 11. 1938 in d. Naturf. u. Med. Ges. zu Rostock.) Klin. Wschr. 1938, S. 617.

86. *Kollath* u. *Giesecke:* Das Wachstumsproblem und die Frage des Zellersatzes in der Vitaminforschung. XI. Mitt. Lange Lebensdauer trotz Vitamin- und Mineralmangel und das Problem der Alterserscheinungen. Arch. f. exp. Pathol. u. Pharm. *189,* 1938, S. 514.

87. *Euler* u. *Kollath:* Das Wachstumsproblem und die Frage des Zellersatzes in der Vitaminforschung. XII. Mitt. Vitamin B_1, verfrühtes Altern und Zähne. Arch. f. exp. Pathol. u. Pharm. *189,* 1938, S. 530.

94. *Kollath:* Wachstum und Zellersatz in der Vitaminforschuag. XIII. Mitt. Stoffwechseluntersuchungen bei einseitiger Vitamin-B_1-Zufuhr. Arch. f. exp. Pathol. u. Pharm. *192,* S. 26, 1939.

109. *Kollath:* Grundlagen einer dauerhaften Ernährungslehre. Wiener Med. Wschr. 1941, Nr. 9.

112. *Kollath* u. *Thierfelder:* Wachstum und Zellersatz in der Vitaminforschung. XIV. Mitt. Über „Mesotrophie" und verfrühtes Alter als Mangelkrankheit: Fehlen von Wuchsstoffen. Arch. f. exp. Pathol. u. Pharm. *197,* S. 550, 1941.

114. *Kollath:* Ernährungsstudien über die untersten Grenzen der Lebensmöglichkeit und den Aufstieg zur Norm. (Vortrag, gehalten am 12. 3. 1941 in d. Berliner Med. Ges. zu Berlin.) D. m. Wschr. 1941.

115. *Kollath:* Unheilbare Ernährungsschäden und ihre Verhütung. (Vortrag, gehalten im Ärztl. Verein München e. V. am 28. 5. 1941.) Zentrbl. f. Inn. Med. 1941, Nr. 41.

116. *Kollath* u. *Thierfelder:* Wachstum und Zellersatz in der Vitaminforschung. XV. Mitt. Bedeutung der Wuchsstoffe in Mehl und Brot. Daselbst *198,* S. 195, 1941.

Kollath, Kramer u. *Geiger:* Intestinale Autointoxikation, Dysbakterie und die lebenswichtige Darmanaerobiose. (Vortrag, gehalten am 10. 7. 1941 i. d. Naturf. und Med. Ges. zu Rostock.) Med. Welt 1942.

Kollath, unter Mitarbeit *Joh. Garbe, Eva Schroeder, Emmy Thierfelder* u. *Gustav Schunk.* XVI. Mitt., z. Z. im Druck. Rachitis, Prärachitis und ihre Ursachen.

Kollath: Üb. d. prärachitischen Zustand und seine Abhängigkeit von Konstitution u. Ernährung. Klin. Wschr., z. Z. im Druck.

Es muß als Zeichen von Klugheit gelten, gesund zu essen.

9. Kapitel

Die Bedeutung des Lebens in der Ernährung. Aromastoffe und nahrungseigene Fermente

Bircher-Benner

Ich hatte *Bircher-Benner* anläßlich eines Vortrages in Dresden 1936 kennen gelernt und verdanke ihm menschlich und ärztlich viel. Viele Pläne hatten wir zu gemeinsamen Arbeiten. Ich hatte eingehende Selbstversuche über die Rohkostwirkungen angestellt, die zu der Einsicht führten, daß man neben den Redoxpotentialen auch noch *Mitreaktionen des sich Ernährenden* zur Erklärung der Nahrungswirkungen einsetzen muß, daß andere, ganz unbeachtete chemische Wirkungen vorlagen, die die Gültigkeit des zweiten Hauptsatzes einschränkten. Das Konzept der Arbeit, über die ich unten (9. Kapitel) berichte, schickte ich ihm. Es kam zu spät. Er war bereits schwer krank und starb nach wenigen Tagen. So war es nicht mehr möglich, ihm zu zeigen, daß die Wunderwirkungen seiner Ernährungsbehandlung auf eine viel wunderbarere, aber auch natürlichere Weise zu erklären sind, als mit der Gültigkeit nur der chemischen und physikalischen Gesetze. Denn das, was eigentlich heilend wirkt, ist der Körper in seiner wunderbaren Organisation selbst, der unter dieser Kost sein Gesundheitsstreben entfalten kann.

Durch die Freundschaft mit *Bircher-Benner* und den Aufenthalt in seinem Sanatorium hatte ich einen ganz andern Einblick vom Umfang der Heilungsmöglichkeiten bei ungekochter pflanzlicher Kost bekommen, wie man ihn in einem Laboratorium erwerben kann. Ich besinne mich z. B. auf den erstaunlichen Einfluß, den ich bei einer diabetischen Gangrän beobachten konnte. Andererseits aber wurde mir auch deutlich, daß nicht nur die chemischen Bestandteile als solche wichtig sind, sondern auch die appetitliche Aufbereitung, die Auswahl der besten Früchte und Gemüse; sorgfältigste Zubereitung, vor allem frischeste Herstellung.

Würde man lediglich die heute noch üblichen Vitamin-C-Bestimmungen zur Wertbestimmung von Heilwirkungen machen, dann gelangte man zu widersprechenden Ergebnissen. Es müßten dann z. B. C-reiche Konserven dieselben Heilwirkungen haben, oder reine Vitamine müßten das gleiche erreichen. Das tun sie aber nicht! Und weil sie es nicht tun, wird vielfach die tatsächlich vorhandene Heilwirkung der Frischkost von wissenschaftlicher Seite abgelehnt.

Ich habe nun in mehreren Jahren versucht, diese Fragen experimentell und theoretisch zu erklären. Es gelang mir, *zwei weitere Gruppen hitzeempfindlichster Nahrungsbestandteile* nachzuweisen, die neben den Vitaminen bedeutungsvolle ernährungsphysiologische Aufgaben haben. Andererseits aber habe ich auch die theoretisch-physikalischen Grundlagen eingehend bearbeitet, derentwegen *Bircher-Benner* so vielfach angegriffen wurde, nämlich die Erklärung der Wirkungen durch die „Gültigkeit des zweiten Hauptsatzes der Energielehre". Über diese Frage wurde im 7. Kapitel berichtet. Das Aneinandervorbeireden wurde als Ursache der Mißverständnisse nachgewiesen. Nunmehr möchte ich die weiteren Erklärungen für die Frischkostwirkungen schildern.

Selbstversuche mit Frischkost

Eine Aufklärung der Wirkungen durch Tierversuche hielt ich für aussichtslos, vor allem, weil die Heilwirkungen sich in keiner Weise lediglich mit bekannten Vitaminwirkungen erklären lassen konnten. Es gab aber wenig Anhaltspunkte, bei denen mit Aussicht auf Erfolg Versuche am Menschen vorgenommen werden konnten. Einer dieser war nun eine Versuchsreihe von *Kuschakoff*, der an 1200 Menschen folgendes festgestellt haben wollte:

Nach *Virchow* tritt bei Aufnahme von Nahrung eine „Verdauungsleukozytose" im strömenden Blut ein. *Kuschakoff* fand nun, daß sich diese Zellvermehrung *nur bei gekochter* Kost einstellt, nicht aber bei ungekochter vegetarischer Kost. Ja, die letztere hatte sogar die Besonderheit: wurde sie als Vorgericht gegessen, dann unterblieb die Leukozytose ebenfalls; wurde die Pflanzenkost aber *nach* Kochkost gegeben, dann fand die Zellvermehrung statt. *Kuschakoff* schloß daraus auf eine „Abwehrreaktion" des Körpers gegen die „denaturierte Kochkost" und sah einen Beweis für die Wichtigkeit natürlicher Frischkost, gegen die der Körper sich nicht wehrte. Diese Auffassung war selbstverständlich eine erwünschte Deutung für alle, die das Ernährungsproblem vorzugsweise von der ethischen Seite betrachteten — eine Betrachtungsform, die mir weit außerhalb naturwissenschaftlicher Debatte zu liegen scheint.

Forschungsarbeit zu Hause: Meine Frau machte die Versuche mit, und wir nahmen die Assistenten, die sich bereit erklärten, für die Versuchsdauer in Pension. In zwei Mansardenzimmern wurden Laboratorien eingerichtet und vom frühen Morgen bis zur Nacht alle Entnahmen gemacht und genaue Protokolle geführt.

Es war nun höchst unterhaltsam, die Reaktion der Neulinge zu beobachten. Am ersten Tag gab es starke Entziehungserscheinungen, da außer der gewohnten Kost alle Anregungsmittel: Kaffee, Tee, Tabak usw. in Fortfall kamen, am 2. Tag war bereits beste Gewöhnung vorhanden, es schmeckte allen ausgezeichnet und am Ende des Versuchs waren alle traurig, daß sie wieder herabsteigen müßten zur üblichen Ernährung. Allgemein fiel auf, daß die Mittagsmüdigkeit fortfiel; die größten Gewohnheitsraucher verloren ihren Appetit zum Nikotin. Eine Kollegin, die stets Schwierigkeiten mit der Menstruation gehabt hatte, bekam seitdem einen regelmäßigen Turnus — und schließlich glaubten alle, daß es mit dieser Kost etwas Besonderes auf sich haben müßte. Die Messungsergebnisse waren klar und eindeutig; sie sind inzwischen in der Gutzeitschen Klinik in Breslau bestätigt worden.

Die „Verdauungsleukozytose"

Zunächst sei festgestellt: Die Angaben von *Kuschakoff* konnten wir bestätigen: Frischkost als Vorspeise verhinderte eine Leukozytose bei nachträglicher Kochkost, und sie führte auch nicht zur Leukozytenvermehrung.

Die *Deutung des Versuchs* muß aber eine andere sein, als *Kuschakoff* sie gab.

1. Unter den Versuchsteilnehmern fand sich einer, der auf die Einnahme von Kochkost nicht mit einer Leukozytenvermehrung, sondern einer *Verminderung* reagierte. Demnach kann hier auf keinen Fall eine Abwehrreaktion vorliegen; es wäre geradezu paradox.

2. Man muß versuchen, das Wesen beider Formen von Leukozytenreaktionen aus einer gemeinsamen Wurzel zu erklären. Das gelingt, wenn wir die *Pawlowschen* Versuche einbeziehen. Hier wissen wir, daß ebenso, wie der *Anblick der Nahrung* die Absonderung der Verdauungssäfte in Gang bringt, auch die „Leuko-

zytose“ bereits durch den Anblick der Nahrung angeregt wird. Ein *Teil* der Leukozytenreaktion ist also rein optisch-nervös bedingter Reflex und lediglich Folge des angeregten Appetits. Diesen Teil muß man mit „*Appetitsreaktion*“ bezeichnen.

Eine Veränderung zwischen Kochkost- und Frischkostwirkung beginnt nun erst jenseits dieser nervösen Reaktion: Hier liegen die Dinge noch ungeklärt. Folgende Möglichkeiten werden experimentell sichergestellt werden müssen:

a) Steigert Kochkost die Appetitsreaktion, indem eine eigentliche Nahrungsreizreaktion nun die Summe als „Verdauungsleukozytose“ hervorbringt?

b) Auf welche Weise löscht die Frischkost die doch wahrscheinlich ebenfalls eintretende Appetitsreaktion aus?

Zu a) Es ist sehr wahrscheinlich, daß tatsächlich eine solche Steigerung durch Kochkost mit ihren zahlreichen appetitanregenden Stoffen vorliegt. Und deshalb wird sich wahrscheinlich auch die Kochkost als echte „Reizkost“ erweisen. Das Streben des ermüdeten Menschen zur Kochkost, die Reizwirkung der Bouillon, und vieles andere spricht dafür, vor allem auch die nachher eintretende Müdigkeit.

Zu b) Sicher erscheint eines: Die Wirkung kann nur von hitzeempfindlichen Stoffen ausgehen, die schnell durch die Schleimhäute resorbiert werden können. Denn die Wirkungen setzen ja ziemlich unmittelbar nach der Nahrungsaufnahme ein, haben also die Verdauung durchaus nicht zur Voraussetzung. Als solche Stoffe kommen in Betracht: *Aromastoffe,* also ätherische Öle, flüchtige Aldehyde und Ketone. Sie müßten demnach eine Dämpfung des „Appetits“ bewirken, also das umgekehrte leisten, was „Bitterstoffe“ beim ermüdeten Menschen leisten sollen: künstlich den Appetit anregen.

Der Angriffspunkt: Wir sahen, daß der optische Reiz auf das Nervensystem wirkte. Nach Art der Reaktion kann es nur das autonome Nervensystem sein, also der *Vagus-Sympathikuskomplex.*

Die Beachtung dieses Komplexes läßt verstehen, daß wir eine zwiefache Reaktionsmöglichkeit haben; denn der Sympathikotoniker wird anders reagieren als der Vagotoniker. Damit ist das Gegensätzliche der Reaktionen (Vermehrung, bzw. Verminderung der Leukozyten) wieder durch den Wirkungsmechanismus vereinigt.

Aber wie erfolgt die Wirkung? Wiederum gibt es zwei Möglichkeiten:

a) Der optische Reiz auf das autonome Nervensystem wird durch die Aromastoffe direkt aufgehoben. Die Leukozytenreaktion wird also aktiv gedämpft.

b) Die in die Schleimhäute des Magendarmtraktus diffundierenden Stoffe führen hier zu einer starken Gefäßerweiterung und einem Leukozytenzustrom. Damit würde sich die Dämpfung der Leukozytose im strömenden Blut als Folge der Abwanderung zum Verdauungstrakt erklären. Und selbst die ausbleibende Leukopenie wäre so verständlich, weil sich bei ihr vielleicht von Anfang an der Leukozytenzustrom in die Verdauungsorgane einstellt.

Ich habe früher geglaubt, die erstere Annahme sei zutreffend. Doch möchte ich jetzt annehmen, daß der zweite Mechanismus, obwohl scheinbar der kompliziertere, der tatsächliche sein wird. Mein Grund für diese Annahme ist folgender:

Die Nahrungsaufnahme ist sicher von einer lebhaften Tätigkeit der Verdauungsdrüsen gefolgt. Voraussetzung zu jeglicher Drüsentätigkeit aber ist starke Blutdurchströmung. Das ergibt sich wiederum aus der *Ricker*schen Lehre.

Wie die Dinge auch liegen mögen: *Als Gesamtergebnis erscheint tatsächlich die Wirkung der Kochkost als „Reizkost" auf den ganzen Körper, während bei „Frischkost" der Reiz nur auf den Magendarmtraktus beschränkt zu sein scheint, während der übrige Körper während der Verdauungszeit entlastet wird, g e s ch o n t wird.*

Es liegt somit eine grundsätzlich andersartige Ernährungswirkung vor, wie wir sie bei Kalorien, Mineralien oder Vitaminen kennen: eine *Mitbeteiligung des ernährten Körpers am Aufnahmeprozeß und der Verdauung, die den Körper selbst in den Ernährungsvorgang einschaltet.* Und da es sich um die Auswirkung der autonomen Nervenwirkungen handelt, gelangt hiermit die Konstitution und der Gesamt-Mensch als nervös beherrschtes Gesamt-System in die Ernährungslehre. Nun können wir verstehen, daß *Freude* die Verdauung *fördert*, *Trauer* aber *hemmt.* Die Ästhetik der Nahrungsdarreichung, deren Bedeutung für den Appetit bereits die Ärzte der Schule von Salerno in der Krankenkost gelehrt hatten, tritt neben deren chemischen Bestandteilen hervor. Und aus dem „Zauber" wird ein erklärlicher physiologischer Vorgang.

Wir verstehen nun z. B. auch, weshalb besonders der nervös Überreizte eine günstige Reaktion auf Frischkost zeigt, während der ruhig-Gesunde keinen wesentlichen Unterschied gegenüber Kochkost spürt. Der nervös belastete Großstadtmensch erscheint als ein hervorragend geeignetes Objekt der Frischkost, während z. B. der gesunde Bauer keinen wesentlichen Einfluß verspüren wird. Die Menschen sind eben verschieden.

Wir vermögen auch zu verstehen, daß bei dem Überreizten die täglich dreimalige Kochkost im Lauf der Jahrzehnte einen chronischen Reizzustand hervorrufen kann — im Jahr sind das mehr als 1000 Reize, in 40 Jahren mehr als 40 000! Der Körper gelangt dann offenbar nie mehr in ein Ruhestadium, nie mehr ins Gleichgewicht. Und in solchen Fällen finden wir dann alle Folgen des übersteigerten Reizes, bis zum Versagen der Magendarmtätigkeit und den bekannten Darmstörungen des Großstadtmenschen. Man braucht sich das noch mit dem „Unternormalen" kombiniert zu denken und erhält eine Fülle schädlicher Kombinationen.

Da also die Reaktionsfähigkeit des sich ernährenden Menschen im Vordergrund des ganzen Geschehens steht, wird es auch verständlich, daß Geistesarbeiter mit höchsten Leistungen bei der üblichen Kost so leicht erkranken, aber unter der Einwirkung der Frischkost sich erleichtert fühlen, ja gesund werden können. In diesen Fällen besitzt die Frischkost demnach keine Wunderwirkung, sondern schaltet das Gleichgewichtsbestreben des Körpers ein und führt den Körper durch Selbstheilung zur Gesundheit zurück.

Wir werden demnach zu der Einsicht gelangen: *je höher ein Mensch in seiner Nervenleistung beansprucht wird, desto stärker muß er das Gesetz beachten lernen: im Anfang der Mahlzeit als Vorgericht Frischkost!* Alle appetitanregenden Mittel sind dann vom Übel!

Hunger als Voraussetzung der Nahrungsaufnahme

Sehen wir nun, daß der Körper mit seinen Lebenserscheinungen in den Ernährungsvorgang eingeschaltet ist, dann wird nicht nur das Wunderbare an der Frischkostwirkung verständlich, sondern wir erhalten auch noch weitere wichtige Einblicke.

Der *Appetit* ist eine Reaktion, die zu täuschen vermag. Das Vorwiegen der optischen Eindrücke führt auch Tiere irre.

So täuscht der Mensch sich selbst auch leicht durch „raffinierte Küche" über fehlenden Hunger durch Erweckung des Appetits. Die mechanisch-regelmäßige Nahrungsaufnahme des heutigen Uhrenmenschen erweist sich als ein höchst gefährliches Faktum. Denn es zwingt alle zur Gleichzeitigkeit, auch dort, wo der *innere Takt des Körpers* völlig anders ist*).

Hunger muß vorhanden sein. Also muß er erworben werden entweder durch echte körperliche Arbeit, oder durch Einschränkung der kalorischen Nahrungsmenge beim Sitzenden! Der Körper muß seine Zeit haben zur Resorption des Verdauten, und das hängt in erster Linie vom Ernährten und seiner Gesamtpersönlichkeit selbst ab. Ich erwähne in diesem Zusammenhang die in Japan gemachte Beobachtung, wonach vermehrte Frischkost eine Herabsetzung der Gesamtkalorieneinnahme ermöglichte! Das werden wir anstreben müssen, um den Großstadtmenschen Gesundheit zu verleihen (S. 90).

Neben unzureichender Bewegung finden wir die schädlichen Mitwirkungen von Alkohol und Tabak (peristaltikanregend!) und beginnen langsam, das Ernährungsproblem von einer höheren Perspektive zu betrachten. Es ist nicht nur chemisch oder physikalisch zu lösen, sondern muß biologisch behandelt werden, vom Ernährten her und dessen Reaktionsmöglichkeiten.

Wir wollen auch die Aussichten auf eine Verbesserung recht günstig hinstellen. Denn es handelt sich bei den Auswüchsen nicht um uralte Fehler des Menschengeschlechtes, sondern um *Fehler,* die sich *erst seit 100 Jahren* zunehmend eingeschlichen haben, bis sie Gewohnheiten wurden.

Die Notwendigkeit, jeden Kranken aus seiner Reizatmosphäre zu nehmen, führt ja meist dazu, sie aus der Arbeitsstätte zu entfernen. Wir müssen aber lernen, daß auch die Kochkost ein solch übermäßiger Reiz sein kann. Und deshalb wird die Entwicklung dahin gehen müssen, daß die *Grundkost aller Krankenernährung einst die Frischkosttherapie* sein wird. Auf deren Wirkungen wird die weitere, medikamentöse Therapie aufgebaut werden müssen (s. S. 139).

Die Bedeutung nahrungseigener Fermente

Als zweite hitzelabilste Gruppe nahrungseigener Stoffe lassen sich nun die Fermente nachweisen, die in den Naturstoffen sind.

Dieser Nachweis geschah indirekt durch die Untersuchung der Gallenfarbstoffderivate des Stuhles. Während der „normale“ Stuhl eine braune Farbe annimmt

*) Es wird eine interessante Studie sein, zu untersuchen, ob Menschen mit Höchstleistungen den Durchschnittsgewohnheiten folgten oder ob sie ihrem eigenen Rhythmus gefolgt sind!

und den typischen Geruch nach Skatol aufweist, bekommt der Stuhl bei reiner Obstkost neben der erheblichen Volumvermehrung und Häufung der täglichen Defäkationen eine ausgesprochen *hellgelbe* Farbe. Diese ließ sich als *nicht* oxydiertes Gallenfarbstoffderivat erweisen, daneben aber fand sich noch stärker reduzierter farbloser Gallenfarbstoff in großen Mengen. Daraus läßt sich schließen:

Die Galle verfällt bei Obstkost nicht der sonst eintretenden Oxydation. Wie ist das möglich?

Ich habe oben erwähnt (S. 92), daß oxydierende Fermente Sauerstoff auf leicht oxydable Gegenstände zu übertragen vermögen. Derartige Fermente finden sich nun sicher reichlich in frischer Pflanzenkost. Sie sind die Kennzeichen des eigenen Stoffwechsels der Nahrung, ihres fortbestehenden Lebens und der Atmung. Die „*lebend aufgenommene Nahrung*" führt also auch diese Fermente dem Magen- und Darminnern zu. Und dort ist nun leicht die Möglichkeit gegeben, daß der mitaufgenommene Sauerstoff schnell an leicht oxydable Nahrungsstoffe gebunden wird. Dadurch entsteht die von mir schon so oft als lebenswichtig hervorgehobene „innere Darmanaerobiose".

Dies anaerobe Milieu, das den Menschen der Nahrungsaufnahme nach zum Anaerobier macht, ist nun Voraussetzung dafür, daß die später im alkalischen Darmsaft in Lösung gehenden Vitamine nicht oxydativ zerstört werden können. Gleichzeitig bildet dieser Vorgang die Vorbedingung für die Vermehrung der *anaeroben Darmbakterien**). Wiederum wissen wir aus der Lehre von den Redox-Potentialen, daß diese ein „negatives" Potential brauchen. Zu dessen Entstehung muß der Sauerstoff als „positiver" Pol beseitigt werden. Ist das erfolgt, dann vermögen sich erst die „negativeren", reduzierenden Systeme voll auszuwirken. Und deren Wirkung ist vielfach:

a) Schutz für die Vitamine,

b) Wachstumsförderung für Anaerobier,

c) Wachstum fakultativer Anaerobier, z. B. der Kolonbazillen,

d) Verhinderung von Oxydationsprozessen, Verwesungsvorgängen, die zum Auftreten unerwünschter Oxydationsprodukte führen. Unter diesen können sich nach *Druckrey* krebserzeugende Substanzen finden.

Hier bekommt nun das große, noch ungeklärte Gebiet der Darmbakterien eine erhebliche, nahrungsabhängige Bedeutung. Und wenn nun auch zweifellos in den Versuchen von *Nissle* mit dem „Mutaflor" genannten, Saccharose vergärenden „Kolonbazillus", oder mit den umgezüchteten „arteigenen Kolonbazillen" von *Baumgärtel* in gewissem Umfange gewisse Erfolge erzielt werden können, so können sie doch niemals zu einem wirklichen Dauererfolg führen, wenn nicht diese *chemischen und physikalischen Prozesse im Darminnern* und die *Mitwirkung der nahrungseigenen Fermente* mitbeobachtet werden.

---

*) s. Arbeit *Kollath, Geiger* u. *Kramer.*

Es besteht die große Wahrscheinlichkeit, daß die Grundbedingung für die physiologische Wirkung der Darmbakterien und das Einhalten physiologischer Reaktionen in der frühzeitigen Beseitigung des Sauerstoffes liegt. Diese Beseitigung des Sauerstoffes kann entweder stattfinden: 1. durch chemische Bindung mittels der Schwermetallkatalyse in einer erhitzten Nahrung, oder 2. durch Sauerstoffbindung vermittels hitzeempfindlicher Oxydationsfermente in Frischkost, oder 3. durch Bakterienverbrauch. Hier sind zahlreiche Fragen der Klinik noch ungelöst und experimentell zu bearbeiten.

In zweiter Linie wird man die etwaige *Mitwirkung* der nahrungseigenen eiweiß- und zucker- und fettspaltenden Fermente zu untersuchen haben; es besteht durchaus die Möglichkeit, daß diese sich bei dem erst im Darminnern erfolgenden Absterben der Nahrung bei der Auflösung (Verdauung) der Nahrung beteiligen, den Körper bei der Arbeit unterstützend. Hat *Heupke* z. B. nachgewiesen, daß die eigentlichen Verdauungsfermente tiefer in die Pflanzenkost eindringen, als man gedacht hat, so wirkt hier vielleicht eine noch ganz ungeahnte fördernde Komponente mit: die Nahrung selbst würde an ihrer Auflösung des Lösbaren beteiligt sein!

Während nun die Bedeutung des Oxydationsvorganges, bzw. der entstehenden negativen Potentiallage sicher eindeutig anzunehmen ist, müssen wir die Mitwirkung der andern Fermente noch als *Hypothese* betrachten. Sicher aber ist, daß „der lebende Zustand" der Frischkost von ausschlaggebender Bedeutung für diese Vorgänge im Darmmilieu sein kann und daß weder Mineralien noch die bekannten Vitamine in diese milieubildenden Vorgänge einzugreifen vermögen. Sie sind die Nutznießer des von der Nahrung geschaffenen Zustandes.

Hierin liegt der grundlegende Unterschied der lebenden Frischkost von allen Konserven, auch den besten.

So läßt sich also aus dieser Untersuchung des Stuhles, der Gallenfarbstoffderivate und der Darmbakterien ein weiteres großes Teilgebiet der Nahrungswirkungen erschließen, das hitzelabilen Nahrungsbestandteilen unterworfen ist. Und wir gelangen zu einer weiteren Unterscheidung von Frischkost und gekochter Kost:

Frischkost lebt und Kochkost ist tot!

Wiederum wird sich dieser Unterschied nicht bei jedem Menschen auswirken. Denn beim Gesunden werden wir mit einer so starken Sekretproduktion zu rechnen haben, daß er spielend die gekochte Kost aufzulösen imstande ist. Wenn nun aber Überreizung zu verminderter Sekretabsonderung führt, oder Übersäuerung eintritt, oder die Folge, Achylie? Wird dann nicht die lebend aufgenommene Kost wertvoll? Läßt es sich so verstehen, daß diese Kranken dann ein ausgesprochenes Wohlgefühl zu empfinden beginnen, wenn sie „Rohkost“ *mit* Fermenten genießen?

Wenn *Magerl* (Dtsch. med. Wschr. 1941: 119) über die auffallend günstigen Wirkungen *rohen Kartoffelsaftes bei Übersäuerung* berichtet, so wird man diese Erklärung in erster Linie geben müssen. Denn Kartoffelsaft, mit dem ich einst meine ersten Vitaminversuche anstellte (1923), ist ungemein reich an oxydierenden Fermenten, und deren Zerstörung ist für die Vitaminwirkungen beim Wachstum der Influenzabazillen Voraussetzung! An diese Erklärung aber denkt *Magerl* nicht. Es wird nicht lange dauern, und man wird hochwirksame Fermentpräparate mit geeigneten Oxydationsmitteln zur Herstellung des anaeroben Milieus in der Hand haben. Dann wird die Darmbakteriologie besser erforschbar sein als heute.

Chemische und biologische Auffassung

Die hier vorgetragene und bewiesene Analyse von Nahrungswirkungen neben den Vitamin-Funktionen, wird man als eine biologische Ergänzung des bisher nur rein materiell aufgefaßten Ernährungsvorganges definieren müssen. Denn einerseits wird „das Eigenleben der Nahrung“, andererseits das „Eigenleben des Ernährten“ mit zur Erklärung wichtiger, sogar überragend wichtiger Vorgänge in die wissenschaftliche Lehre einbezogen. Das trägt nun dazu bei, das „Wunderbare“, das bisher als unerklärlich der Frischkostwirkung anhaftete, seines Nimbus zu entkleiden. Erforschbare Größen sind es, die hier mitwirken. Denn wir können sowohl die nahrungseigenen Fermente, wie die Vagus-Sympathikusreaktionen untersuchen. Damit aber werden wir selbstverständlich nicht das Leben selbst erklären, das hinter diesen Dingen steht!

Der Ernährungsvorgang verbindet das Leben zu einer Einheit. Die Nahrung außerhalb der Darmschleimhaut ist „Umwelt“, sie wird erst nach der Resorption aus ihren Teilen zum körpereigenen Bestandteil, wiederum lebend. Bei dieser Einordnung beherrschen die Erbanlagen alles Geschehen.

Die Bedeutung der vollkommenen Nahrung können wir nun verstehen: sie liegt nicht nur darin, daß alle Kalorienträger, Mineralien und Vitamine vorhanden sind, sondern auch in dem „lebenden Zustand“ eines Teiles der Nahrungsstoffe. Wuchsstoffe, Aromastoffe und nahrungseigene Fermente haben wesentliche Wirkungen.

Indes auch der sich ernährende Körper wirkt mit, seine autonom-nervöse Organisation, ebenso deren Steuerung durch Hormone. Das sind endogene Einflüsse, die nicht unserm Zugriff unterliegen. Die Nahrung, außerhalb des Körpers, beherrschen wir; wir können sie *erhalten* und *zerstören*, wie wir wollen und wie wir es verstehen. Und deshalb, weil die Nahrung dem guten oder bösen Willen des Menschen unterworfen ist, ist das Nahrungsproblem ein so wesentliches und mächtiges.

Beides, das Äußere und das Innere müssen in Harmonie zu einander stehen, erst dann wird das Maximum des erbmäßig Möglichen erreicht. Wo aber diese Harmonie durch den Menschen zerstört ist, ist Disharmonie die Folge.

Wo keine vollkommene Nahrung, ist auch keine vollkommene Gesundheit, kein vollkommenes Leben, kein vollständiges Glück möglich.

Schrifttum

93. *Kollath* und Mitarbeiter: Von Nahrungswirkungen vor der Resorption durch den Darm. Klin. Wschr. 1939, Nr. 17, S. 557—563.

89. *Kollath:* Wissenschaftliche Ernährungsforschung und Diätküche. Autoreferat. (Vortrag, geh. a. d. IV. Lehrgang für Diätküchenleiterinnen, Greifswald, Mai 1938.) Ztschr. f. techn. Assistentinnen, November 1938.

98. *Kollath:* Lücken der Ernährungslehre. Med. Welt 1939, Jg. XIII Nr. 8, S. 255.

Gib der Technik, was der Technik ist, dem Leben, was des Lebens ist.

10. Kapitel

Nahrung und Ernährung in Kultur und Zivilisation. Entwurf einer dauerhaften Ernährungslehre

Der Mensch als Ursache der Mangelkrankheiten

Als Ergebnis einer kritischen Untersuchung aller bekannten Ursachen, die zur Denaturierung der Nahrung beizutragen vermögen, müssen wir eine tragische Erkenntnis buchen: In der Natur kommen Mangelkrankheiten nur dann gelegentlich vor, wenn einmal eine Tierart sich zu sehr vermehrt hat, sodaß ihr Nahrungsraum zu eng wurde. Ich erwähne z. B. den Nachweis rachitischer und verkümmerter Höhlenbären in den Eishöhlen in Kärnten. Sonst kommen solche Veränderungen schicksalhaften Ausmaßes nicht vor.

Geschichtliche Rückblicke lassen uns auch erkennen, daß Mangelkrankheiten nur dort auftraten, wo sich Menschen unter besonderen einengenden Verhältnissen und Notlagen befanden. Daher in Gefängnissen, Segelschiffen usw. die bekannten Epidemien. Auch Kriege bieten Gelegenheit, doch handelt es sich dann meist um *Hungerfolgen.* Hunger aber führt schneller zum Tode. Dann entwickeln sich erst keine Mangelkrankheiten.

Wichtiger aber ist nun, festzustellen, auf Grund welcher Ursachen dann diese Vitaminzerstörungen erfolgen. Hier können wir leicht erkennen, daß durch alle Jahrtausende hindurch der Mensch der *Nahrung* gegenüber immer nur *ein* Streben gehabt hat: *Genug zu haben.* Den Hunger, den jede frühere Generation einmal kennen gelernt hatte, zu vermeiden, wurde die wichtigste Aufgabe. Und die technische und kulturelle Entwicklung ging durchaus nach dieser Richtung: *Mengenproduktion.*

Nun ist es richtig, daß die Beschaffung der notwendigen Kalorien stets die Grundlage jeder Volksernährung sein muß. Denn ohne diese muß Hunger eintreten.

Die Menschheit kannte von allen Nahrungsschäden eigentlich nur einen: die *Folgen des Zuvielessens.* Und alle Ratschläge der alten Ärzte sind der Bekämpfung dieses weitverbreiteten Übels gewidmet. Daher auch in ihren Vorschlägen die Bevorzugung der vegetarischen Kost, die Einschränkung von Fett- und Fleischgenuß usw.

Aber eines kannte die Menschheit noch niemals: eine Technisierung der Nahrung, in der das Streben nach Sicherung der Menge den Grad erreichte, den die Entwicklung seit hundert Jahren erstrebt hat. Auf diese Weise entstand ein neuer Begriff, die „*Ernährungsnot*". Sie wirkt langsam, sie führt nicht schnell zum Tode, sondern *langsam zu Krankheit,* noch langsamer zur Degeneration, und die am langsamsten eintretenden Schäden sind vielleicht die volkspolitisch schlimmsten.

Die einseitige Bevorzugung des Kaloriengedankens, der entsprechend dem damaligen Stande der wissenschaftlichen Methodik der erste wissenschaftlich sichere Befund der Nahrungsforschung war, führte dazu, daß die gesamte Lebensmittelindustrie, aber auch die Wirtschaft und die Gesetzgebung sich von dieser Vorstellung her entwickelt haben. Und so kommt es, daß die wirkliche Sanierung der Nahrungsgewinnung, des Nahrungshandels und der Zubereitungsmethoden mit ungeheuren praktischen Schwierigkeiten zu kämpfen haben, eben mit diesen seit 100 Jahren entstandenen Gewohnheiten. Sobald wir aber nun eingesehen haben, daß *alle Mangelkrankheiten Folge fehlerhafter menschlicher Maßnahmen* sind, dann werden wir auch die Folgerung ziehen können, das, was man einmal aus falscher Überzeugung falsch gemacht hat, kann man jetzt infolge besserer Einsicht richtig machen. Denn davon hängt unser Geschick ab.

Ein Wandel des Denkens ist erforderlich, nicht nur in der Wissenschaft, sondern in der Allgemeinheit. Der *Instinkt* des Verbrauchers und das Geschäftsinteresse des Herstellers müssen in Einklang gebracht werden. Wiederum, wie schon früher gesagt, glaube ich, daß größere Gewinne durch Geschäfte mit Gesunden gemacht werden, als mit Kranken.

Oft findet man den Einwand, daß die Menschen früher doch weit schlechter gelebt haben müssen, da sie früher starben. Es ist darauf zu sagen, daß sie *an andern Krankheiten gestorben* sind, an den Seuchen und Gewalteinwirkungen, an schlechter Operationstechnik usw. Wenn die Menschen heute länger leben, dann verdanken sie es der praktischen Umsetzung der wissenschaftlichen Einsichten.

Heute leben sie länger, bekommen aber Gesundheitsstörungen, die früher in solchem Ausmaß nicht bestanden. Man bedenke nur, die Zerstörung der Gebisse. Und hier muß es möglich sein, ebenso die Wissenschaft zur Wiederherstellung der Gesundheit zu benutzen, wie man sie einst zur Seuchenbekämpfung anwendete.

Unsere Zeit besitzt eine Technik, wie sie noch niemals bestand. Unsere Zeit besitzt auch eine Wissenschaft, wie sie noch nie erreicht wurde. Unsere Zeit bedarf nun der Menschen, die den Mut haben, *Wissenschaft und Technik der Wiederherstellung gesunder und natürlicher Lebensbedingungen dienstbar zu machen.* Dann wird es wahr sein, daß wir besser daran sind, als jemals die Vergangenheit.

Ich habe deshalb in meinem Lehrbuch die mir einzig möglich erscheinende Folgerung gezogen, als ich schrieb:

*„Laßt unsere Nahrung so natürlich wie möglich“**).

Hierin sehe ich eine umfassende Gesundheitsfürsorge. Aber ich betone, daß wir den Begriff „natürlich“ weiter auffassen müssen als gewöhnlich.

Natürlich und künstlich

Unter „natürlich“ dürfen wir nicht verstehen „Vom Menschen unberührt“, sondern: *Ausnutzung aller Erbanlagen im lebenden Organismus durch zweckmäßige Umweltgestaltung und richtige Erziehung.* Denn Gehirn und Hände des Menschen sind auch Instrumente der Natur. Sie entstanden, damit sie benutzt werden, nicht zur Einschläferung oder zur Faulheit. Und das, was gelernt werden muß, ist, sie richtig zu benutzen. Das können wir am besten lernen, wenn wir die Begriffe Kultur und Zivilisation beachten:

Kultur und Zivilisation

Einem philosophischen Wörterbuch entnehme ich folgende Definitionen: *Kultur:* Ursprünglich Benennung für Bearbeitung, Bebauung, Anbau des Landes, des Bodens. Dann Erziehung, Ausbildung, Bildung, Veredelung. Kultur ist in jedem Sinne die Vervollkommnung eines Bestehenden durch darauf gerichtete

*) s. das Buch „Die Ordnung der Nahrung“ in diesem Verlag.

menschliche Tätigkeit. Das Bestehende ist einerseits das Menschenwesen selbst, andererseits die außermenschliche Natur. Die Vervollkommnung besteht .... in höchster Stufe, die Natur in höchster Einsicht, mit Freiheit, seinen höchsten Zwecken dienstbar zu machen."

Zivilisation: „ist die auf die Barbarei folgende Vorstufe der Kultur, die den Menschen allmählich zum planmäßigen wohlgeordneten Zusammenwirken mit seinesgleichen erzieht und damit erst die wichtigste Vorbedingung der Kultur schafft."

Ich habe in meinem Karlsbader Vortrage 1939 über die Zivilisationskrankheiten folgende Definition vorgeschlagen:

„Unter *Zivilisation* verstehe ich jene menschliche Lebensform, in der das *Unbelebte*, auch das vom Menschen geschaffene Unbelebte über das Leben herrscht. Die Technik und Maschine z. B. beherrschen unser Leben und ‚der Mensch bedient die Maschine'."

„Unter *Kultur* hingegen verstehe ich jene Lebensform, in der das *Leben* die unbelebte Umwelt formt und die Technik in seinen Dienst zwingt."

„In der Zivilisation steht die Quantität im Vordergrund, in der Kultur die Qualität; Zivilisation kann namenlos sein, Kultur ist stets von Persönlichkeiten getragen. *Ein* Mensch vermag die Kultur seines Zeitalters zu bestimmen und zu formen. Das vergangene Jahrhundert war zivilisatorisch-technisch, das kommende wird biologisch-kulturell sein oder das Wesen des Menschlichen verlieren. Unser Schicksal wird davon abhängen, ob wir lernen werden, die Maschine in unsern Dienst zu zwingen, oder ob wir uns weiter damit bescheiden werden, die Maschine zu bedienen" (Die Zivilisationskrankheiten, Lehmann-Verlag, München 1940).

Die vorgeschlagene Definition von Kultur und Zivilisation wird allen Stufen gerecht. In beiden Formen gibt es eine Entwicklung. Aber beide sind nie für sich, sondern *mischen sich zu den politischen Wirklichkeiten.* Sie gehen nicht auseinander hervor, wie die alte Anschauung besagte. Keine von beiden ist „minderwertiger", sondern jede ist anders, entspricht besonderen Einstellungsmöglichkeiten des menschlichen Geistes und *beide sind Wesen und Folgen menschlicher Arbeit*, geistiger und körperlicher Arbeit. Nur ein Leben ohne Arbeit zeigt keine von beiden, also das Paradies und das Schlaraffenland.

Stellt man so Technik und Leben in ihren gegenseitigen Beziehungen als die Grundlagen der menschlichen Ausdrucks- und Arbeitsformen dar, dann erhält man wohl eine gute Begriffsbestimmung an Stelle der unfaßbaren Definition, die bisher für Zivilisation oder Kultur gegeben wurde. Wir sehen, daß jedes Zeitalter beide Formen in sich beherbergt: Je mehr Technik, desto mehr überwiegt das Zivilisatorische, je mehr aber das Leben zu seinem Recht gelangt, um so mehr gelangen wir in den Bereich der vorwiegenden Kultur. Man hat in gewissem Sinn die Wahl, zu jeder Zeit seines Lebens.

Unser Kultur-Ziel

Wir müssen uns folgerichtig dazu erziehen, wieder anzuknüpfen bei den alten Lehren unserer Vorfahren und die unterbrochene Entwicklung fortzusetzen, nicht zurückzukehren zum alten Stadium. Unser Land verlangt Arbeit und Kampf. Sie sollen unsere Ehre sein. Unser Ziel soll werden: ein immer gesunderes Volk zu erlangen, das sich eines langen Lebens erfreut. Denn *das Leben ist das Gut,* nicht Freude oder Arbeit, oder Anerkennung oder menschliche Wünsche nach Besitz. Und unsere ganze Arbeit dient nur einem: daß unser Volk lebe.

Das Grundgesetz der natürlichen Nahrung

Die bisherige Einstellung der Nahrungsmitteltechnik war folgende, juristisch einwandfreie Denkweise:

„Es ist alles erlaubt, was nicht verboten ist. Es darf aber nur das verboten werden, dessen Schädlichkeit eindeutig wissenschaftlich festgelegt ist!"

Demgegenüber muß ein neues Rechtsdenken platzgreifen:

Die Technik darf bei allen Nahrungstoffen nur solche Methoden anwenden, deren *Unschädlichkeit bewiesen* ist. Dabei haben im Zweifel jene Verfahren den Vorzug, die *das Natürliche am meisten bewahren.* Denn es ist wahrscheinlich, daß dieses die gesundheitlich besten Korrelationen der Nahrungsbestandteile aufweist.

Wir können kein großes Volk ohne Technik, ohne Nahrungsindustrie ernähren. Wir können die Technik aber zwingen, ihre Verfahren nicht einseitigen wirtschaftlichen Gepflogenheiten anzupassen, sondern den höheren Aufgabenkreis der Volksgesundheit zur Richtlinie zu nehmen. Also: Nicht Verfahren als solche sind zu bekämpfen, sondern Mißbrauch. Und Mißbrauch beginnt dort, wo Lebensvorgänge geschädigt werden, bzw. die Wahrscheinlichkeit solcher Schäden besteht.

Eine dauerhafte Ernährungslehre

Ich habe versucht, eine solche Lehre aufzustellen. Sie erscheint in gesonderter Veröffentlichung*). Ihr Ziel ist nicht die Vermittlung eines Tabellenwissens, sondern die Führung der lebenden Generation zu einem *gesunden Nahrungsinstinkt* und die Erziehung der jungen Generation zu einem solchen natürlichen Denken. Demnach ist sie ohne wissenschaftliche Fachausdrücke und Vorkenntnisse zu verstehen. Die Tafel (Anhang) diene dem Studium der Erwachsenen, eine bunte Tabelle mit farbiger Darstellung der Nahrungsmittel als Kinderspiel soll der Erziehung der Kinder dienen. Im folgenden seien die Richtlinien in großen Zügen erörtert.

Nahrung und Ernährung

Ich unterscheide zwischen Beschreibung der Nahrung und einer Analyse des Ernährungsvorganges in seine bisher bekannten und möglichen Phasen.

A) *Ordnung der Nahrung* (Tabelle I aus dem Buch: Die Ordnung der Nahrung).

Begriff der Rangordnung und Wertordnung

Unter „natürlicher Rangordnung" verstehe ich eine Ordnung, in der das Ganze dem Teil vorangestellt wird und in der die *Teile* ihre *Stellung nach der Aufgabe* erhalten, die sie *für das Ganze* zu erfüllen haben. Das, was von einem andern abhängig ist, wird nachgeordnet. Deshalb stehen tierische Nahrungsmittel hinter den pflanzlichen, da mittelbar oder unmittelbar alle Tiere von Pflanzen abhängig sind.

Unter „*künstlicher Wertordnung*" verstehe ich eine Reihenfolge, in der die „*vollwertige*" Nahrung durch Veränderungen „*teilwertig*" wird. Das heißt: Bei jeder Veränderung verliert die Nahrung besondere, nicht gewünschte Eigenschaften, während andere, erwünschte, erhalten bleiben. Diese erhalten bleibenden „Teile" wirken sodann ihren chemischen oder physikalischen Möglichkeiten nach; ihnen fehlt aber die Gegen- und Mitwirkung der bei der Zubereitung entfernten Teile. So bleiben sie mit sich selbst verglichen „teilwertig",

*) Dieser Verlag.

sind aber dem Ganzen gegenüber von „minderem Wert“. Das heißt *nicht*, daß sie selbst als Teil „minderwertig“ sind. Dieser Trugschluß wird *oft* gemacht.

Die Wertordnung zerfällt in folgende 6 Stufen:

Unverändert, mechanisch verändert fermentativ verändert	Lebensmittel
erhitzt, konserviert präpariert.	Nahrungsmittel

Lebensmittel — Nahrungsmittel

Die ersten drei Gruppen lassen sich zusammenfassen als „lebende Nahrung“. Sie sind dadurch gekennzeichnet, daß sie noch ihre *eigenen Fermente enthalten*, die ihnen einen eigenen Stoffwechsel verleihen. Dadurch ist auch der juristische Begriff gegeben. Diese Gruppe nenne ich *„Lebensmittel“*.

Die andern drei sind „tot“. Sie werden bezeichnet als *„Nahrungsmittel“*.

Lebensmittel dienen also der Erhaltung des Lebens in der Gesamtheit.

Nahrungsmittel dienen lediglich der Bekämpfung des Hungers.

In der ausführlichen Darstellung sind die menschlichen Ernährungsformen auf Grund dieser Tabelle gekennzeichnet. Es ergibt sich:

Die Menschheit strebte bisher nur zur Anreicherung der Nahrungsmittel. Das stimmt also mit den einführenden Bemerkungen dieses Kapitels überein.

Wir müssen danach streben, *mehr und mehr die Lebensmittel an die Stelle der Nahrungsmittel* treten zu lassen.

Wir müssen es zur Gewohnheit werden lassen, die Reihenfolge der aufgenommenen Nahrung vom Lebensmittel zum Nahrungsmittel zu gestalten. Dann folgen wir dem kulturgeschichtlichen Werden der Menschheit von der Urkost zur Kulturkost.

Die Industriekost ist dadurch gekennzeichnet, daß ihre Herstellung endgültig in Fabriken erfolgt. Sie dient besonderen Notzeiten und besonderen Teilaufgaben, die unbedingt zur Erfüllung volkswirtschaftlicher Aufgaben notwendig sind. Für die Allgemeinheit ist sie zu regelmäßiger Verwendung nicht zu empfehlen.

Die Präparate endlich sind für besondere Zwecke da, z. B. für manche Formen der Krankenbehandlung oder auch für Forschungszwecke.

Jugendliche und werdende Mütter werden bevorzugt mit Lebensmitteln beliefert, ebenso die, denen Gesundheit fehlt!

Die Analyse des Ernährungsvorganges in Phasen

Mißt man, wie bisher, lediglich den Atmungsquotienten als Gesamtverbrauch von Sauerstoffverbrauch und Kohlensäureproduktion, dann erhält man statistische Werte über den Gesamtverbrauch des Körpers, wie wenn wir in einer Hafenstadt eines Landes Aus- und Einfuhr bestimmen. In Nichts aber lernen wir dadurch die Verteilung der Einzelphasen kennen, in Organen und Zellen.

Auf Grund des vorliegenden experimentellen Materials müssen wir die *Erforschung des Ernährungsvorganges* wesentlich verfeinern und erweitern. Wir können z. B. feststellen, daß die Aromastoffe im Anfang der Nahrungsaufnahme wirken, die nahrungseigenen Fermente im Darminnern. Andere Bestandteile, die Ionen spielen bei der Resorption mit, sowie bei der Verteilung in Blut, Gewebssaft und dem Austausch zum Zellinnern. *Erst im Zellinnern finden wir die Mitwirkung der Vitamine,* bei dem in feinste Phasen zerlegten Abbauvorgang. Rückwärts erfolgt alsdann eine gegenteilige Wiederholung der genannten Phasen.

Nach dem, was bis heute erkennbar ist, kann man *erwarten, daß jede dieser Phasen von besonderen Teilen der Nahrung beeinflußt wird, sodaß sich ein Ausfall dieser Teile auch nur in einem Teilgeschehen des Gesamtvorganges bemerkbar machen kann.* Bei der Verkettung aller Teile zu einem Ganzen aber wird *jeder Ausfall nach vorwärts und rückwärts* wirken. Und so kann z. B. eine frühzeitige Vitaminzerstörung im Darminnern sich erst im Abbaustoffwechsel auswirken. Man glaubt, dort sei die Unordnung, und in Wirklichkeit liegt sie weit im Anfang. Diese Analysen durchzuführen, halte ich für die *medizinisch-klinische Aufgabe der Ernährungsforschung,* indem man das von dem Chemiker gelieferte reine Vitamin oder andere ähnliche Substanzen als Forschungsmittel benutzt.

Schrifttum

103. *Kollath:* Zellstoffwechsel und diätetische Therapie. Schriftenreihe d. Akad. f. ärztl. Fortbildung Bd. 2 Stoffwechselerkrankungen. Bericht ü. d. Fortbildungskurs in Karlsbad 1939.

106. *Kollath:* Die Ernährungsnot zivilisierter Völker. Aus: Zivilisationsschäden am Menschen, v. Zeiß u. Pintschovius. Lehmanns Verlag, München 1940.

109. *Kollath:* Nahrung u. Ernährung. Grundlagen einer dauerhaften Ernährungslehre. Wien. Med. Wschr. 1941, Nr. 9.

117. *Kollath:* Zivilisationsschäden. Deutschlands Erneuerung, 1941, 535.

Krankheit und Gesundheit sind Eigenschaften des Körpers, nicht des Arztes oder des Heilmittels.

11. Kapitel

Das Werden des Krankhaften

Die Analyse der Mangelkrankheiten als Modell der Krankheitsanalyse

Der Ernährungsvorgang und der Stoffwechsel sind zwei unspezifische Grundlagen der Lebensreaktionen, die insgesamt oder teilweise sicher wohl bei allem abweichenden Geschehen gegenüber der Norm einseitig verändert sind. Wir sind nun bisher gewohnt, das Krankwerden „ätiologisch", d. h. von den „Ursachen" her aufzufassen. Und wir verstehen darunter „äußere" Ursachen.

Es ist nun nicht gerechtfertigt, in dem Studium der äußeren Ursachen die ausschließlichen und alleinigen Ursachen des Erkrankens zu sehen. Denn diese wirken sämtlich doch auf die lebenden Organismen derart, daß diese selbst nun ihre Reaktionen gegenüber der Norm ändern. Und das, was nun entsteht, ist das Abweichende, was wir als „krankhaft" bezeichnen.

Es liegt auf der Hand, daß man dies Werden des Krankhaften zwiefach erklären muß: einerseits aus den besonderen allgemeinen und spezifischen äußeren Ursachen, sodann aber auch aus den „inneren" Ursachen, den vorliegenden erbmäßigen physiologischen Möglichkeiten. Deshalb ist anzunehmen, daß eine Analyse dieser feinsten Vorgänge auch sinngemäß bei allen Folgen äußerer Ursachen gilt. Es ist ja nun auch Tatsache, daß sich wohl alle Schäden in verändertem Stoffwechsel äußern und daß dessen einseitige Störungen, die offenbar äußerst vielfältig sein können, erst sekundär zu Veränderungen führen. Dann entstehen Stufen leichtester funktioneller Abweichungen bis zu schweren Gewebsveränderungen.

Infolge dieser Verhältnisse erscheint es mir gerechtfertigt, den Versuch zu machen, die Analyse der Mangelkrankheiten zu verallgemeinern, sie über das eigene direkte Ernährungsgebiet zur Erklärung von Krankheitsvorgängen allgemein zu benutzen. Wenn z. B. Atrophien eintreten, muß man mit einer Schädigung der Produktion rechnen, während der Abbau weiter geht, normal oder verstärkt. Ich verweise auf die verschiedenen Möglichkeiten in der Zeichnung (Abb. 18). Man kann durchaus alle Gewebsveränderungen in dies Schema: Neubildungsfähigkeit/Verbrauch einordnen.

Ebenso aber, wie man die Formbildung so zu ordnen vermag, muß das auch mit den Stoffwechselfunktionen sein, die ja diesen Formbildungen zugrunde liegen, ihnen ursächlich vorhergehen. Und deshalb möchte ich eine Verallgemeinerung der Definition der Mangelkrankheiten zu einer Krankheitsdefinition überhaupt als Arbeitshypothese vorschlagen. Ich verweise auf die oben angeführte Definition der Mangelkrankheiten. Ich möchte die allgemeine Begriffsbestimmung des Krankhaften nachbilden:

„*Die Schädigung zellulärer Teilvorgänge ist immer eine unspezifische Voraussetzung dafür, daß eine Erkrankung eintreten kann; welcher Art dies ist, hängt von den äußeren Umwelteinwirkungen einerseits ab, andererseits aber entscheidend von den Funktionsmöglichkeiten des Körpers, in dem Teilfunktionen erhalten geblieben sind.*“

Eine scheinbare Ausnahme von dieser Verallgemeinerung macht nur die schnelle tödliche Wirkung von Gewalteinwirkungen oder höchstvirulenten Bakterien und schweren Giften; doch ist bei diesen eine lebenswichtige Teilfunktion so schwer geschädigt, daß das Leben sofort erlischt und keinerlei Zeit besitzt, die Restfunktionen in Kraft treten zu lassen.

Das *Krankhafte* ist in dieser Betrachtungsform *stets ein Weniger*, die *Folge eines Verlustes**). Dem Kranken kommt allerdings das Versagen seines Körpers als etwas Neues, etwas Hinzukommendes vor, dessen Fortnehmen wieder zur Gesundheit führen müßte. Dabei sieht er das Krankhafte in den äußeren Ursachen, die man allerdings manchmal fortnehmen kann. Aber das eigentliche Krankhafte ist doch seine Innenreaktion, eben dieses unvollkommene Teilgeschehen.

Die deutsche Sprache hat für diese Zwiespältigkeit der Empfindungen sehr bezeichnende Wendungen. Der Arzt fragt: „Was *fehlt* Ihnen?“, der Patient antwortet: „Ich *habe* Kopfschmerzen“. Nur Kinder antworten manchmal: „Mir fehlt die Gesundheit“, das Geschehen von sich aus betrachtend, nicht von den äußeren Ursachen aus. Und das, was die Erwachsenen dann als Ungezogenheit betrachten, ist eigentlich natürliche aus dem Innern kommende Ausdrucksweise. Denn der Kranke hat wirklich etwas verloren, einen Teil seiner Gesundheit.

---

*) Das entspricht genau der Vorstellung *Ribberts* (D. m. W. 1910, Nr. 40).

Die Gesundheit erwies sich als Summe aller lebensnotwendigen Reaktionen; bei allen Mangelkrankheiten aber fanden wir nur erhaltene Restfunktionen, „Verlustreaktionen". Und die oben wiedergegebene Auffassung und Definition trägt dieser Verlustreaktion Rechnung.

Das Krankhafte wäre demnach *immer* unvollkommener als das Gesunde. Und die Heilung hätte in der Herstellung der Vollkommenheit durch Zugabe der fehlenden Stoffe zu bestehen. Ist es gerechtfertigt, eine solche Verallgemeinerung aufzustellen? Wäre damit etwas für das Verständnis gewonnen, sowie eine auf Verständnis beruhende Therapie?

Die Frage ist, ob es gestattet ist, im Bereich des Lebenden eine solche Verallgemeinerung vorzunehmen, jener ähnlich, wie in der Mathematik „jede Zahl ein Individuum für sich ist und ein Objekt für die Versuche zur Entdeckung allgemeiner Gesetze" (nach *Buttersack*).

Diese Betrachtungsform läßt uns das Gesunde als das Komplizierteste erkennen, das Krankhafte immer als einfacher. Es *erscheint* uns nur komplizierter, weil die *zerstörte Harmonie* den Eindruck hervorruft, ebenso, wie uns der gestörte Motor eines Autos höchst kompliziert erscheint, der funktionierende aber als sehr einfach.

Der Versuch, eine solche Erklärung des Krankhaften aus den inneren Ursachen und Anlagen heraus zu machen, ist in einer konsequenten Durchführung von *Hufeland* unternommen in seinem Alterswerk: Enchiridion medicum (s. Neudruck seiner Werke in diesem Verlag). Und wenn wir heute wieder dies Ziel erkennen, so müssen wir bei *Hufeland anknüpfen.* Statt dessen sind die *Krankheiten jetzt nach „Ursachen"* eingeteilt: äußere Unfälle, Infekte, Vergiftungen. Dazu kommen „innere Ursachen", indem man ihnen andere Krankheitsgruppen zugesellt, denen eine Komponente des Erkrankten zweifellos übergeordnet ist: Konstitutionskrankheiten, Stoffwechselstörungen, hormonale Veränderungen, man könnte kurz sagen: *Organstörungen.* Da diese angeboren sein können, aber auch durch falsche Lebensführung erworben sein können oder gar auf äußere Ursachen zurückzuführen sein können (z. B. Alkohol- und Nikotinschäden), überlagern sich hier nun innere und äußere Ursachen und man verliert jede sichere Einteilungsmöglichkeit. So ist es zu erklären, daß man alsdann Krankheitseinteilungen trifft, die nach verschiedenen Gesichtspunkten „geordnet" sind, z. B. nach der Schwere, nach der Heilbarkeit, nach

Ursachen oder nach Folgen. Es fehlt aber eine einheitliche Benennungsweise.

Die Erklärung aus dem inneren Geschehen,

aus den wirklichen „inneren Ursachen" und Möglichkeiten kann man als das Ziel unserer physiologisch-chemischen und pathologisch-anatomischen Forschung bezeichnen. Denn hier ist eigentlich der gemeinsame Angriffspunkt der äußeren und inneren (nervösen*) hormonalen usw.) Ursachen. Und der Stoffwechsel und seine Teilvorgänge sind demnach stets hier betroffen. Der Wechsel der Erscheinungen erfolgt nach den Verschiedenheiten der Organe, ihren Reaktionsmöglichkeiten, der Verschiedenheit der Ursachen usw.

Verlegt man das Werden des Krankhaften, wie des Gesunden, völlig in die Relation: nervöse Leitung zu Zellinnern (als Spontanvorgang oder als Reaktion auf eine äußere Ursache), dann gelingt es, die bisher auseinander strebenden Ordnungen zu einer wirklichen Einheit zu bringen, sie zusammenzufassen aus dem Objekt heraus! Damit aber wird jenes Ziel erreicht, daß man auch den Heilungsvorgang gleichzeitig mit einbezieht, denn ebenso, wie alles *Krankhafte* aus dem *inneren Körpergeschehen* bestimmbar sein muß, muß *auch alles Gesundwerden* von hier aus erklärt werden. Dabei werden wiederum zwei Reaktionsgruppen zusammenzubringen sein: Geschehen auf Grund innerer Strebungen *(Selbstheilungstendenzen)* und Reaktion auf Grund äußerer Einwirkungen (z. B. von *Heilmitteln!)*. Das Gegensätzliche wird auch hier wieder zur Einheit geschlossen. Man bekommt demnach durch diese Betrachtungsform einen zentralen Blickpunkt, der aus dem lebenden Organismus heraus die Abweichung und Gleichgewichtsstörung als „Krankheitsursachen äußerer und innerer Art" versteht, der aber ebenso die Rückkehr zum Gleichgewicht aus dem angeborenen Streben zur gespannten Gleichgewichtslage erklärt, wenn äußere oder innere Ursachen der Verschiebung aufgehoben werden, oder wenn Gegengewichte benutzt werden, z. B. symptomatische Medikamente, Heilkräuter usw.

Die zukünftige Einheitslehre

wird also die Ursachen ordnen müssen und sie bewerten lehren. Sie wird die Erhaltung der gespannten Gleichgewichte als Lebensnorm

*) Hier hat die „Relationspathologie" von G. *Ricker* ihre große Aufgabe.

betrachten und ihre Rückkehr im Heilungsvorgang deuten. Krankheit und Heilung werden aus dem Objekt verstanden und einheitlich bewertet, nicht nach der Verschiedenheit. Und der Erfolg einer solchen vereinheitlichenden Betrachtung wird groß sein: er hebt den künst-

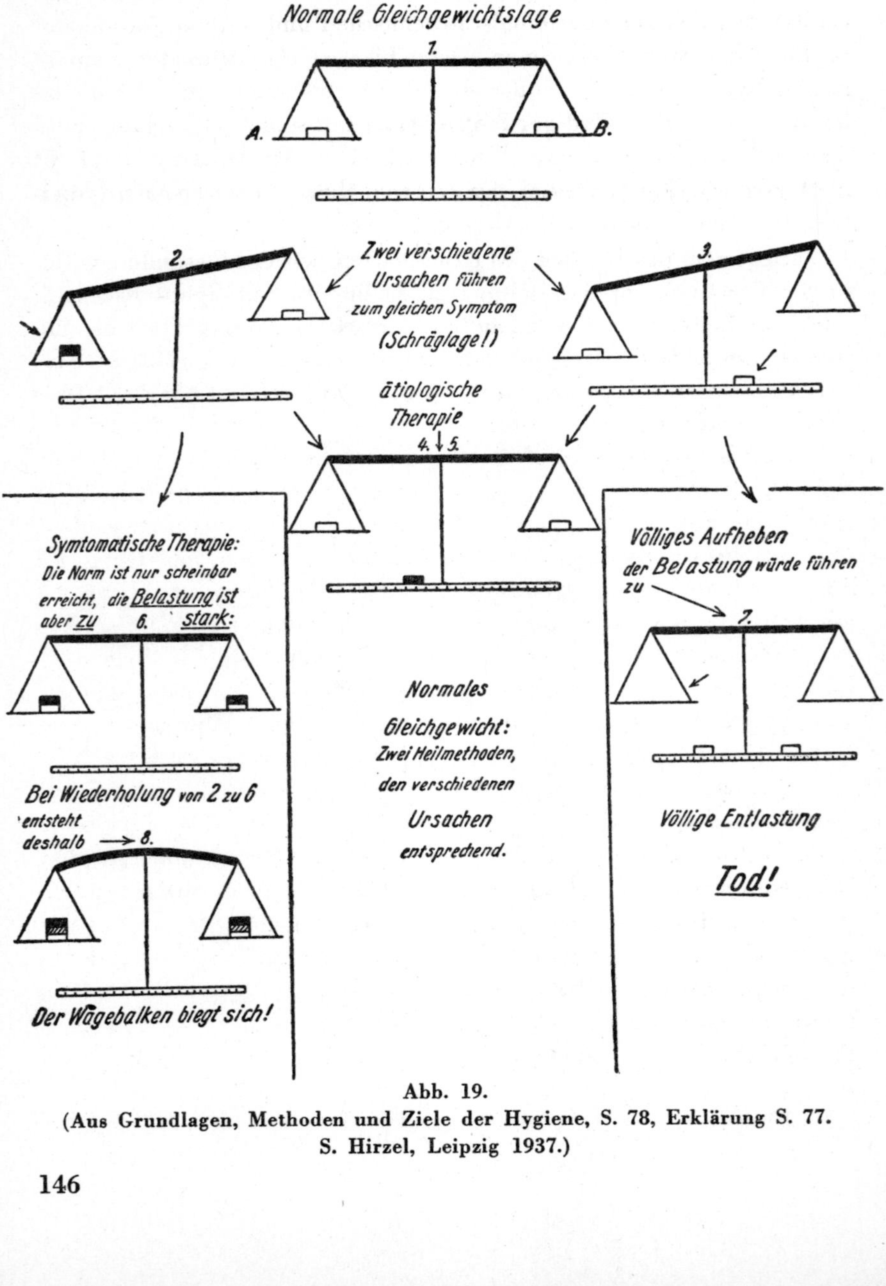

Abb. 19.
(Aus Grundlagen, Methoden und Ziele der Hygiene, S. 78, Erklärung S. 77. S. Hirzel, Leipzig 1937.)

lichen Gegensatz zwischen „Naturheilkunde" und „Schulmedizin" auf, zeigt, daß es sich um einen falschen, verschobenen Blickpunkt handelte. Er gewährt aber auch Bewertungsmöglichkeiten für alle Formen von „Krankheitsursachen" und „Heilungen". Eine allgemeine wissenschaftliche Heilkunde, in der einfachste Heilverfahren mit den kompliziertesten gebraucht werden, läßt sich wohl nur auf diese Weise errichten.

Dieses Ziel scheint mir erstrebenswert. Wir gelangen dadurch zu einer Bewertungsordnung der Ergebnisse der Vergangenheit. Deren Ursachenforschung sowohl wie deren Chemotherapie, die uralte Erfahrung der „natürlichen Heilverfahren" behalten ihren „Teilwert" für bestimmte Zellreaktionen. Das Ganze des Lebens aber erscheint übergeordnet und ist, in seiner Vollkommenheit und Spannung das Erstrebenswerteste, das Gesunde.

Die Bedeutung des Waagenprinzips

Aus meinem Lehrbuch gebe ich hier nur die Abb. 19; die zugehörigen Ausführungen siehe dort S. 77.

Diese Betrachtungsweise aus dem Wesen der inneren Gleichgewichte verhindert wohl mit Sicherheit eine Überschätzung der Therapieform, welche es auch sei. Sie stellt die Möglichkeiten des lebenden Geschehens immer in den Vordergrund und erzieht zur Vorsicht einem so empfindlichen Organismus gegenüber.

Wenn die Menschheit bisher eine immer zunehmende Neigung zum Medikament, zur äußeren Anwendung von Krankheitsheilmitteln besaß — dazu gehören auch die sog. „inneren" Mittel, die dem Zellinnern gegenüber doch noch „außen" sind — dann hat das höchst einfache und klare psychologische Gründe. Neben der *Sichtbarkeit* des Medikamentes spielt dabei vor allem auch die „Bequemlichkeit" der Anwendung mit. (Ein Medikament, das nur dann wirken würde, wenn es in unregelmäßigen Zeitabständen von 10 zu 25 Minuten über Tag und Nacht eingenommen werden müßte, würde praktisch wirkungslos sein! Die äußeren Bedingungen können nicht eingehalten werden. 3mal am Tage aber ist eine bequeme Medikation, daher ihre Gebräuchlichkeit!)

Der Glaube an die heilende Kraft des Arzneimittels ist uralte menschliche Eigenschaft. Tiere besitzen sie nicht. Das, was man sich von Tieren erzählt, die bei Erkrankungen und Verletzungen bestimmte Kräuter suchen, ist wohl stets ein Märchen (anthropozentrischer Erklärungsversuch der Natur).

Das Seelische als Krankheitsursache und Gesundheitsursache

Müssen wir einerseits unser Arbeitsgebiet in der Umwelt auf die gesamte Nahrungsmitteltechnik ausdehnen, so ist es andererseits notwendig, den Weg ins Innere, ins Seelische zu gehen. Meine immer wieder betonte Auffassung, daß das Leben die endgültigen Ereignisse bestimmt, zwingt zu einer Beschäftigung mit dessen eigenen Problemen.

Mit den inneren Fähigkeiten des Körpers, seiner eigenen Innenwelt und deren Gesetzen hat sich die wissenschaftliche Heilkunde nur sehr wenig befaßt. Man hat zwar den Begriff „psychogen" erfunden, um z. B. seelisch hervorgerufene funktionelle Störungen damit zu bezeichnen, indes die Tatsache, daß die Seele auch direkte körperliche Veränderungen hervorzubringen vermag, wird entweder als Wunderwirkung betrachtet, die ärztlichem Denken nicht unterliegt, oder aber man betrachtet sie als Folgen von Hypnose und Suggestion. Dabei steht im Hintergrunde gar oft die unausgesprochene Vorstellung, es handle sich bei diesen Erkrankten um „abnorme" Menschen, Neuropathen, in schärferen Graden Neurasthenikern, Hysterikern usw. Ohne Zweifel spielt bei dieser Aburteilung mit, daß die wenigsten Ärzte wissen, was Suggestion wirklich ist, und daß sich das oft Wunderbare dieses Geschehens dem Laien auch nur als unverständliches Wunder zu offenbaren vermag, nicht als *eine in jedem Menschen liegende Fähigkeit seines inneren Wesens, auf seinen Körper einzuwirken.* Gerade die öffentlichen Hypnosevorführungen haben hier verheerend gewirkt, indem sie eine völlig falsche Vorstellung von der Wirklichkeit erweckten, daß nämlich „Hypnose" und „Suggestion" *Willensübertragungen* von einem andern her seien, daß der mit Suggestion Behandelte „unterjocht" würde. Damit betrachtet man den mit Suggestion Behandelten als einen verminderten Willensmenschen, eine schwache Persönlichkeit; das Verfahren gerät so in Mißkredit.

Das ist nun völlig falsch. Denn Suggestion ist nicht verbunden mit dem Begriff der „Umwelteinwirkung", sondern im Gegenteil: *das Wesentliche der Suggestion liegt im Innern des Menschen selbst;* ist *„unterbewußte Verwirklichung einer Idee".* „Suggestion ist nicht eine Ohnmacht, sondern eine *Macht!*, eine Kraft, um uns selbst zu beherrschen." Das Unterbewußte ist nun zwar das wirksame „Innen", das zur „Verwirklichung einer Idee" führt, die

„im Brennpunkt der Aufmerksamkeit liegt“ *(Baudouin*, S. 23/24), aber dies Unterbewußte *bedarf eben einer „Idee“*. Und diese Idee kann *von einem anderen gegeben werden* (Fremdsuggestion), *man kann sie sich selbst geben* (Autosuggestion), *sie kann aber auch wohl in den ungeschriebenen Gesetzen der lebenden Substanz selbst liegen* (angeborene „Lebensprinzipien“). *Eine solche Idee könnte man als ewiges Ziel des Lebens bezeichnen.* Mit dieser weiten Fassung gelingt es, das Wirksamwerden geistigen Geschehens auf körperliche Vorgänge zu verstehen, ohne Wunder annehmen zu müssen.

Die Einheit Seele-Körper

Stellen wir uns vor, daß in dem Verhältnis von Seele und Körper eine bestimmte Vorstellung waltet, eine „Idee“, die dem Gleichgewicht dieser beiden Mächte „Körper“ und „Seele“ entspricht, dann kann man leicht verstehen, daß eine Störung dieser Idee nach beiden Seiten hin sich schädlich auswirken muß: durch ein Vorwalten des Körperlichen, des „Äußeren“ wird das Innere zurückgedrängt. Durch eine seelische Störung aber und eine entsprechende Schwäche würde das körperliche Geschehen schwer gestört werden müssen, weil das Gleichgewicht verschoben ist. Und wenn nun das Seelische vermittels der nervösen Regulationen (z. B. Vagus-Sympathikus) die körperlichen Funktionen zu steuern vermag, so werden diese bei einem Versagen der Seele sich selbst zu steuern versuchen, werden sich so entwickeln, wie sie auf Grund ihrer Menge und Form zu reagieren vermögen, aber ungeordnet durch die Kontrolle der Seele.

So ließe es sich erklären, daß *höchst verschiedenartige seelische Störungen von den gleichen krankhaften Folgen begleitet sein können*, aber auch, daß *verschiedene Formen der seelischen Beeinflussung umgekehrt das Krankhafte zurückzubilden vermögen.* Denn auch hier bestimmt das Erfolgsorgan die Wirkung, die „seelische“ Beeinflussung wird vermittels des Nervensystems nur in bestimmte Bahnen gelenkt. Der gleiche Nervenstrom aber führt am Magen zu Sekretion, am Muskel zur Kontraktion, am Herzen zur Schlagfolge. Und verständlich ist, weshalb sich *Störungen vor allem dort bemerkbar* machen, wo auf Grund des anatomischen Baues oder der besonderen chemischen Schwierigkeiten *Loci minoris resistentiae* in den Organen vorliegen.

Körperliche Erkrankung auf Grund geistiger Überarbeitung

Kürzlich hat *Fr. Lange* in der Münch. med. Woch. 1940, 14/15 ein Krankheitsbild beschrieben, das bei geistig zur Überarbeitung neigenden Menschen auftrete; Ärzte, Politiker, Juristen, Industrielle, hochqualifizierte Industriearbeiter zeigen es. Gemeinsam ist ihnen ewige Unruhe, ungenügende Zeit zum Essen und Verdauen, Sorgen, völliger Widerspruch der Lebensführung und der Leistungsmöglichkeiten des Körpers, Ablenkung statt Entspannung.

Man findet neben trauriger Verstimmung, Magendarmstörungen, Verstopfung oder Durchfälle, ungemeine Labilität der Darmtätigkeit. Ferner den sog. Römheldschen Symptomenkomplex, abnorme Blutdrucksenkungen usw.

Das *Versagen aller Medikamente* ist typisch, sodaß man die Diagnose ex non juvantibus stellen könnte. Aber auch Sport und starke körperliche Bewegung versagen beim Ungeübten; beim Geübten wirkt das Aussetzen schädlich.

Dieses Versagen ruft bei den Erkrankenden die *Vorstellung der Unheilbarkeit* mit allen Folgen hervor: Krebsfurcht, Vorstellung eines unheilbaren Herzleidens beherrschen den Patienten, das Urteil „Neurastheniker“ aber den Arzt.

Wir werden diesem Krankheitsbild des geistigen Arbeiters eingehende Berücksichtigung schenken müssen, zumal sich hier in der Anwendung der unspezifischen einfachen Naturheilverfahren die besten Erfolge ergeben haben.

Die Verschiedenartigkeit der Gesundheitsstörungen bei körperlicher Arbeit auf Grund aller bisherigen Erfahrungen von diesen Störungen bei geistiger Arbeit ist eindeutig. *Behandlung und Vorsorge* sind entsprechend anders zu leiten. Heute betreiben wir eine erfolgreiche Propaganda für eine gesunde Ernährung. Diese ist aber eine Umweltmaßnahme. Bald werden wir eine entsprechende *Propaganda* für eine *rechtzeitige vorsorgliche Anwendung von Naturheilverfahren* betreiben müssen: sobald Anwendungsart und Zweck genauer bekannt ist und Möglichkeiten zur Verfügung stehen. Auf diese Weise werden wir vielleicht einmal dahin gelangen, daß auch *bei geistiger Arbeit eine Grenze der physiologischen Leistungsfähigkeit* eingehalten werden kann, ohne daß die Kulturaufgaben leiden*). *Buttersack* regte brieflich an, eine „Hygiene des Urlaubs“ zu schreiben.

Theoretische Medizin

Die Funktionspathologie (v. Bergmann) stellt die erkrankende Funktion, also das innere chemische Geschehen der Zellen, in das Zentrum der Betrachtung. Die Folge der gestörten Funktionen erst führte zur veränderten Form und zur Zellularpathologie, der beschreibenden Form erkennbarer Veränderungen *Virchows*. Die Relationspathologie *Rickers*, heute vor allem von *Kalbfleisch* in Dresden vertreten, untersucht die beherrschende Rolle der Gefäßinnervierungen und ihrer Folgen. Wir werden tiefer und tiefer eindringen müssen in dies funktionelle Geschehen, um schließlich eine wirklich einheitliche Heilkunde zu schaffen. Und die Funktionspathologie in äußerster Verfeinerung scheint als Grundlage einer späteren umfassenden *theoretischen Medizin*. Diese allein wäre geeignet, die heute noch auseinanderstrebenden Disziplinen wieder zusammenzufassen, und das sonst unübersehbare Wissen lehrbar und lernbar zu machen.

Der Kliniker, der ganz vom Kranken ausgeht, der Diagnose und Heilerfolg haben will, mag vielleicht dieser Forderung einer theoretischen Heilkunde ablehnend gegenüberstehen. Ich glaube aber, daß sie eines Tages das ersetzen wird, was dem heutigen Arzt in der Ausbildung fehlt: das Studium der Gesetze der Logik und Philosophie, auch Naturphilosophie. Denn die Entfernung von den Grenzen des Erkennbaren und den Grenzen menschlichen Denkens ist einer der schweren Fehler der „Schulmedizin". Sie wurde zu sehr „äußere Anwendung", trotz der Hormone und der Neurosen. Auch die *Kneipp*sche Methode der „Wasser-Anwendungen" läßt dies mechanisch Äußere erkennen (s. unten S. 160).

„Leiden", „Krankheit", „Gebrechen"

Als ein Vorschlag zu einer Abstufung der Veränderung nach der Schwere und Umkehrbarkeit der Veränderungen seien diese folgenden Definitionen aufgestellt. Sie entstammen zum Teil meinem Karlsbader Vortrag (Juni 1939). Damals gab mir *Brauchle* sein soeben erschienenes Buch, in dem er seine Definitionen veröffentlichte. Es handelte sich also um eine gleichzeitige Erscheinung. *Brauchle* ist Kliniker und geht von der klinischen Praxis aus.

Ich halte die Einhaltung verschiedener Gesichtspunkte bei der Krankheitseinteilung und Ordnung für bedenklich, wenn sie auch kaum völlig zu umgehen sein wird. Mir scheint aber, man könnte dieser Notwendigkeit auf anderem Wege gerecht werden, etwa folgendermaßen:

Voraussetzung der Erkrankung ist eine „Störung". Diese umfaßt das *Gesamtgebiet der äußeren und inneren Ursachen. (Virchow* versteht dagegen unter Störung (laesio) eine „Veränderung, die eine Zelle erlitten hat, ohne eine Reaktion", also eigentlich „das Gestörte". Störung ist aber der zum Gestörten führende Vorgang, also der Ursachenkomplex. Virchows Archiv, 1880, S. 8, Krankheitswesen und Krankheitsursache.) Demnach dürfte auch die Übersetzung laesio kaum richtig sein: Verletzung!).

Das Abnorme ist Reaktion seitens des Organismus, gekennzeichnet durch Verluste physiologischer Fähigkeiten. *Virchow* sagt: „Krankheit beginnt in dem Augenblick, wo die regulatorische Einrichtung des Körpers nicht ausreicht, Störungen zu beseitigen" (1869), (zit. nach Gruber, in Einheitsbestrebungen der Medizin, Steinkopff, Dresden, 1933, S. 38). Auch diese Begrenzung ist viel zu vielseitig, als daß sie einer klaren Definition entsprechen könnte. Auch „Leben unter veränderten Bedingungen mit dem Charakter der Gefährdung" (Virchow) ist unzureichend.

Versucht man, aus der *„Pathologie"* und deren Begriffsbestimmungen Klarheit zu gewinnen, so gelingt das ebenfalls nicht. Wir finden die Definitionen: „Allgemeine Krankheitslehre", „Erforschung der Ursachen, Erscheinungen und Folgen der Krankheiten" *(Herxheimer)*, „Lehre von den abnormen Zuständen und Vorgängen im lebenden Körper" *(Albrecht)*, „Die Naturwissenschaft des Krankhaften" *(Rößle)*.

Wir müssen das *Ursachengebiet trennen von den Graden der Veränderungen*. Diese seien folgendermaßen vorgeschlagen:

1. „Unter *Leiden* verstehe man jene „funktionellen" Abweichungen, die zu Beschwerden ohne objektiven Befund führen, aber auch jene, deren objektive Veränderungen durch Selbstheilungstendenzen des Körpers noch rückbildungsfähig sind, wenn die äußeren Ursachen ausgeschaltet werden.

2. Unter *Krankheit* verstehe man jene Veränderungen, die nur mit schärferen und spezifischen Mitteln äußerer körperfremder Medikamente oder chemisch reiner Stoffe rückbildungsfähig sind, oder die der chirurgischen Behandlung bedürfen.

3. Unter *Gebrechen* verstehe man das Unheilbare.

---

*) *Baudouin, Charles.* Suggestion u. Autosuggestion. Sibyllenverlag, Dresden 1923.

Im Bereich dieser *Krankheitsstufen* vom leichtesten Schaden zum Unheilbaren werden sich sämtliche Wirkungen äußerer Ursachen und innerer Ursachen einordnen lassen. In jeder Stufe werden wir beide Ursachenformen finden. Die Therapiewahl hängt von der richtigen Deutung ab (s. unten S. 157).

Praktische Bedeutung

Die Anerkennung funktioneller Abweichungen ohne Nachweisbarkeit durch sichtbare Gewebsveränderungen ist von grundlegender Bedeutung für unser Begutachtungswesen sowie für die Einleitung der Heilverfahren. Wie unendlich oft werden Vorstufen unbeachtet, nicht behandelt, weil „das Nachweisbare" noch nicht eingetreten ist! Wie oft kommen Klagen, daß erst mehrere Zähne erkrankt sein müssen, bevor die Kasse Geldbeihilfen gewährt! Die Anerkennung der Frühbeschwerden, die Geltendmachung der Krankheitsgefühle der Organe, der subjektiven Beschwerden findet einen wichtigen praktischen Gegengrund in der „Rentensucht". Einer grundlegenden seelischen *Umstellung von Kassen und Patienten* bedarf es, um hier die bestehenden Schwierigkeiten zu beseitigen und es zur Gewohnheit zu machen, daß alle Schäden im Anfang behandelt werden sollten, weil sie dann rückbildungsfähig sind. Dazu bedarf es einer noch weit mehr auszubauenden vorbeugenden Heilkunde. Im Gesamtetat der Krankenkassen dürfte sich das so auswirken, daß zwar eine größere Summe für die Behandlung von Frühschäden eingesetzt werden muß, daß aber eine Verlängerung des Arbeitsalters eintreten wird, die die Invalidisierungskosten erheblich senken wird.

Der innere Arzt ist der größte Arzt; schweigend erfüllt er seine Pflicht und schickt keine Rechnungen. Er verlangt nur gute Behandlung.

12. Kapitel

Unspezifische Heilkunde und spezifische Heilkunde

Ist das Wesen der ärztlichen Wissenschaft die Erforschung der Teilvorgänge, so ist es auch ihr Streben, geschädigte Teilfunktionen durch *spezifische* Methoden wieder zur Ordnung zu bringen. Infolgedessen ist ihr ganzes Wesen als das *Streben nach dem Spezifischen* anzusehen. Hier erreicht sie Erfolge, wie sie die Menschheit noch niemals erreicht hat. Ich erwähne nur die Bedeutung der spezifischen chemotherapeutisch wirksamen Mittel.

Die Heilkunde, aber auch die Laien, haben, geblendet durch die großen Erfolge des Spezifischen, leider begonnen, das Unspezifische gering zu achten. Gewiß, der „Wissenschaftler" benutzt „unspezifische Reizmittel", aber letzten Endes doch ungern, in einer gewissen Verlegenheit, weil er keine spezifischen Mittel besitzt. Hier liegt ja der Gegensatz der hochgesteigerten Differentialdiagnose und einer fehlenden Differentialtherapie. Und auch viele Laien sind enttäuscht, wenn sie kein Spezificum bekommen.

Das Unspezifische als Grundlage der Heilkunde

In der gesamten Vergangenheit aber war zweifellos das Unspezifische die einzig mögliche Form der Behandlung, und sie blieb es für zahlreiche Leiden auch bis jetzt. Wir haben uns an den Gedanken gewöhnt, darin eine Unterlegenheit zu sehen. Doch werden wir bei einer genauen Analyse dieses Werturteil aufgeben müssen.

Betrachten wir den Erfolg einer unspezifischen Therapie lediglich als „Reizsteigerung", dann werden wir dem wirklichen Geschehen nicht gerecht. Es kommt darauf an, *„was gesteigert"* wird. Und das sind in eindeutiger Weise *ausschließlich die erbbedingten Zellfunktionen,* die durch die Erkrankung oder andere ursächliche Schäden vorher herabgesetzt und einseitig geworden waren. Infolgedessen ist also *unspezifische Therapie an sich nichts anderes als das zweckmäßige Einsetzen der vorher gelähmten Erbanlagen, die zur Heilung führen.* Die Grundlage dieser unspezifischen Heilkunde könnte man deshalb als „Selbstheilkunde" oder „*Erbheilkunde*" bezeichnen. *Gesunde Erbanlage ist dann der eigentliche und beste innere Arzt.*

Überall, wo wir unspezifisch arbeiten, setzen wir demnach diese bisher unbeachteten Kräfte ein. Das ist die *positive* Bedeutung der Einschaltung des Erbdenkens in unserer Weltanschauung, die eine weit größere Bedeutung hat als die negative, die in der Ausschaltung der doch nur geringen Zahl von Erbkranken aus der Bevölkerungsvermehrung besteht.

Spezifische Heilkunde zwingt, unspezifische läßt Freiheit:

Es ist kein Zweifel, daß das Unspezifische dem kranken Körper weitgehende Freiheit läßt, nach seinen individuellen Möglichkeiten zu reagieren. Demgegenüber aber zwingt das Spezifische in eine gewollte Richtung.

Dieser Zwang ist die Grundlage unserer *Pharmakologie* mit der Dosierung stark wirksamer Arzneien. Die individuelle Reaktionsbreite ist bei diesen höchst wirksamen Mitteln weitgehend ausgeschaltet, man kann „Normen" aufstellen, Höchstdosen angeben. Nur selten kommt eine individuelle Reaktion vor, die sich diesen Normen nicht fügt, z. B. wenn jemand einmal auf Morphin abnorm reagiert.

Die *Homöopathie* entbehrt dieses Zwanges, sie steht zwischen den Extremen und versucht, beides zu verbinden.

Nun finden wir unter diesen spezifischen zwingenden Mitteln nicht nur die wichtigsten Chemotherapeutika, sondern auch viele, die ihre Bedeutung nur dem praktischen Erfolg verdanken, den z. B. schnelle Schmerzstillung besitzen kann. Wie nahe liegt es, den Kopfschmerz am Morgen nach reichlichem Alkoholgenuß mit einem solchen Mittel zu „bekämpfen", und immer wieder zu diesem symptomatischen Mittel zu greifen, bis schließlich der fortgesetzte Alkoholgenuß schwerere Schäden hervorruft. Auch dann kann der an Alkoholneuritis Leidende vielleicht mit Vitamin B_1 eine zeitweilige Besserung erreichen, bis schließlich infolge seiner falschen Behandlung Unheilbares entstanden ist. Was hier in einer etwas paradox erscheinenden Weise geschildert ist, wiederholt sich täglich bei den Rheumatismen aller Art und vielen andern Schäden. Infolgedessen haben die *sinnwidrig angewendeten* hochwirksamen Mittel die unendliche *Gefahr*, daß *fehlerhafte Lebensformen zu lange beibehalten werden.*

Damit haben wir auch die Gefahr und den Nutzen des Spezifisch-Hochwirksamen erkannt: auf der einen Seite Erfolge, wie die Menschheit sie noch nie erreichte, auf der anderen Seite eine Summierung symptomatischer Mittel, die eine fehlerhafte Lebensführung verschleiern.

Bei der sonderbaren Neigung der Menschen, einmalige Erfahrungen zu verallgemeinern, wird dann von Seiten der Anhänger das Spezifische als die einzig wahre Heilkunde gepriesen, von der andern als fehlerhaftes biologisches Denken gebrandmarkt.

Die Grenzen des Unspezifischen

Dieses reicht nur so weit, wie die Auswirkungen der Erbanlagen bei maximaler Steigerung reichen. Dort, wo hochvirulente Erreger stärker sind, als das Gesundheitsstreben, müssen sie versagen — hier kann aber noch das Spezifische wirken. Und hier beginnt dann der Fehler der Anhänger der unspezifischen Heilkunde: Sie behandeln oft auch solche Veränderungen unspezifisch, die ihrer Natur nach zu schwer dafür sind. Wie stellt man die Grenze fest? Durch *Erfahrung und durch Forschung!*

Das chirurgische Handeln

Dieses vermag auch dort noch zu heilen, allerdings meist unter Entstehen eines ertragbaren dauernden Verlustes (Narbe!) wo alle andern Mittel versagen: das Unspezifische und das Spezifische. Es ist demnach die Therapie der Wahl für das Schwerste.

Ich denke mir die Gegenwirkung von Ursachen und Heilungen in folgendem Schema (s. nächste Seite).

Bauen sich einerseits also (rechts) die Krankheitsursachen und ihre Folgen vom leichtesten bis zum schweren Schaden auf, so finden wir die gegensätzlich wirkenden Heilfaktoren auf der andern Seite. Sie haben unspezifische, spezifische und chirurgische Aufgaben. Und deshalb können Gefahren entstehen, wenn die ihnen zugewiesenen Grenzen überschritten werden. Die übermäßige Anwendung der

Chirurgie, wo ein spezifisches Mittel ausreicht, oder gar unspezifische Behandlung bereits wirkt, ist eben falsch! Es ist aber auch falsch, das Unspezifische hartnäckig zur Behandlung von Abweichungen zu benutzen, wo nur Chirurgie helfen kann. Abhilfe wie oben: Erfahrung *und* Forschung! Gefahrenpunkt: einseitige Beschränkung auf *eine* Methodik!

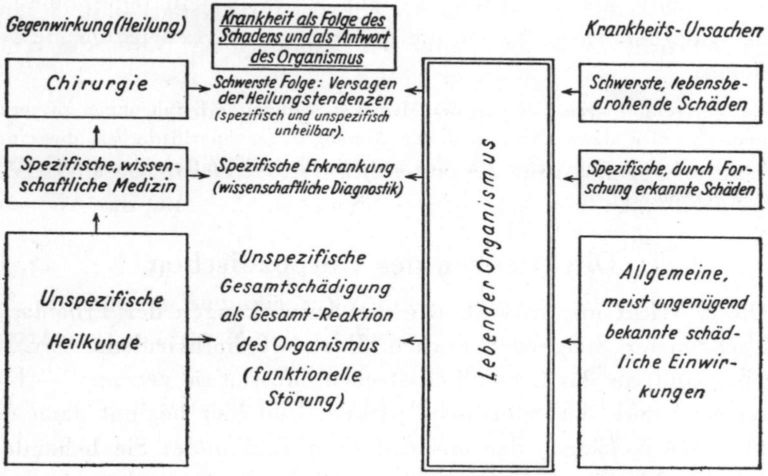

Abb. 20.

Die drei Begriffe: Unspezifisch — Spezifisch — Chirurgisch seien noch genauer gekennzeichnet:

Beim *Chirurgischen* handelt es sich um Beseitigung von Veränderungen, mit denen weder der Körper noch ein spezifisches Heilmittel fertig werden kann. Hier *muß die Krankheit bekämpft werden.* Die *Hand* muß eingreifen (χεῖρ-ἔργειν = Hand-arbeiten).

Beim Spezifischen handelt es sich unter anderem um das Gesamtgebiet der „Immunität“ und Bakteriologie, also um die Auseinandersetzung des Körpers mit fremden Lebewesen und deren Bestandteilen. Hier kann a) der *Erreger spezifisch bekämpft* werden und b) *dem Körper unspezifisch geholfen werden in diesem Kampf.*

Auch hormonale Störungen gehören hierher.

Beim Unspezifischen handelt es sich um den ganzen Rest — Störungen, Leiden, Krankheit und Gebrechen. Hier soll nicht die Krankheit bekämpft werden (symptomatisch), sondern dem Körper soll man *zur Gesundheit zurückhelfen.*

Unsere Aufgabe

Wir stehen vor einer notwendigen Wende in unserm Denken, an einer Stelle, an der die besten Ärzte aller Zeiten gestanden haben, wenn sie einsehen mußten, daß die Heilkräfte der Natur von ihnen unterschätzt wurden. Gegen die Natur schadet der Arzt, mit ihr aber wirkt er segensreich. Er ist ihr Diener, nicht ihr Herr!

Das lateinische Wort: medicus curat, natura sanat! muß ergänzt werden. Nicht die äußere Natur heilt, sondern die Natur des Kranken. Also:

Medicus curat, natura aegroti sanat!

Das gilt vor allem für die *unspezifischen Abweichungen.* Im Bereich des Spezifischen und der Chirurgie nimmt die Leistung des Arztes an Bedeutung zu.

Es dürfte jetzt verständlich sein, daß der künstlich aufgerichtete Zaun zwischen Schulmedizin und Naturheilkunde überhaupt nicht besteht, sondern nur in der Vorstellung der Menschen. Den Ärzten wird oft der Vorwurf gemacht, diese Entwicklung gefördert zu haben. Indes: auch hier gilt, daß das Wirken des Arztes durch die Reaktionen des Patienten geformt wird.

Zwei Strebungen sind zu beachten:

a) Die Abneigung, an der Gesundheit mitzuarbeiten. Lieber hofft man auf eine Wunderheilung von außen. Versagt diese, dann erhält man vor sich selbst (und andern) die Möglichkeit, auf den Arzt (oder die Medizin) zu schimpfen.

b) Der Wunsch, möglichst schnell arbeitsfähig zu werden. Dieser Wunsch ist durch die Wirtschaftslage und die sozialen Methoden genährt. Das schnell die Beschwerden mildernde Mittel (symptomatische Behandlung) wird verschrieben, nicht die langsam zur Ausheilung führende unspezifische Behandlung in Form einer Ernährungstherapie, Gebißsanierung usw.

Seitens des Arztes aber müssen wir der Gefahr gedenken, daß er allzu leicht dem Wunsch des Patienten, Wundertäter zu sein, nachkommen möchte. Wer aber nachkommt, gibt auch leicht nach! Ärzte sind nämlich auch Menschen!

Die ärztliche Ausbildung

Versager und Erfolge sollen nicht zu Vorwürfen und auch nicht zum Preisen benutzt werden, sondern zum Lernen! Versagen die spezifischen Mittel, so ist ein unspezifisches zu wählen, vielleicht aber auch Chirurgie anzuwenden. *Beste Diagnostik* muß deshalb *Voraussetzung* für jegliche ärztliche Tätigkeit sein. Dahin streben unsere Universitäten mit Recht.

Sie versagen aber darin, daß sie zu sehr auf die spezifische und chirurgische Diagnostik eingestellt sind, und daß eine *Ausbildung der Studenten in den unspezifischen Grundlagen der Heilkunde höchst mangelhaft* ist. Deshalb wird die weitere Gestaltung der Heilkunde das Gesamtgebiet des Unspezifischen einbeziehen müssen; — Krankheitsursache und Therapie. Die Erlernung der Abstufungen der „Naturheilverfahren" sollte im Anfang des klinischen Unterrichts stehen. Und ihre Erklärung muß nicht aus dem Mittel, sondern aus der erbbedingten Reaktion des Kranken erfolgen. So fügt sich diese zukünftige Heilkunde unserer Weltanschauung!

Erst in den späteren Semestern erfolge die Ausbildung in den spezifischen Heilverfahren, bis schließlich ihre Beherrschung in Diagnostik und feinster Anwendung in die Assistentenzeit und die Spezialistenausbildung reicht. Der Allgemeinarzt benötigt eine solide diagnostische Ausbildung, ein gründliches Wissen der unspezifischen Behandlungsform, eine ausreichende Kenntnis der spezifischen und geringe der Chirurgie. Heute ist das umgekehrt! Das Überwiegen der chirurgischen Ausbildung in dem klinischen Unterricht wird zurücktreten können, und an seine Stelle muß eine größere Ausbildung in den unspezifischen Erbheilverfahren treten. Die Zeit reicht nicht, um jedem Studenten alles spezifische Wissen zu vermitteln.

Man wird vielleicht sagen: sieh die vielen Kranken in chirurgischen Kliniken an. Es ist viel Chirurgie nötig. Ich möchte mir erlauben zu erwidern: Wenn die Menschen rechtzeitig so erzogen werden, daß das Unspezifische zur Vermeidung des Unheilbaren ausgenutzt wird, dann werden nicht mehr so viel chirurgisch Kranke vorhanden sein.

Versagen unspezifische Verfahren, so ist entweder Unheilbares eingetreten, oder es finden sich schwere, äußere Krankheitsursachen, denen der Körper nicht von sich aus gewachsen ist. (Das wäre z. B. der Fall, wenn die sonst so hochwirksame unspezifische Fastenkur versagt bei konsumierenden Krankheiten, bei Tuberkulose, Tumoren, Basedowscher Krankheit, Addisonscher Krankheit und fokaler Infektion.)

Umgekehrt: Versagt das spezifische Mittel, dann kann im Innern des Kranken eine verborgene, allgemeine Schwächeursache sitzen, vielleicht das Unternormale?

Die mechanistische Auffassung der Heilverfahren ist das Gefahrenmoment der Schulmedizin *und* der Naturheilkunde. Wer die bestimmende Mitwirkung des kranken Körpers unterschätzt, macht auch das „Naturheilmittel" zum Medikament, benutzt es äußerlich. Er verzichtet auf den „inneren Arzt".

Das Unspezifische und die Arbeitsumwelt

In diesem Verhalten haben wir eines der schwierigsten Gebiete. Ich erwähnte oben, daß der wirtschaftliche Zwang Schnellheilungen fordert. Das vermag die Naturheilung (das Unspezifische) fast nie zu leisten. Ja, sie vermag auch den seelischen Schäden und Einwirkungen der täglichen Arbeitssorgen oft nicht genügend entgegenzuwirken, weil dem behandelnden Arzt die Zeit dazu fehlt. Und so wandert denn der Patient zum spezifischen, stark symptomatisch wirkenden Mittel; z. B. den Schlafmitteln.

Es ist kein Vorwurf, daß die milden Methoden der Naturheilkunde häufig, sehr häufig dem Patienten nur helfen, wenn er sie im arbeitsfernen Milieu anwendet! Darin liegt nun einmal ihre Eigenart und die Mitwirkung des Seelischen.

Zwei Beispiele:

a) *Ernährungstherapie.* Ich habe in meinen Versuchsreihen gezeigt, daß der Heileffekt nicht auf wunderbare Kräfte der Nahrung zurückzuführen ist, sondern auf das zweckvolle Einsetzen der körperlichen Fähigkeiten. Dabei wirkt heilend einerseits das, was man gibt, aber auch sehr stark *das, was man n i c h t ißt!**).

Die Grenzen der Heilungsmöglichkeit liegen in dem Grade, in dem die Rückkehr des Körpers zum normalen gespannten Gleichgewicht noch möglich ist, Und dort, wo das infolge „unternormaler" Reaktionen nicht mehr der Fall ist, vermag man andere Reizmittel anzuwenden. Hier beginnt nun z. B. die Wirkung der *d o s i e r t e n K ä l t e a n w e n d u n g*, wie man

b) *das K n e i p p s c h e Heilverfahren* bezeichnen kann. Alle möglichen Erklärungsversuche sind gedacht worden, und man findet in den Schriften der Kneippärzte stets einen Niederschlag der jeweils wechselnden wissenschaftlichen Meinung. Demgegenüber möge auf das immer noch beste Werk verwiesen werden, das der Mitarbeiter *Kneipps, Baumgarten,* auf Grund seiner sorgfältigen Meßergebnisse geschrieben hat: *Die Kneippsche Hydrotherapie* (Buchdruckerei und Verlagsanstalt Wörishofen, 1909).

Abgesehen von den lesenswerten einleitenden Bemerkungen allgemein ärztlicher Natur finden wir hier wichtige Tatsachen: bei der vorsichtigen Anwendung kalten Wassers auf den vorher warmen

*) Der Satz von *Brillat-Savarin:* Der Mensch ist, was er ißt! zeigt die falsche mechanistische Denkweise. Er läßt die Bedeutung der Erbanlagen vermissen.

Körper wird diesem nur so viel Wärme entzogen, daß er sie selbst wieder zu bilden vermag. Dieser Wärmeentzug führt also nicht zur Lähmung der Wärmeproduktion („Erkältung"), sondern zum physiologischen Reiz: verstärkte Verbrennung. Diese wird durch aktive Körperbewegung unterstützt, und diese Verbrennungsfähigkeit muß der „unternormale" Körper lernen. Er verlor sie, weil er mit seiner Haut den natürlichen Klimareizen nicht mehr ausgesetzt war.

Wahrscheinlich werden nun vom Körper jene Stoffe zuerst verbrannt, die am unerwünschtesten sind. Der Körper ist ja darin sehr weise. Das, was bei solchen Kuren im Anfang an riechenden Bestandteilen ausgeschieden wird, müßte chemisch analysiert werden, dann wird man ihre Herkunft vielleicht feststellen können.

Wichtig ist auch der sonderbare rhythmische Verlauf einer solchen Kneippkur: Im Verlauf der 6wöchigen Kur zeigt sich anfangs fast stets eine auffallende Besserung, wie wenn die leichtest erreichbaren Stoffe schnell beseitigt würden. Dann folgt nach 8—14 Tagen ein Umschwung zum Schlechteren, der bei manchen Fällen bis zum Ende der Kur anhält. Meist setzt dann schlagartig die Besserung ein, die besonders deutlich 3—5 Wochen nach Beginn der Kur eintreten kann.

Daß Verbrennungsvorgänge maßgebend sind, bestätigt ein merkwürdig berührender Ausspruch *Kneipps* zu einem Patienten bei einer Abmagerungskur: „Essen Sie nicht zu wenig und gut, aber befolgen Sie genau meine Kur!" Verbrennt dann das Krankhafte im Feuer der täglichen Nahrung? Fettansatz ist ja oft Folge unzureichender Verbrennung.

Doch die Kur hat noch eine zweite Wirkung. Ebenso, wie Schmerzen innerer Organe auf die *Head*schen Zonen der Haut übertragen werden können, besteht die *Rückwirkungsmöglichkeit*. Deshalb spielt auch die Lokalisation der Kaltwasseranwendung eine wichtige Rolle.

Ich muß sagen: es ist mir nicht verständlich, weshalb die Vorgänge bei dieser Kur nicht schon längst mit den modernen Mitteln erforscht sind. Wahrscheinlich wird sie dann eines der am meisten benutzten Heilmittel werden, mit unerreichter Wirkung bei allen Hemmungsvorgängen des Lebens. Daß sie bei krankhaften Stoffwechselsteigerungen nicht indiziert ist, ist klar. Da aber die Mehrzahl der Menschen „unternormal" sein dürften, hat sie bei den meisten Menschen Erfolg, sogar viel Erfolg.

Kombinationen von Kneippkur und Frischkost

Ich halte sie nur in wenigen Fällen für indiziert, namentlich beim überreizten Körper. Beim Übergewichtigen aber dürfte sie eher die

Kneipp-Kurwirkung aufheben als fördern. Ihre Wirkung muß von innen her verstanden werden. Der Arzt, der sich dieser Methode bedient, arbeitet stets mit dem heimlichen inneren Arzt, dem Gesundheitsstreben der Erbanlagen, den geheimnisvollen Erhaltern und Schöpfern des Lebens. Seine Geschicklichkeit liegt in der richtigen Auswahl der Leidenden. Von der Behandlung der spezifischen und chirurgischen Schäden soll er absehen. Seine Domäne sind die Frühstadien.

Wie sich der Vertreter der Naturheilkunde nicht überheben und versuchen soll, seine Methode als die allein selig machende zu preisen, so soll aber auch der wissenschaftliche Arzt diese unspezifischen Verfahren nicht verhöhnen oder belächeln. Denn wer von der Frischkostbehandlung als „Rohköstlerbewegung" spricht, oder von *Kneipp* als „Wasserapostel", gibt dadurch nur zu erkennen, daß er von beiden nichts versteht, vom Wesen seiner eigenen unspezifischen Heilverfahren aber am allerwenigsten.

Unspezifische Verfahren in der vorbeugenden Heilkunde

Die spezifischen Verfahren in der Hygiene rechnen wohl nur in das Gebiet der aktiven Immunisierungen. Die unspezifischen sind bei weitem die wichtigsten. Und deshalb scheint mir, daß die Hygieniker berufen sein müßten, diese Wirkungen zu erforschen und ihnen dadurch jenes Odium zu nehmen, daß sie wirken, ohne daß man sie mit zureichenden wissenschaftlich anerkannten Befunden erklären kann.

Zufälle haben mich frühzeitig mit diesen Verfahren bekannt gemacht. 1911 besuchte ich mit meinem Vater den Weißen Hirsch. Die Abendkost, aus zwei Äpfeln und Brot bestehend, machte auf mich den sonderbarsten Eindruck. Im Weltkriege fiel mir *Lahmanns* „Diätetische Blutmischung" in die Hand, ein Beweis für gute Erfolge einerseits und die unheilvollen Versuche, die Wirkungen mit den damals im Vordergrunde stehenden Mineralien zu erklären. In jenen Jahren geriet ich auch zu *Hufelands* Makrobiotik, dem immer noch besten Werk einer gesunden Lebenserziehung. Einen Neudruck von *Hufelands* fast vergessenen Arbeiten habe ich für den Hippokrates-Verlag im Rahmen der „Quellenbücher der Heilkunde" vorbereitet.

Was der Mensch erarbeitet, wird zum Reichtum; was die Natur bietet, sind nur Rohstoffe.

13. Kapitel

Reisen und das Problem: Der Boden als Schicksal

Reisen

Bisher sprach ich von den Wirkungen, die die experimentelle Laboratoriumsarbeit und das theoretische Studium für die Entstehung meiner Ansichten gehabt haben. Es ist nun noch eines wichtigen weiteren Umstandes zu gedenken, dem ich die wichtigsten Anregungen verdanke: meiner Reisen.

Hatte ich bereits im Kriege manchen Reisewunsch der Jugendzeit erfüllt gesehen, so konnte ich später von 1925 ab ziemlich regelmäßig Reisen in Mitteleuropa ausführen, zu denen mich meist Kongresse oder andere wissenschaftliche Gründe führten. Hinzu kam eine ziemlich umfangreiche Vortragstätigkeit. Im Verlauf der Jahre, zunehmend mit meinen wissenschaftlichen Arbeiten wandelten sich die Betrachtungsformen. Einst war es Neugier nach fremden Menschen und Ländern, dann der Wunsch, die schönsten Kunstwerke und Städte zu sehen. Und schließlich wandte ich mich mehr und mehr den Fragen zu: weshalb leben die Menschen so verschieden, wenn sie ihre Landesgewohnheiten beibehalten? Und weshalb leben sie so einheitlich international, wenn sie „Reisende" sind, losgelöst von ihrer Heimat?

Im Weltkrieg war ich in Frankreich, Belgien, Polen, Rußland, den Ostseeprovinzen und in Italien. An landschaftlichen Eindrücken blieb von Frankreich der Begriff eines Obstlandes, von Polen der des ungepflegten Landüberschusses, der Verschwendung; von Rußland der der unvorstellbaren Weite und von Italien der der geschichtlichen Kulturlandschaft. Zahlreiche Bilder, Zeichnungen und Aquarelle entstanden auf meinen Reisen. Sie sind mir bleibende Erinnerung, wertvoller oft, als viele Photos. Ein Bauwerk beginne ich erst zu verstehen, wenn ich es gezeichnet habe. Man muß sich dann über jeden

Teil Rechenschaft geben. Ich denke z. B. an das Grabmal Theoderichs in Ravenna, dessen Baustruktur ganz besonders interessante Verzahnungen aufweist, die im römischen Baustil nicht vorkommen, die aber eine auffallende Ähnlichkeit mit den Verzahnungen des nordischen Holzbaues haben.

1925 konnte ich mir zum ersten Mal den Wunsch einer Italienreise erfüllen. Es wurde mit Bruder und Schwester die übliche Fahrt durch Oberitalien gemacht: Gardasee, Venedig, Florenz, Genua, Bellagio und Zwischenstufen. Heute erscheint mir diese Reise schülerhaft, gymnasiastenhaft. Ich suchte, getreu meiner Schulausbildung, alles, was Antike oder Renaissance war. Das Mittelalter ließ ich liegen, „mit Abneigung", wie *Goethe* die Kirche des Franziskus in Assisi.

Später konnte ich das ganze Land in Etappen bereisen, immer tiefer in die unerschöpfliche Fülle eindringend. Meine Frau war schuld, daß ich langsam zum Mittelalter und zu den frühgermanischen Kunstwerken kam und sie verstehen lernte. Ravennas Gotenreste und die herrlichen Mosaiken, die Langobardenkunst in Bologna, Pavia und Rom, und vor allem die Normannenkunst in Sizilien und Apulien wurden eingehend studiert. Mehr und mehr wurde uns offenbar, welche ungeheuerliche Irreführung Vasari beging, als er das Wort schrieb, daß vor *Giotto* keine Kunst in Italien bestanden habe. Über 1000 Jahre sollten kunstlos in diesem Lande gewesen sein! Ich hoffe immer noch, einmal Zeit zu finden, um diese Reisen und ihre Eindrücke zusammenzustellen. Indes, in diesem Buch, das der ärztlichen Tätigkeit und Forschung gewidmet ist, möge dieser kleine Exkurs damit beendet sein. Später einmal, vielleicht ....

Viel interessanter wurde langsam das Studium der Völker und ihrer Gewohnheiten. Man muß sehr früh aufstehen, um das Leben des italienischen Bauern verfolgen zu können. Schläft man lange, wie die meisten Reisenden, dann hat er bereits den wichtigsten Teil des Tagewerkes hinter sich. Ich habe kaum jemals fleißigere Menschen gesehen. Aber, wie schwer macht die Sonne und das gebirgige Gelände dem Italiener seinen Landbau! Da müssen die steilen Berghänge in Terrassen unterteilt werden, um horizontale Flächen zu schaffen. Jede neue Terrasse schafft neuen Ackerboden, der vorher nicht da war. Unbewohnbares Gelände kann bewohnbar werden.

Aber auch die Ebenen, die unter der Glut der sommerlichen Sonne zu verdorren drohen, wurden gemeistert. Man studiere den landschaftlichen Aufbau der Poebene zwischen Mailand und Pavia. Mit einem staatlichen Domänenpächter fuhr ich durch dies Gebiet. Er zeigte mir, wie die fruchtbringenden Alpenflüsse in unzählige Kanäle und Kanälchen aufgeteilt waren, wie jeder kleine Kanal durch Büsche vor der Austrocknung geschützt war und wie so ein künstliches Bewässerungssystem das gefährdete Land fruchtbar gemacht hatte: 13mal schnitt man dort Heu, 1mal erntete man auf demselben Grund Weizen und 1mal Mais im selben Jahr!

Und im apulischen Tafelland, das fast ein Jahrtausend eine öde Weidefläche für bedürfnislose Schafe war, hatte das technische Wunderwerk des Aquedotto pugliese eine unerhörte Fruchtbarkeit gebracht: dreifach standen die Pflanzen: unten Weizen oder Bohnen, dann Olivenbäume und Mandelbäume, zwischen ihnen die Weinranken.

Wir sahen aber auch, welche unendliche Mühe man sich mit jedem Baum gab: im zeitigen Frühjahr wurde jeder der Millionen Olivenbäume im Umkreis der Krone gelockert und gedüngt. Im armen Anacapri trugen die Frauen auf ihren Köpfen in übelriechenden Gefäßen den gesammelten Menschenkot, um ihr weit abgelegenes Stückchen Terrassenacker zu düngen.

Anfangs, als wir die Sprache nicht beherrschten, lebten wir in den internationalen Hotels und das Essen bekam uns garnicht. Später lebten wir in den Ristorantes der Italiener. Hier lernten wir, daß die italienische Volksküche wohl die beste Europas ist: Sorgfältige Aufbewahrung, frischester Zustand und schnellste Zubereitung im heißen Öl kennzeichnen die Küche. Der würzige Salat mit dem selbstangesetzten Weinessig und dem frischen Öl sei erwähnt gegenüber dem, was oft als „Salat“ bezeichnet wird: saure Blätter!

1927 war ich zum ersten Mal in Dalmatien. 14 unsagbar glückliche Tage verlebte ich in der weißen Stadt im Meer, in Rab: Aus dem tiefblauen Meer steigen weiße Stadtmauern, weiße romanische Türme überragen sie und lassen den blauen Himmel noch blauer erscheinen. Damals gab es noch kein elektrisches Licht, kein Trinkwasser, keine Fremdenindustrie, aber Frieden, Sonne, wundervolle gebackene Fische, Weintrauben, Feigen, türkischen Kaffee und Wein. Im salzreichen Meer schwamm es sich leicht und mühelos. Hier lernte ich den Karst kennen. Ich sah, daß der Volkscharakter zum Teil an der Waldlosigkeit schuld ist. Denn auch heute noch lassen die Bauern ihre Ziegen in die staatlichen Aufforstungen. Es ist nicht richtig, daß die Waldlosigkeit nur durch den Holzbedarf der Venetianer gekommen ist; die Bevölkerung hat wohl einen großen Teil schuld. In den eingesunkenen Dolinen müssen sie nun kümmerlich jeden Quadratmeter Erde bebauen. Wasserlosigkeit ist das Los. Ob es gelingen wird, wieder Waldboden zu schaffen?

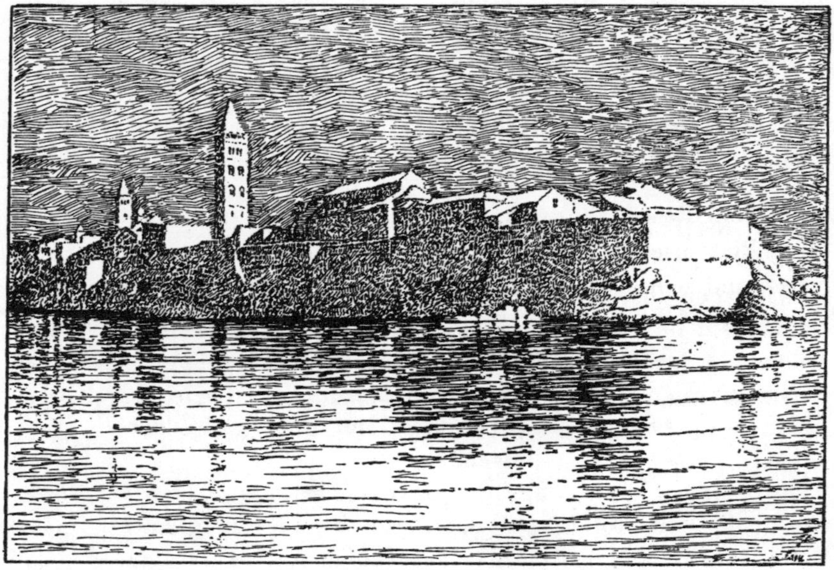

Abb. 21. Rab, die weiße Stadt im Meer.
(Federzeichnung des Verfassers.)

1929 reiste ich von Paris durch Burgund und die Provence. Am meisten fielen mir die ausgedehnten öden Landstrecken auf, später bei Wanderungen in der Provence die auffallende Häufigkeit des Schildes: à vendre! an den Bauernhäusern und Ölmühlen. Es war ein Ackerland zum Ausverkauf, menschenarm. Das Farbigenproblem wurde mir deutlich, als mich nachts in Avignon schwarze Soldaten verfolgten, und als in Orange französische Offiziere den schwarzen Vorgesetzten grüßen mußten, aufstehend von der Kaffeetafel und er ihnen hoheitsvoll mit der Reitpeitsche dankte. Er war ein hochgewachsener Marokkaner oder Berber, in weißer Uniform mit langen schwarzen Lackstiefeln.

Ich verglich die Rhoneebene mit der Poebene. Wie wenig wird das Wasser der Rhone ausgenutzt! Nutzlos verströmt es sich im salzig werdenden wüsten Delta der Camargue, in der Stiere und Flamingos das Bild beleben. Ja, freilich: Wo ist das Volk, das die alten Bewässerungsanlagen wiederherstellt? Wo sind jene Menschen, die in Les Baux eine romantische Ritterkultur schufen?

Eines Gegensatzes muß ich gedenken: im Claridge-Hotel in Paris besuchten wir das unterirdische Luxusbad „Lido“: ein gewärmtes Schwimmbad, umgeben von künstlichen Weinranken und gedeckten Tischen. In Frack oder Badeanzug saß man dort, essend, trinkend, badend. Aber ich sah auf der ganzen Fahrt nach Marseille im heißen Juli keinen Menschen in den Flüssen und Seen baden. Am Ufer aber standen viele und angelten, selbst in dem versumpfenden Überrest der alten römischen Badeanlage in Nîmes. Die Menschen sind doch sehr seltsam.

Andere Reisen führten durch Ungarn — oh Paprika und Fogasch vom Plattensee! —, durch Schweden und seine Vorgerichte, Dänemark und seine Üppigkeit. Aber die wichtigste meiner Reisen wurde doch eine

Islandreise 1936

Unser isländischer Frachter mit seinem geringen Tonnagegehalt legte zuerst in Hull an. Dort betraten wir zum ersten Mal englischen Boden und wurden von Hafenarbeitern um Zigaretten angebettelt. Unvergeßlich ist der Weg durch diese Hafenviertel, die von Verwahrlosung und Armseligkeit strotzten, wenn dieses Wort gewagt werden darf. Wir sahen bei keinem Arbeiter einen Hemdkragen. Die Frauen und Kinder waren ungekämmt, zerlumpt, schmutzig, wahre Zigeunertypen. An den Fenstern der Arbeiterwohnungen fehlten Gardinen. Damit man nicht ins Zimmer sehen konnte, waren Möbel mit der Rückseite ans Fenster gestellt. An einer Stelle, nahe dem Stadtinnern wurden die übelsten Gebäude abgerissen. Es sah fürchterlich aus. Aber im Zentrum der Stadt herrschte Sauberkeit und Ordnung. In der Markthalle lagen Kolonialfrüchte zu hohen Preisen. Die Fenster der Fleischläden waren gefüllt mit erstklassigem Fleisch und zahllosen Konserven und Pasteten. Wie fade schmeckten diese; sie wurden nur durch die scharfen, vereinheitlichenden Saucen genießbar. Die englische Küche ist die schlechteste Europas.

Wir fuhren auch durch die englische Parklandschaft nach Beverley und York. Wir sahen die gepflegten Besitzungen und die kleinen malerischen Städte mit ihren römischen Resten und Kathedralen. Aber der erste Eindruck der Hafenstadt blieb doch bestehen als abstoßender Eindruck.

Bei wunderbarem Sonnenwetter, auf spiegelglatter Nordsee fuhren wir nach Norden, vorbei bei Scapa Flow. Im aufkommenden Weststurm und Windstärke 9 stampfte das Schiff dann 36 lange Stunden im Nordatlantik. Aber am letzten Abend wurde das Wetter still und wiederum war Spiegelglätte, als die Westmännerinseln auftauchten und die vulkanische Halbinsel Reykjanes umfahren wurde.

Beim Betreten der Hauptstadt Reykjavik erlebten wir leider eine Enttäuschung. Statt der erwarteten nordischen Häuser umgab uns Beton und Wellblech, rasender Verkehr, naturfremde Technik. Wir hatten an die Edda und ihre Helden gedacht. Alles war amerikanisiert, trotz der Alkoholeinschränkung waren die jungen Leute nachts betrunken, weil der Whisky nicht glasweise, sondern nur flaschenweise abgegeben wurde. Das Museum enthielt nur noch wenig Zeugen einstigen Kunstschaffens. Viel reichere Reste davon fanden wir in Kopenhagen.

Ich studierte später die Geschichte Islands und verglich, welche Mächte stärker waren, die harte, grausam gleichgültige Natur oder der Mitmensch. Natur und Geschichte schienen sich verschworen zu haben, den nordischen Menschen zu vernichten. Indes, die Einwirkungen der Natur erwiesen sich als gefährlich, aber aufbauend, insofern sie ein großes und starkes Heimatgefühl entwickelten. Naturkatastrophen vermögen die Zahl der Menschen zu verringern, aber die Kraft zum Leben setzt sich immer wieder durch. „Weit mächtiger hingegen erscheint der Einfluß der vom Menschen geschaffenen Lebensformen, ... Verarmung, Unterdrückung und Not wirkten verheerender auf die Isländer, als die Gefahren der Natur. Denn Notwendigkeit führt letzten Endes zu Unerschrockenheit und stählt im Kampf mit den Gefahren. Aber die vom Menschen geschaffenen Verhältnisse können unüberwindlich sein, und sie wirken sich deshalb als ungünstige Konstellation so weit aus, daß die heimattreuen Isländer auswandern, und daß tiefe Charakterveränderungen eintreten ...." (l. c. S. 63). Geistig und körperlich entstanden zahlreiche „Minusvarianten". „Aber wir finden gleichzeitig, daß es vor allen die vom Menschen gestalteten Umwelteinflüsse sind, die hier zum Auftreten der Minusvarianten geführt haben. Denn die Plusvarianten, den Mut in Gefahren, müssen wir auf den *Kampf* mit dem Klima und der Natur zurückführen. Die Gleichgültigkeit kann sich aber in dem immer wieder beschriebenen Umfange nur dadurch entwickelt haben, daß die geschichtlichen und wirtschaftlichen Verhältnisse einer intensiven, aus eigenem Antrieb erfolgenden Arbeit entgegen wirkten. Was aber der Mensch schlecht gemacht hat, kann er auch ändern" (S. 77). *„Denn der Mensch schafft sich sein Schicksal, auch wenn die Natur schwer und hart ihn umgibt"* (S. 155).

Unvergeßlich wurde uns die Natur dieses Landes. Der springende Geysir, die gewaltigen Wasserfälle, die Lavafelder und Einöden, die schweigende Natur und die vertrauensvoll lebende Tierwelt, alles war neu und groß. Nachhaltig beeindruckte uns die Ernährungslage des Landes.

Wir sahen den Gemüsemarkt in Reykjavik mit seinem kümmerlichen Angebot und verglichen ihn mit dem von Palermo. Natürlich, wird man sagen, das kann ja nicht anders sein. Und doch, wie hoch geschätzt werden die Produkte in Island, wo man in Gewächshäusern mühevoll versucht, vulkanische Quellen als Heizung nutzend. Deutsche Landwirte hatten das eingerichtet. Und wie verschwendet man im reichen Süden! Am interessantesten erscheint mir die Möglichkeit, am Schicksal der Nordmannen in Island und Sizilien den Einfluß der Umwelt auf die Kulturentwickelung zu vergleichen.

Viele ähnliche Beobachtungen, wie ich sie hier als Beispiele angeführt habe, konnte ich machen. Und sie haben sich schließlich alle zu einem gemeinsamen Bilde verdichtet: *Der Boden, den ein Volk bewohnt, ist nur in gewissem Umfange sein Schicksal.* Er kann hingenommen werden oder *kann durch fleißige Arbeit verändert werden. Menschliche Arbeit kann ungünstigstes Gelände kultivieren und aus dem Bodenerbauen wurden deshalb wohl auch stets die „Kulturen"*.

I. Der Aufbau des Bodens als Aufgabe

Mit dem Fleiß, mit dem oft andere Völker ihren Ackerbau ermöglichten, indem sie sich ihren Boden erst erbauten, verglich ich unsere Landwirtschaft. So begann ich, mich mit den Fragen der Düngung zu beschäftigen. Haben wir das Maximum der Leistungsfähigkeit unseres Bodenertrages in Deutschland erreicht? Ist der Boden unveränderliches Schicksal?

Das Stadium der Geologie und Agrikulturchemie ergibt, daß viele unserer Böden von sich aus ungeeignet zum Ackerbau sind, daß zahlreiche ehemalige Waldböden zum Ackerbau benutzt werden (s. unten). Infolgedessen müssen die Bodenproduckte wohl auch nicht die volle Entfaltung haben, die sie ihren Anlagen nach haben könnten. Hat *Justus von Liebig* recht, wenn er vor 100 Jahren sagte, daß der

Ackerbau des Chinesen sich zu dem des Europäers verhält wie die Arbeit des erfahrenen Mannes zum Spiel des Kindes?

Die Spurenelemente

Eine Aufforderung, in Nürnberg bei einer Tagung des Vereins deutsche Volksheilkunde zu sprechen, ergab die erwünschte Gelegenheit, eine literarische Studie über diese bislang noch wenig beachteten und nicht systematisierten Spurenelemente zu machen. In zahlreichen Fällen kann man heute schon feststellen, daß das Fehlen derartiger Stoffe Vorbedingung für das Befallen unserer Kulturpflanzen mit Schmarotzern und Schädlingen ist. Es bestehen weitgehende Ähnlichkeiten in der Wirkung, wie die der Vitamine bei Tieren.

Es sind bekannt
lebenswichtige Kernnährstoffe: 10
lebenswichtige ältere Spurenelemente: 11
bisher meist nicht berücksichtigte Sp. E.: 13
} zusammen 34 lebenswichtige Elemente.

Ihnen stehen gegenüber
lebensfeindliche Elemente: 14
unbekannt für Lebensbedeutung sind 43.

In zwei Tafeln habe ich die Verteilung der Elemente gezeigt. Die lebenswichtigen Kernnährstoffe sind fast ausschließlich solche mit niedriger Ordnungszahl, die lebensfeindlichen solche mit hohen und höchsten Ordnungszahlen. Die Spurenelemente stehen dazwischen. Die Edelgase sind belanglos als nicht reaktionsfähig.

Das Leben hat sich also zweifellos in einer Abhängigkeit von den Elementen und ihren Eigenschaften entwickelt und eines Tages wird man auch in der Lage sein, die *Gesetzmäßigkeit zu erkennen, die hinter dieser auffallenden Verteilung steckt.* Warum sind die lebensfeindlichen Elemente oft die wichtigsten wissenschaftlichen Heilmittel?

Spurenelemente im Menschen

Ihre Aufgabe ist rätselhaft. Ihr Vorkommen ungenügend erforscht. Ob sie zu wirken vermögen, oder ob sie nur nicht ausgeschieden sind, ist oft unklar. Ein unendliches Forschungsgebiet, dessen Bearbeitung erst erfolgen kann, wenn bessere und einfachere Nachweismethoden für geringste Spuren ausgebildet sein werden.

Einer „Geschichte des Deutschen Waldes" von *Bertsch* entnehme ich folgende Angaben: „Wo der Wald dauernd geblieben ist, ist der Boden gesund geblieben .... Wo aber der Waldboden, wenigstens in Süddeutschland, krank geworden ist, *da liegt die Schuld an den feldbaulichen und waldwirtschaftlichen Eingriffen*

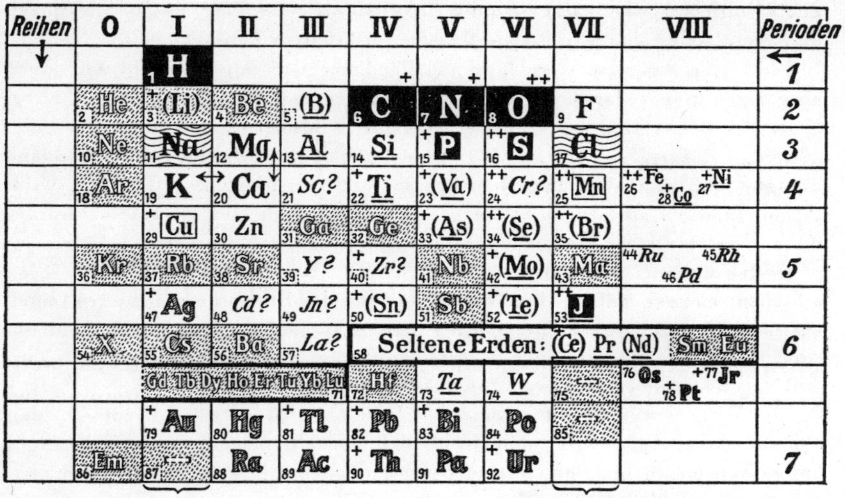

Abb. 23. (Aus: Die Spurenelemente. Münch. med. Wschr. 1938, Nr. 46. J. F. Lehmanns Verlag, München.)

1. Wasserstoff, H.
5. Bor, B.
6. Kohlenstoff, C.
7. Stickstoff, N.
8. Sauerstoff, O.
9. Fluor, F.
11. Natrium, Na.
12. Magnesium, Mg.
13. Aluminium, Al.
14. Silicium, Si.
15. Phosphor, P.
16. Schwefel, S.
17. Chlor, Cl.
19. Kalium, K.
20. Kalcium, Ca.
21. Scandium, Sc.
22. Titan, Ti.
23. Vanadium, V.
24. Chrom, Cr.
25. Mangan, Mn.
26. Eisen, Fe.
27. Nickel, Ni.
28. Cobalt, Co.
29. Kupfer, Cu.
30. Zink, Zn.
33. Arsen, As.
34. Selen, Se.
35. Brom, Br.
39. Yttrium, Y.
40. Zirkonium, Zr.
42. Molybdän, Mo.
44. Ruthenium, Ru.
45. Rhenium, Rh.
46. Palladium, Pd.
47. Silber, Ag.
48. Cadmium, Cd.
49. Indium, In.
50. Zinn, Sn.
52. Tellur, Se.
53. Jod, J.
57. Lanthan, La.

Seltene Erden:

Cer, Ce.
Praseodym, Pr.
Neodym, Nd.

73. Tantal, Ta.
74. Wolfram, W.
76. Osmium, Os.
77. Iridium, Ir.
78. Platin, Pt.
79. Gold, Au.
80. Quecksilber, Hg.
81. Thallium, Tl.
82. Blei, Pb.
83. Wismut, Bi.
84. Polonium, Po.
88. Radium, Ra.
89. Actinium, Ac.
90. Thorium, Th.
91. Protaktinium, Pa.
92. Uran, Ur.

Die nicht untersuchten Elemente sind:

2. Helium, He.
3. Lithium, Li.
4. Beryllium, Be.
10. Neon, Ne.
18. Argon, Ar.
31. Gallium, Ga.
32. Germanium, Ge.
36. Krypton, Kr.
37. Rubidium, Rb.
38. Strontium, Sr.
41. Niobium, Nb.
43. Masurium, Ma.
51. Antimon, Sb.
54. Xenon, X.
55. Caesium, Cs.
56. Baryum, Ba.

Seltene Erden:

Samarium, Sa.
Europium, Eu.
Gadolinium, Gd.
Terbium, Tb.
Didym, Dy.
Holmium, Ho.
Erbium, Er.
Ytterbium, Yb.
Lutetium, Lu.

72. Hafnium, Hf.
86. Emanation, Em. Radon

Unbekannt:

75, 85, 87.

He = Nicht untersucht.
H = Bestandteile organischer Substanz.
Ti = Biol. wichtige Spurelemente.
Sc? = Nicht sicher nachgewiesen.
Au = Lebensfeindliche Elemente.

*des Menschen**). Der Eichen-Hainbuchenwald und der Fichtenwald des Hügel- und Flachlandes sind solche vom Menschen degradierte Wälder" (110).

Die ersten Ackerbauer schleppten südländische Getreidesorten ein, mit ihnen aber Unkräuter (Klatschmohn, Kornblume, Kornrade, Flughafer und Wildroggen). Bei Klimaverschlechterungen litten die Wildsorten weniger als die Edelgetreide. Roggen und Hafer in Norddeutschland, Dinkel in Süddeutschland drängten sich von selbst dem Menschen auf und entwickelten sich aus den Wildsorten. In der Hallstattzeit finden wir die ersten absichtlich geernteten Körner dieser Getreidearten, die dann in Deutschland heimisch wurden.

In den älteren Zeiten, der jüngeren Steinzeit (vor etwa 5000 Jahren), zogen ackerbautreibende Völker (Bandkeramiker) von den Ursitzen der mittleren Donau aufwärts bis zum Rhein. Sie wählten zum Ackerbau die fruchtbaren Lößlandschaften. Hier züchteten sie Edelgetreide: Emmer, Sechszeilgerste, das Einkorn und den Zwergweizen. Es begann der Kampf gegen den Wald.

Die Äcker wurden *nicht gedüngt*, deshalb erschöpften sie sich schnell. Man gab die Äcker auf, rodete den Wald, ließ das alte liegen, bis es sich erholt hatte. Namentlich die tiefwurzelnden Buchen sollen die Möglichkeit haben, aus den tieferen Bodenschichten die verbrauchten Nahrungsstoffe zu ersetzen. Weidetiere sorgten für eine natürliche Düngung. So gelangte man zu der Form der „Hackwaldwirtschaft", in der in 10—20jährigen Perioden Acker und Wald wechseln. „*Der Boden wird durch die Asche des verbrannten Holzes und Rasens gedüngt*" (110). „Dann wird 2 Jahre Roggen und weitere 2 Jahre Hafer gebaut. Damit ist der Boden erschöpft." Es beginnt die Weide- und Waldwirtschaft.

Bertsch schildert auch, wie in Folge der Klimaverschlechterung und der Bodenverschlechterung die Nordgermanen nach Süden zogen und wie die Bevölkerungsbewegungen der alten Zeiten entstanden. Die Germanen suchten im Süden günstigere Wohnsitze. Der Norden wurde entvölkert, die Bauern verließen ihre Sitze.

„In jenen mageren Gegenden war der Boden durch die landwirtschaftliche Nutzung so geschwächt worden, daß nicht der Wald von den verlassenen Kulturländereien Besitz ergreifen konnte. An seine Stelle breitete sich das genügsame Heidekraut aus.... über Westjütland, Nordwestdeutschland.... Wo es überall die oberste Erdschicht zu Moor, Bleichsand, Raseneisen- und Ortstein verwandelte."

Es dürfte zweifellos sein, daß hier nicht nur eine Veränderung der Kernnährstoffe wesentlich ist, sondern daß die *Spurenelemente eine ganz erhebliche Bedeutung bei diesen Bodenveränderungen durch menschlichen Ackerbau haben.*

In der mittleren Steinzeit erfüllte ein lichter Haselbusch das Land (101). In der Jungsteinzeit herrschte lichter Steppenwald. Löß- und Schwarzerdeböden wurden bebaut; die unfruchtbaren steinigen Jura-, Muschelkalk und Sandsteinböden gemieden. Erst in der Bronzezeit dehnte man sich aus in die offenen, aber weniger fruchtbaren Steppenheidegebiete. Damals bildete sich der gewaltige Urwald, den die Römer vorfanden. Zwischendurch, in der Eiszeit entstand die

*) Vom Verfasser gesperrt.

Tundra. Wald aber herrschte später immer ausgedehnter. Ackerland erscheint von Natur aus spärlicher bei uns.

Diese Verteilung und dieses Klima wirken sich auch heute noch bei uns aus. Wir haben aber einen Vorteil: infolge unseres Wissens über die Lebensvorgänge vermögen wir den von uns erschöpften Boden zu regenerieren. Und dabei darf man nicht nur den Dünger der Tiere verwenden, sondern muß sich auch des Mineraldüngers bedienen, der durch *zweckmäßige Zufügung von Spurenelementen als einem „Ergänzungsdünger"* vervollständigt werden muß.

Die Böden brauchen verschiedene Zusätze; Schema ist hier vom Übel wie überall im Leben. Aber das Ablehnen dieser Notwendigkeit ist schlimmer als ein Schema.

Das Dünge- und Abwasserproblem

Es ist bereits viel darüber geschrieben worden, aber gelöst sind die Fragen noch nicht. Meine Einstellung dazu ist folgende: das wichtigste aus epidemiologischen Gründen ist, die Abwässer aus menschlichen Siedlungen zu entfernen. Damit bekämpfen wir die großen Epidemien. Sodann erfolge eine *Rückgewinnung der wichtigen Stoffe.* Man hat diese bisher ausschließlich in dem organischen Gehalt der Abwässer gesehen, aber zu Unrecht. Bereits *Liebig* hat darauf hingewiesen, daß das *Wesentlichste immer die Mineralien* sind. Ich glaube, daß wir *andere Verfahren der Abwässeranlagen* ausbilden müssen, die nicht eine Wiedergewinnung der Schlammstoffe und des Kotes herbeiführen, sondern die der *Asche.* Hier muß eine dem Biologischen entsprechend arbeitende Technik geschaffen werden. Die heutigen Verfahren müssen verbessert werden. Die Beregnungsverfahren usw. sind keine endgültigen Lösungen dieses Problems.

Die Erhaltung des Volkes als Umweltproblem

ist weitgehend an seine Ernährung aus dem eigenen Boden gebunden. Deshalb ist der Aufbau des Bodens zur Vollkommenheit auch eine Notwendigkeit ersten Ranges bei der Ordnung unseres Lebens. Unsere Aufgabe muß auch lauten: *unsern ebenen Boden auf Grund unserer wissenschaftlichen Erfahrungen von seinen Mängeln zu befreien und ihn optimal nutzbar zu gestalten.* Seine Zusammensetzung muß chemisch vollkommen werden. Trockenheit und übermäßige Feuchtigkeit sind zu vermeiden. Biologisch geleitete Technik und Gemeinschaftsarbeit sind einzusetzen. Die Gesundheitspflege des Volkes verlangt dringend eine Lösung dieser Aufgaben. Mit ihrer Lösung müßte eigentlich die praktische Behandlung des Ernährungsproblems beginnen. Wir fangen alle viel zu spät an, wie wenn wir mit der Erziehung beim Erwachsenen beginnen wollten*).

Die Hygiene als Wissenschaft hat dies Gebiet bisher nicht in seiner Bedeutung erkannt. Auch ihre Maßnahmen kommen deshalb viel zu spät. Was hilft es, wenn wir z. B. gesetzlich alle städtischen Abfälle zurückgewinnen würden, um sie als Düngemittel zu verwenden, und diese Abfälle bereits minderwertig zusammengesetzt wären und auch wohl sind? Und deshalb möge es gesagt sein:

Das Kernproblem unseres Schicksals als Volk liegt in der Lösung, die wir dieser Bodenfrage gegenüber finden werden!

Nicht theoretische Arbeit, sondern die Wirklichkeit Europas hat auch mich gelehrt, hier die wichtigen Grundlagen zu erkennen. Ohne Reisen, ohne Kenntnis fremder Gewohnheiten, ohne ein Studium, das auf diesen Anregungen aufgebaut war, würde ich wohl die Lösung der Ernährungsfrage auch in der Herstellung von Vitamin- oder Ferment- oder ähnlichen Präparaten sehen. Aber nun muß ich sagen: das sind alles nachgeordnete Fragen, die uns als Mediziner viel zu spät in Aktion treten lassen.

Es ist ein Segen, daß sich in der Landwirtschaft bereits manche Kreise regen, die der Vervollkommnung des Bodens das Wort sprechen. Das Schicksal ist nicht vom Boden aus hinzunehmen, sondern unsere sinnvolle Technik, unser Wille zum Bestand kann das Schicksal meistern. Das lehrt uns Island, das lehrt uns die Geschichte, wenn wir nicht das trübe Wort *Treitschkes* anerkennen wollen: Wir lernen aus der Geschichte, daß wir aus der Geschichte nichts lernen!

Schrifttum

78. *Kollath:* Island. Eine Studie zur Hygiene der nordischen Länder. Veröff. a. d. Gebiet d. Medizinalverwaltung, 1936. Rich. Schoetz-Verlag, Berlin.

90. *Kollath:* Die Spurenelemente, ihre Stellung im periodischen System und ihre praktische Bedeutung. (Vortrag, gehalten am 24. 9. 1938 a. d. Tagung des Vereins Deutsche Volksheilkunde, Nürnberg.) Münch. Med. Wschr. 1938, Nr. 46, S. 1769.

91. *Kollath:* Die Spurenelemente und ihre Erforschung. Umschau. 42. Jg. 1938, H. 49, S. 1121.

99. *Kollath:* Beachtung des Kleinklimas für die Nahrungserzeugung. Leib und Leben 1939, H. 5.

---

*) Schaffung des günstigsten Kleinklimas durch Büsche und Wälder; eingehende Berücksichtigung der Bodenbakterien erwähne ich als wichtigste Teile neben der Mineraldüngung.

88. *Kollath:* Neue Aufgaben und Lösungen der Hygiene. (Vortrag, gehalten i. d. Züricher Kulturges. am 30. 6. 1938.) Hippokrates 1938, H. 33, S. 831—836.

79. *Kollath:* Von den Aufgaben der hygienischen Wissenschaft im Dritten Reich. (Festrede, gehalten am 30. 1. 1937 in der Aula der Universität Rostock aus Anlaß des Gedenktages der 4. Wiederkehr der nationalsozialistischen Machtergreifung.) Rostocker Universitätsreden, Heft 21, Carl Hinstorffs Verlag, Rostock, 1937.

96. *Kollath:* Die hygienischen Eigenschaften der Grundwässer von Mecklenburg. „Mecklenburg, Werden und Sein eines Gaues". Von Gauamtsleiter Crull. (Velh. u. Klasing.) 1938. (Keine Sonderdrucke.)

100. *Kollath, Poetschke, Schraep:* Eine Kruse-Shiga-Ruhrepidemie in Mecklenburg. Zbl. f. Bakt. I. Orig. *144,* H. 1/5 (Beiheft) (Bericht über 1. Großdeutsche Tagung (18.) d. Deutschen Vereinigung f. Mikrobiol. v. 27. bis 30. III. 1939 in Berlin.

Außerdem:

Bertsch: Geschichte des deutschen Waldes. Fischer, Jena, 1940.

Karl Scharrer: Biochemie der Spurenelemente. Parey, Berlin, 1941.

Das Ziel muß immer über dem liegen, was der Einzelne in seinem Leben erreichen kann.

14. Kapitel

Weltanschauliche Grundlagen der Gesundheitswahrung

Naturphilosophie und ärztliche Betrachtungsweise

Bavink hat in seiner Einführung in die heutige Naturphilosophie mit dem Titel: Ergebnisse und Probleme der Naturwissenschaften zu der Frage des Naturschutzes Stellung genommen. So sehr er es begrüßt, daß „unsere Naturforscherkreise sich heute so warm für Naturschutz aller Art ins Zeug legen", so intensiv bestreitet er, daß das aus sachlichen Erkenntnissen heraus erfolge. „Sie merken denn auch nicht, daß sie, da es sich hier nun einmal um *Wert*urteile handelt, damit notwendigerweise aus ihrem eigentlichen Kreise heraustreten und sich bereits auf das ethisch-religiöse Gebiet begeben. Sie pflegen sich zumeist einzureden, daß ihre Forderungen die selbstverständliche Folgerung aus der naturwissenschaftlichen Erkenntnis als solcher wären. Daß dies falsch ist, ist leicht einzusehen." ... Der frühere naive Glauben, daß die ganze Schöpfung nur des Menschen wegen geschaffen sei, sei zwar absurd. Die außermenschliche Natur habe auch ihr Existenzrecht. Dies Recht reiche aber nicht aus, um daraus einen Schutz der Natur herzuleiten. Es folge in keiner Weise, „daß der Mensch nun nicht das Recht habe, *dasjenige, was ihm von der Schöpfung tatsächlich zugänglich ist,* beliebig nach seinem Gutdünken zu benutzen" (S. 677/8). Der Mensch könne ebenso gut das Recht des Stärkeren für sich in Anspruch nehmen. Anhänger der letzteren Ansicht könnten sagen, die Naturschützler verträten nur eine andere Form des Egoismus: „Ihr seid eben der Meinung, daß es für das Wohlbefinden des Menschen notwendig sei, gewisse natürliche Bedingungen nicht allzusehr zu ändern." Die Verfechter dieser „Herrenmoral" zeigten damit, daß das ganze Problem nur ein *Teilproblem der Begründung der Ethik ist.* Hier könnten stets egoistische und altruistische Gesichtspunkte als die *„einzigen"* Möglichkeiten geltend gemacht werden. „Jede Zeit und jedes Volk steht vielmehr immer wieder vor besonderen neuen Aufgaben, und *eine der unsrigen ist offenbar die Lösung der brennenden Frage, wie das wenige, was die menschliche Kulturtätigkeit noch von der ursprünglichen Schöpfung übrig gelassen hat, erhalten werden kann, ohne doch jener Tätigkeit selbst unerträgliche Hemmungen aufzuerlegen.*"

So sehr ich nun von Herzen dem Verfasser zustimme, „noch zu retten, was zu retten ist in letzter Stunde", so wenig kann ich mich der Alternative anschließen, es gäbe nur diese beiden Wege. Ich habe bereits oben ausgeführt, daß der Begriff des Natürlichen weiter zu fassen ist, als in dem Sinn des „vom Menschen Unberührten" und daß der Mensch zwei Möglichkeiten hat: die Natur auszunutzen oder sie zu pflegen, ja, sie zu verbessern.

Ich entnehme dem alten Werk von *Weinhold,* Altnordisches Leben (neu gedruckt bei Kröner, Stuttgart, 1938) folgende Ausführungen: „Ohne Fisch und Wild hätten die Nordgermanen verhungern müssen" (S. 43). Aber „das kühle Klima erzog zur Arbeit und sorgfältigen Bebauung. Und oft machte es alle Mühe wirkungslos. So erzog es auch zur Demütigkeit den Göttern gegenüber" . . . „Je mühsamer in diesen nördlichen Gegenden der Bauer die Frucht dem Boden abringen mußte, je ängstlicher er auf Regen und Sonnenschein wartete, um so inniger betete er zu den Göttern und dankte um so wärmer ihrer mächtigen Hand" (S. 45).

Auf dieser seelischen Grundlage entsteht dann die sorgfältige Pflege des mühsam kultivierten Bodens, die weit entfernt ist von Ausnutzung und Raubbau. Denn Boden und eigenes Geschick werden miteinander verbunden. Der Begriff „Heimat" entsteht. Jedes Stück kultivierten Bodens ist für die Dauer gewonnen, dient der Erhaltung der Geschlechterfolgen. Und so entsteht dann die der Ausbeutung entgegengesetzte Denkweise:

Man kann das Ungünstige verbessern, möge es von Natur aus bestehen, oder durch den Menschen geschaffen sein. Und in diesem Sinn vertrete ich den Standpunkt: *Wir haben die Möglichkeiten unserer Erbanlagen noch nicht erschöpft. Wir haben noch den großen Weg vor uns: V o r w ä r t s z u r N a t u r!*

In der Praxis erkennt diese Betrachtungsform die Herrschaft des Menschen über die andere Natur an, sie gibt ihm Macht; sie stellt aber nicht einen wirtschaftlichen Vorteil als einziges Ziel hin, sondern Erhaltung und Entwicklung des Lebens. Und hier möchte ich nun *Bavink* widersprechen: Unser Wissen von den Ernährungsgesetzen ist heute nicht nur ein Werturteil, sondern eine höchste exakte naturwissenschaftliche Tatsache. Und wenn wir nun nicht einen „Naturschutz" zur Erhaltung des Bestehenden, sondern eine Naturpflege zur Verbesserung der Wirklichkeit auf Grund der Möglichkeiten fordern, dann handelt es sich nicht um eine falsche Auslegung, sondern um wohlverstandenes Interesse eigenen und gemeinsamen Lebens. Ob man das als Egoismus bezeichnen kann, erscheint mir sehr zweifelhaft.

Ich habe auch mit meinem Satz: „Laßt das Natürliche so natürlich wie möglich!" nicht die Erhaltung des heutigen Zustandes begrenzen wollen („retten, was zu retten ist"), sondern sehe in ihm die Entwicklungsmöglichkeiten. Diese in der Natur anzuerkennen, sich auf sie einzurichten, erscheint mir weiser, als sich auf die heute oder morgen bereits erworbenen Kenntnisse oder Tatsachen allein zu verlassen. *„Es ist grundsätzlich immer falsch, wenn die Menschen glauben, auf irgendeinem Wertgebiet das Letzte bereits in der Hand zu haben!"* (*Bavink*, S. 697). Und deshalb brauchen wir für die Praxis unseres Handelns nicht nur unser Wissen, sondern eine ihm übergeordnete Weltanschauung. Sie gibt das Ziel an!

Hier müssen wir nun der exakten Naturwissenschaft und ihrer Begrenzung auf das Bekannte eine Grenze ihrer Forschung aufstellen. Das Leben, dessen physikalische und chemische Teilgebiete sie erforscht, vermag sie damit nicht zu erklären oder zu erforschen. Deshalb hat sie auch kein Recht, ihre Ergebnisse als Beweis dafür zu betrachten, daß das Leben nur aus solchen exakt naturwissenschaftlichen Tatsachen erklärbar sei. Die so denkenden Forscher behandeln das Leben wie das Unbelebte. Das Lebende weist Spannung und Rhythmik auf, die im Tode aufhören. Und weil man mit den Methoden der Physik oder Chemie die Bindung dieser beiden Erscheinungen an die lebende Substanz nicht erklären kann, wird bestritten, daß das Leben eine Eigengesetzlichkeit habe. Es hat sie aber sicher verloren, wenn das Lebende tot ist! Und vorher bestand sie, auch wenn sie mit unzulänglichen und ungeeigneten Methoden nicht bewiesen werden kann. Mit einer Stimmgabel kann man keinen Farbton analysieren! Das Lebende läßt sich nur durch das Leben bestimmen. Die tote Substanz weiß nichts von sich und von dem Leben auf der Erdoberfläche. Deshalb nimmt sie auch keine Rücksicht bei den Naturkatastrophen.

Für uns Lebende ist das Leben als Ganzes eine unumstößliche Tatsache, auch für uns Ärzte, weil sonst niemals ein volles Verstehen möglich wäre. Stets hat das Leben geheilt, trotz aller erfahrenen „Unwissenschaftlichkeit" der alten Ärzte. Es wird weiter heilen, trotz steigender Macht des Menschen. Und es wird bestehen, bis unsere Erdoberfläche seine Existenz im heutigen Sinne unmöglich macht. Wann das sein wird, hat uns nicht zu kümmern. Überlassen wir das einer unbestimmten Zukunft.

Naturgesetze:

Wir haben bisher Naturgesetze erforscht, sie als allein richtunggebend anerkannt. In dieser einseitig technischem Fortschritt dienenden Methodik liegt die Möglichkeit des einseitigen Weges, den die Medizin gegangen ist, gewaltige Fortschritte auf Teilgebieten erreichend, dem Leben aber fremd, oft fast feindlich gegenüber stehend. Wie oft findet man nicht seitens der naturwissenschaftlich, medikamentös denkenden Ärzte den Zweifel: „Was ist Seele? Was ist Leben? Kannst Du es erklären? Wenn Du es aber nicht erklären kannst, dann besteht es auch nicht. Denn nur das Erklärbare hat Existenzberechtigung!"

Lebensgesetze:

Demgegenüber müssen wir die Gültigkeit der *Lebensgesetze* mit allem Nachdruck *neben* den Naturgesetzen beachten lernen. Und diese Lebensgesetze sagen etwas aus von der Abgeschlossenheit jedes lebenden Organismus, von seinem inneren Gesetz, den Erbanlagen, der Spannung, der Bewegung, dem Willen, der Freiheit, etwas zu tun oder etwas nicht zu tun. Sie sagen aber auch, daß wir nichts erkennen können, es sei denn durch die lebenden Vorgänge. Auch wenn unsere Vergrößerungen die der Übermikroskope erreichen, oder unsere Fernrohre in die fernsten Räume dringen, die Empfänglichkeit unserer Netzhaut, unseres Gehirns bestimmt doch letzten Endes. Was wir von dem Unbelebten wissen, ist durch die Sinne des Lebens gegangen. Und deshalb kennen wir niemals das Unbelebte, sondern seinen Ausdruck in den Lebensreaktionen. Das Leben hat mit seinen Eigenschaften alles gefärbt, steckt in allem, was wir wissen, unbeachtet, geheimnisvoll und meist unerkannt. Aus der Auseinandersetzung mit dieser Tatsache entsteht die Philosophie*).

---

*) Anmerkung bei der Korrektur: Erst nach Abschluß des Manuskripts erschien die Preisschrift von *Eduard May:* Am Abgrund des Relativismus (Dr. Georg Lüttke Verlag, Berlin 1941). In dieser bedeutenden Schrift, deren Lektüre dem Arzt und dem Naturwissenschaftler dringend empfohlen werden muß, findet sich eine Kritik der gegenwärtigen Naturphilosophie. Es besteht zweifellos eine weitgehende Unklarheit über die Begriffe „Relativismus" und „Relation", bzw. „Relationismus". Letzterer wird vielfach mit dem ersteren identifiziert. Während im echten Relativismus keine Erkenntnis in Endgültigkeit verbleibt (59), „in dem ganzen unendlichen Wissenschaftsprozeß kein einziger Punkt vorhanden ist, von dem aus über einen noch so kleinen und bescheidenen Bezirk endgültige Urteile möglich sind" (55), „alle Sätze nur zeitlich bedingte Gültigkeit" haben, jede Entscheidung nur von „praktischem Interesse" ist (62), *erhoffen* wir von der Wissenschaft doch ein stetes Fortschreiten gesicherter Erkenntnis. Zweifellos gibt es nun in diesem Hinzukommen neuer Einsichten oft eine Richtigstellung älterer Meinungen, woraus man oberflächlich urteilend den Begriff der „relativen Wahrheit" geschaffen hat, einen an sich sinnlosen Begriff (63). „Da das Wort „relativ" soviel wie „der Relation nach" bedeutet, kann man natürlich jedes Abhängigkeitsverhältnis dem Begriff der „Relativität" zuordnen. So spricht beispielsweise *H. Scholz* von einem „erkenntnistheoretischen Relativitätsbegriff", der jedoch nichts anders kennzeichnen soll, als den *relationalen* Charakter der Erkenntnis, d. h. ihre *„Abhängigkeit vom Dasein eines urteilsfähigen und vernehmenden Subjekts"* (S. 64). — An diese Abhängigkeit (Relation) ist bei meinen Ausführungen zu denken ... Ferner heißt es S. 150/1: „Die Erkenntnisse, die eine Erfahrungswissenschaft vermittelt, hängen nicht lediglich von der Erfahrung als Solchheit ab ..., sondern sie werden wesentlich mitbedingt durch die Richtung, in der die Wissenschaft betrieben wird. Die Richtung muß, falls sie wirklich konstant richtungsweisend sein soll, durch eine *überempirische* Leitlinie angegeben werden. Nur so ist es möglich, dem Chaos der Erfahrung zu entgehen und einen Rahmen zu finden, in dem jedes Erfahrungsdatum seinen „Ordnungsplatz" (H. Driesch) erhält und ein *widerspruchsfreies, eindeutiges* Aussagegefüge zustande kommt". Nur dies ermöglicht, die „Abweichungen vom Normalfall" zu erkennen, sinngemäß zu experimentieren und weiter zu theoretisieren (152) ... Es wird notwendig sein, in der Heilkunde mehr „Philosophie" zu treiben.

Unser technisches Streben geht dahin, uns von dieser Vorherrschaft des Lebens frei zu machen. Und deshalb setzen wir die vom Menschen geschaffene Mathematik an die erste Stelle, gewollte, genormte Harmonie in das Chaos des Unbelebten bringend. Dies ist vielleicht das größte Geheimnis des Lebens, daß es in der Mathematik seinen größten Gegensatz selbst schuf, aus dem Gegensatz das größte Machtmittel gestaltend. Denn Mathematik gibt es nicht in der Natur, ebensowenig wie die Zerteilung der „Zeit" in „Stunden". Die Mathematik

Alles Leben ist gebunden an die innere Ordnung gegenüber der äußeren Unordnung. Und die Erforschung und Aufrechterhaltung der inneren Ordnungen ist unsere Aufgabe in der wissenschaftlichen Heilkunde. Gestörte Teilgebiete, deren bewußte, gezielte Neuordnung, können wir erkennen, die heilende Macht des Menschen über die Naturgrenzen erweiternd. Auch ohne dies Wissen können aber die einfachen Lebensgesetze wesentlich zur Erhaltung und Wahrung der Gesundheit beitragen, wenn das Mitbestimmungsrecht des Lebens bei allem Geschehen beachtet wird, das Entseelte der Technik erkannt wird. „Wär nicht das Auge sonnenhaft, wie könnten wir das Licht erblicken, läg' nicht in uns des Gottes eigne Kraft, wie könnt' uns Göttliches entzücken" (Goethe). Diese Einsicht gewährt uns die wichtigste Triebkraft für alle menschliche Arbeit: *die Beachtung der Lebensgesetze macht es dem Menschen möglich, sein Schicksal in gewissen Grenzen selbst zu gestalten.* Ihre Nichtachtung aber preßt das Leben in das Technisch-Unbelebte, in das Unpersönlich-Materialistische.

Das Gesetz der bedingten Wirkung

So gelangen wir zu der wichtigen Formulierung des Gesetzes, dessen verschiedene Erscheinungsformen mir immer wieder begegnet sind: *„Alles Geschehen wird beeinflußt durch das Objekt, an dem es geschieht, also auch durch das Leben."*

Im *Unbelebten* bestimmen die Gesetze der Physik und Chemie. Die Richtung des Geschehens wird bestimmt durch den zweiten Hauptsatz der Energielehre.

Im *Belebten* bestimmen *außerdem* die Beziehungen zwischen Erbanlagen, geordnetem Organismus, Zellinnerem, Wille und Umwelt. Die Gesetze der unbelebten Welt gelten, werden aber entsprechend durch Auswahl abgewandelt. Das Leben steht in Spannung gegen das Unbelebte. Für den Menschen gelten die Sätze:

Die Erbanlagen bestimmen, was geschehen sollte.

Nerven- und Zellrelation bestimmt, was möglich ist.

Die Umwelt bestimmt, was geschehen könnte.

---

ist das künstlich geschaffene Unbelebte, durch das das Leben das Außen zu ordnen und zu durchdringen versucht. Sie bleibt dem wirklich Unbelebten gegenüber aber fremd, da sie es nur statistisch, nicht als Einzeltatsache erfassen kann.

Der Wille wählt aus, was geschieht oder nicht geschieht.

Die *Auswahl* erfolgt nach ethischen Gesetzen oder nach Machtgelüsten.

Harmonie entsteht aus dem sinnvollen Zusammenwirken der inneren und äußeren Natur. Dieses sinnvolle, in langer Entwicklung entstandene und geordnete Wirken kann durch Gewalt gestört werden. Dieser Gewalt gleich vermag aber auch der menschliche Wille zu wirken, der seine Vorstellungen auf Grund ungenügender Einsichten oder infolge Voreingenommenheit durchsetzen will. Neben den Gewaltprozessen in der unbelebten Natur ist demnach der Wille des Menschen die wichtigste Ursache für das Entstehen von Disharmonie und Unordnung. Vollkommenes Wissen vermöchte es, stets den richtigen Willen zu erregen. Unvollkommenes Wissen kann verbessert werden. Alles strebt zu Ordnungen. Diese sind lehrbar.

Wege zur Gesundheitswahrung

Das Denken des Hygienikers gilt dem *Gesundbleiben einer immer größeren Menschenzahl.* Und ich habe gesagt, daß ich das Schicksal nicht als unabänderliche Tatsache empfinde, sondern daß ich in dem Willen der Gesamtheit die Möglichkeiten zu einer dauernden Mitarbeit am eigenen Schicksal sehe. Deshalb seien nun zum Schluß jene Fragen besprochen, die hier ärztlich und erzieherisch wichtig sind. Im vorigen Kapitel wurde die grundlegendste Frage der Umweltgestaltung des Bodenproblems erörtert, hier nun das wichtigste *Prinzip der Erziehung* zur Gesundheit!

Der gesunde Mensch.

1. Als „gesund“ betrachte ich Menschen, die folgende Lebensführung von selbst haben: frühes Schlafengehen, guten Nachtschlaf, morgens frühzeitig frisch aufwachen, nach guter Verdauung mit Appetit frühstückend und gern arbeitend. In der Arbeit und im Leben haben sie ein gemächliches, aber stetiges Tempo; sie haben Zeit, ihrer Gesundheit durch aktive Körperbewegung zu leben. Abends ohne Bedürfnis nach Reizmitteln. Sie haben Sinn fürs Familienleben. Seelisch sind sie ohne Komplexe, ohne Hast, dem Tage zugewandt aber auch mit Ruhe der wohl vorbereiteten Zukunft gedenkend. Unverstellt, aber vorsichtig. Gesund im gelegentlichen Verschwenden, sich wehrend, wenn eine Störung vorkommt. Solche Gesunden findet man praktisch nur unter Neugeborenen, kleinen Kindern und Bauern.

Ich denke meines Großonkels, der diesen Bauerntyp darstellte. Ein langer, wehender weißer Bart, lustige Fältchen um die Augen, derb und natürlich, herzlich und herzhaft, aber auch fluchend und schimpfend, wenn man ihm an seinen Acker wollte. Mitten im Winter kam er mit seinen langschäftigen Stiefeln in die Stadt, hatte Äpfel mitgebracht. Und kam man auf den Hof zu Besuch, dann gab es trockenes, im Steinofen gebackenes Brot, Kornkaffee, Kartoffeln und Milch. Aber an Festtagen ging es hoch her; für 6 Personen mußten mindestens 30 Eier in die Pfanne und der ganze Tisch lag voll Wurst und Schinken.

Die Mehrzahl der Menschen wird gesund geboren. Frühzeitige Fehler in der Ernährung und Erziehung führen zu Frühschäden, und immer höher wird die Zahl der Krankwerdenden.

Wertvoll ist es aber auch, die *gesunden alten Menschen* zu studieren. Taten sie etwas besonderes, um alt zu werden und doch gesund zu bleiben? Man muß die Frager enttäuschen. Sie *unterscheiden* sich von den andern fast ausschließlich dadurch, daß sie *in ihrem Leben vieles nicht taten, was die meisten Menschen nicht glauben entbehren zu können.* Sie waren einfach, lebten in Ruhe und waren doch tätig. Alte Menschen, die jahrzehntelang Übermäßiges leisteten, unregelmäßig lebten, Höchstleistungen vollbrachten, auch im Sport, gibt es so gut wie garnicht. Leben und Gesundheit wollen mittlere Temperaturen, ausgeglichene Temperamente, beschauliche Tätigkeit. Das Leben wird am meisten gefährdet durch menschliche übermäßige Willensvorstellungen und einseitige Strebungen.

Langes Leben als Ziel: Wie bleibt man jung? Mephistos Rat: „Leb mit dem Vieh als Vieh, und halt es nicht für Raub, den Acker, den du erntest, selbst zu düngen, das ist das beste Mittel, glaub, auf 50 Jahr dich zu verjüngen!“ ist für die Mehrheit der Menschen ungangbar. Aber es bedarf nicht einmal so antiheroischer Mittel. Man erziehe die Menschen vor allem dazu, daß in ihnen die innere nervöse Spannung aufhört, die sie niemals zur Ruhe kommen läßt, die sie nicht durch ihren Beruf aufzehren läßt, sondern durch sich selbst. Man schaffe den Menschen innere Ruhe, Ausgeglichenheit, Sicherheitsgefühl für sich und die Familie, dann werden diese Spannungen verschwinden. Falscher Ehrgeiz darf nicht geweckt werden. Falsche Genüsse müssen echten Lebensfreuden Platz machen.

Die größte Gefahr kommt von den *Reizmitteln,* die eine gesteigerte Gesundheit vortäuschen. Wer sich solcher Mittel bedient oder sie empfiehlt, muß sich klar sein, daß sie sämtlich gesteigerten Verbrauch ohne zureichenden Ersatz bedeuten. Freilich, die Erziehung zu einer vernünftigen, der eigenen Natur angepaßten Lebensweise muß frühzeitig erfolgen; denn sobald erst einmal Reizmittel zur Gewohnheit geworden sind, ist es schwer, sie zu bannen.

Zu diesen Reizmitteln gehören die narkotisierenden Genußgifte *Alkohol* und *Tabak*. Sie werden mit Recht bekämpft, aber es ist nicht richtig, daß sie allein den Menschen gleich stark schädigen. Denn nicht jeder, sondern der Willensschwache wird geschädigt. Deshalb die Häufigkeit der Rückfälle bei den Haltlosen. Und diese Schwächlinge wollen billige Lustgefühle durch Träume unerfüllbarer Wünsche erreichen. Ohne Erziehung zur Verantwortlichkeit, ohne schärfste Strafen gegen die unter Alkoholeinfluß stehenden Verbrecher geht es nicht ab.

Nikotin scheint mir schlimmer als Alkohol. Es ist trockener Schnaps, am gefährlichsten dort, wo der Gewöhnte die Zigarette bei der Arbeit nicht mehr entbehren kann. Absolutes Verbot des Rauchens in allen Diensträumen, Verringerung der Raucherabteile in den Eisenbahnen auf die Hälfte, Verbot des Rauchens in Autobussen sind zu fordern. Wie wäre es, wenn jede Zigarettenschachtel außerdem einen der folgenden Sätze tragen müßte: „Volksfeind". „Werdende Mütter werden vor mir gewarnt". „Für Jugendliche bin ich Gift". „Ich bin nicht verboten, aber ich schade".

Dem älter werdenden Menschen, der die ersten Schäden verspürt, kann man leichter die erforderliche Einsicht beibringen. Die überschäumende Gesundheit der Jugend pflegt dem Alter nicht zu glauben.

Da hier so stark die innere seelische Bereitschaft oder die triebhafte Neigung zum Mißbrauch mitspielen, haben absolute Verbote niemals Zweck. Solche Verbote mästen nur die juristisch arbeitende Bürokratie, die die nützlichen und schädlichen Gewerbe gleichmäßig schützt.

Wir müssen einen anderen Weg einschlagen, die *Bekämpfung von Innen,* vom verantwortungsbewußten Menschen her als Ziel aufstellen. Wer die Dinge meistert, kann auch nicht von ihnen vernichtet werden.

Gesundheitspflicht

Das Seelische, seine Mitwirkung am Gesundbleiben, ist in erster Linie zu berücksichtigen. Man darf die Menschen nicht zu dem Glauben verführen, sie könnten durch Medikamente, oder „Elixire des Lebens" (wie eine volkstümliche Vitaminschrift heißt) gesund werden, ihre *schädlichen Gewohnheiten aber beibehalten. Mäßigung* und *Mäßigkeit, Bewegung* und *Ruhe, Abhärtung* und *Übung, Instinktbewahrung* gegenüber den natürlichen Bedürfnissen, und Beachtung des eigenen *Körperrhythmus* sind zur Gewohnheit zu machen. Wir müssen den Menschen den Glauben an äußere Gesundheitswirkungen abnehmen, müssen sie zu ihrer Verantwortung zurückführen. Sie müssen in dem Ethos erzogen werden, daß sie ihrem Volk gegenüber haben: *gesund zu werden, zu bleiben und gesunde Nachkommen zu haben. Kampf der Bequemlichkeit!*

Gesundheitswahrung und Gesundheitsforschung

Umweltgestaltung und innere Erziehung führen gemeinsam zum erstrebten Ziel. *Hygiene*, die bisher zum größten Teil eine „Gesundheitstechnik" geworden war, muß erweitert werden um die inneren Werte, die die Erziehung betreffen. Es wäre wohl zweckmäßig, wenn man mit der erweiterten Zielsetzung auch eine andere Benennung verbinden würde. Ich schlage vor, sie als „Gesundheitswahrung" zu bezeichnen. Oft wird sie als „Gesundheitspflege" bezeichnet; doch liegt darin mehr die Vorstellung des notwendigerweise Pflegebedürftigen, die unerwünscht ist.

Diese Gesundheitswahrung soll auf wissenschaftlichem Gebiet die *Umweltgestaltung* und die *Erziehungsmethoden* erforschen, die zum Aufsteigen der Menschen erforderlich sind, zur Erfüllung ihrer bisher noch nicht voll zur Wirkung gelangenden Erbanlagen. Wir erlebten an den Erfolgen der bakteriologischen Forschung, daß viele als unbeherrschbar angesehene Erkrankungen vermieden werden können. Wir werden erleben, daß die *Ernährungsnot* des Kulturmenschen ebenfalls *zu bekämpfen* ist, und daß nicht nur *längeres* Leben (infolge der Seuchenbekämpfung), sondern auch *gesunderes Leben* (infolge natürlicherer Lebensformen) möglich ist.

Dies Forschungsgebiet wird man als „Gesundheitsforschung" bezeichnen müssen. In diese gehören nicht nur die Gebiete der persönlichen Lebensführung, sondern sämtliche Fragen der *Berufsgestaltung* und des *Gemeinschaftslebens*. Dessen Ordnung von Innen her, von den Arteigentümlichkeiten und Lebensäußerungen des nordischen Menschen dürfte wohl das in der Zukunft liegende Ziel für die deutsche Wissenschaft sein.

Das Gesundwerden und Gesundbleiben ist zu sehr vernachlässigt, zu sehr als Selbstverständlichkeit behandelt worden. Wie selten bekommt der geheilte Kranke eine Anweisung über die zukünftige Lebensführung mit! Man betrachtet das als dessen eigene Angelegenheit, in die man sich nicht einmischt. Und wie übel nehmen die meisten Menschen, wenn man sie auf irgendeinen Fehler ihrer Lebensgewohnheiten aufmerksam macht. Wir müssen also davon abgehen, in der Empfehlung von „gesunden“ Medikamenten das Gesundheitsgewissen zu beruhigen, sondern müssen in der Aufklärung dazu übergehen, die Menschen zu überzeugen, daß *in ihnen selbst die Möglichkeiten zu langem und gesundem Leben liegen.* Denn die Erbanlagen ermöglichen wohl jedem mehr Gesundheit, als er zu erreichen pflegt. Man denke an den Ausspruch *Lichtenbergs:* „Die Natur hatte diesem Menschen ein Kapital für 90 Jahre mitgegeben, er aber fand es gut, es in 30 Jahren auszugeben!“ Es ist leider wirklich so, daß die jungen Menschen in ihrer Gesundheit dauernd fließende Zinsen sehen, nicht ein schwindendes Kapital.

Wir müssen also lernen, wirklich „Biologie“ zu treiben, nicht nur von Biologie zu reden, sondern vom Leben her zu *denken.* Dieser Weg ist schwer zurückzulegen.

Die unspezifischen Grundlagen des Lebens gilt es zu erforschen, die Anwendung der unspezifischen Heilverfahren bei allen anfänglichen Schäden. So werden die Ärzte und die Gesundheitswahrer dazu beitragen, daß die Mehrheit des Volkes gesunder bleibt, als bisher, länger arbeitsfähig und länger wehrfähig! Denn: *Gesundheit ist nicht ihrer selbst willen da, sondern um dem einzelnen das Maximum seiner Lebensaufgaben im Staate zu ermöglichen.*

Das Fehlen von Gesundheitsärzten

Die bisherige Ausbildung der Ärzte war die Erziehung zur Diagnose und Therapie. Die vorbeugende Heilkunde war viel zu gering eingesetzt, und die starke Beanspruchung der behandelnden Ärzte macht es ihnen praktisch meist unmöglich, sich um die gesund gewordenen Patienten später zu kümmern. Aber auch die bedrohten oder sich bedroht fühlenden *noch Gesunden* finden bisher keine ausreichende ärztlich-wissenschaftliche Beratung. Infolge des Fehlens dieser ärztlichen Gesundheitswahrung haben sich zahlreiche Volksgenossen in den sog. Gesundheitsbünden zusammengefunden, in denen sie versuchen, in besonderen, von ihnen für richtig gehaltenen Lebensformen „gesund“ zu leben und zu bleiben. Und so sehr nun dies Streben anzuerkennen ist, desto mehr muß man wieder zugeben, daß hier die Gefahr der einseitigen Übertreibungen vorliegt. Es fehlen Ärzte, wissenschaftlich für diesen Zweck ausgebildete Ärzte, die neben der

Beherrschung spezifischer Schäden und Heilverfahren vor allem die *Bedeutung des Unspezifischen* erkannt haben und zu würdigen verstehen. Diese „Berater des Gesunden" müssen erst ausgebildet werden. Sie könnten eine *zweite Gruppe des Ärztestandes* bilden, ähnlich etwa, wie bei den Juristen neben den Amtsrichter der Rechtsanwalt gestellt ist. Man könnte sehr gut neben den „Patienten" den Beratung suchenden „Klienten" erdenken. Ich denke mir, daß diese Gesundheitsärzte „wissenschaftlich geschulte Hausärzte" sein müßten. Besaß einst der Hausarzt auf Grund jahrelangen Zusammenlebens mit seinen Patienten genaue Kenntnis der Familienverhältnisse, wurde er zugezogen zur Beratung bei Eheschließungen, Berufswahl usw., so müßte man diese Aufgaben durch entsprechende Ausbildung möglich machen. Vielleicht entwickeln sich einst aus den „Fachhygienikern" solche Gesundheitsärzte?

Ich stelle mir unter ihnen junge Ärzte vor, die eine bestimmte Zeit ihres Lebens dieser Aufgabe widmen, nachdem sie eine entsprechende Ausbildung in den Universitäten genossen haben. Sie müßten verpflichtet sein, ihre Lehren vorzuleben, nicht nur zu reden. Fanatiker sind nicht geeignet, da sie immer einseitig sind. In der psychologischen Anpassung an die Verschiedenheit der Klienten muß der Gesundheitsarzt seine Aufgaben erfüllen, gewiß ein schweres, aber dankbares Gebiet. Im beratenen Menschen sollen *dessen Lebensgesetze* zur Geltung kommen.

Es wäre auch möglich, daß aus diesen jungen Gesundheitsärzten später bei weiterer Ausbildung die behandelnden Ärzte entstehen, deren umfangreichere diagnostische und therapeutische Tätigkeit die des heutigen Arztes überbieten würde. Indes auch bei diesen wird ihre Beurteilung und Handlungsweise „vom Leben her" zu ordnen sein. Dazu seien einige Worte gestattet:

Die einseitige Bewertung, die nicht nur die Patienten, sondern auch die Ärzte den „Heilmitteln" angedeihen lassen, findet ihren gefährlichen Ausdruck in der Vorstellung, daß die Volksgesundheit allein durch das Erlernen dieser Maßnahmen und durch zahlreichere Krankenhäuser gehoben werden könne. Durch die Überschätzung der Heilmaterie haben die Ärzte selbst dazu beigetragen, daß sie als Ärzte, als Persönlichkeiten unterschätzt werden. Vielfach, gestützt durch das Kassenarztwesen, hat sich die Vorstellung durchgesetzt, daß man Arzt gleich Arzt setzen könnte. Und das ist falsch!

Nur im Bereich der Chirurgie und auch dort mit der erheblichen Ausnahme der verschiedenen manuellen Geschicklichkeit, könnte man eine gewisse Gleichsetzung durchführen. Aber gerade hier zwingt die ausschlaggebende Geschicklichkeit, die Verschiedenheit der Ärzte zu berücksichtigen.

Das Publikum empfindet bereits sehr fein, daß bei allen wirklichen Schäden Arzt nicht gleich Arzt ist, sondern daß bei Diagnose und Therapie die Einzelpersönlichkeit ausschlaggebend ist. Je höher der Arzt in seinem Beruf „Künstler“ ist, das Unterbewußte zur Diagnose mitbenutzt, desto mehr wird er eine besondere Persönlichkeit, die nicht beliebig ersetzt werden kann. Das *Vertrauen* ist nun einmal eine Frage der Persönlichkeiten, es kann niemals ausgeschaltet werden. Denn dann würde jedes Heilverfahren unbiologisch, rein materiell betrachtet und gegen die Lebensgesetze verstoßen.

Das Bedenken dieser Fragen ist höchst wichtig, denn wir stehen vor einer Wende in unserer ärztlichen Ausbildung, vor einer notwendigen Wende. Es ist *bereits heute unmöglich, in Verlauf der verfügbaren Studienzeit die Studenten mit allem Wissen der Forschungsergebnisse zu versehen.* Die Schwierigkeit wächst von Tag zu Tag, von Jahr zu Jahr. Immer höhere Ansprüche stellen die Fächer der Spezialmedizin, immer mehr muß das Unspezifische zurücktreten.

Noch ist es nicht möglich, die praktisch brauchbarste Durchführung dieser Berufsgestaltung des Gesundheitsarztes eingehend zu entwerfen. Aber es wäre eine lohnende Aufgabe der „Gesundheitswahrung“, sich diesem Problem zu widmen, um damit Grundlagen für eine zweckmäßige Entwicklung des Ärztestandes zu schaffen, die über kurz oder lang sicher eintreten wird. Denn die Forschung ruht nicht; immer stärker wird die Differenz zwischen dem wissenswerten Gebiet und dem Lehrbaren. Eine Abhilfe ist also in absehbarer Zeit notwendig.

Jede Neuordnung aber wird berücksichtigen müssen, daß für die ärztliche Leistung auch das immer wieder in diesem Buch angeführte *Gesetz* gilt: daß jegliche Handlung durch das Objekt und dessen Reaktionsmöglichkeit endgültig geformt wird. Das bedeutet: *die beste Ärzteorganisation kann nichts erreichen, wenn die Erziehung des Volkes zur Gesundheitspflicht nicht voll und ganz durchgeführt ist.*

Mit diesen Ausblicken zu weiterer Arbeit möchte ich die Schilderung meiner bisherigen Tätigkeit als Arzt und Hygieniker schließen. Große Aufgaben liegen vor uns: Erforschung und weitere Nutzbarmachung der unspezifischen Heilkunde, Erforschung der spezifischen Medizin. Umweltgestaltung und Umweltformung zwecks bestmöglicher Entwicklung des Lebens einerseits ist zu erstreben, sodann aber auch immer tieferes Wissen über die Infektionsvorgänge, damit wir schließlich diese unsere Feinde mit spezifischen Mitteln bekämpfen lernen. Über allem aber steht die Erziehung des Einzelmenschen zu einer im eigenen Volk verankerten Persönlichkeit.

Schlagwortverzeichnis

(Sach- und Namensregister)